U0263974

GRAY'S

格氏浅表解剖与超声
临床实践的基础

SURFACE ANATOMY AND ULTRASOUND
A Foundation for Clinical Practice

编著
［英］克莱尔 · F. 史密斯（Claire F. Smith）
［英］安德鲁 · 迪利（Andrew Dilley）
［英］巴里 · S. 米歇尔（Barry S. Mitchell）
［美］理查德 · L. 德雷克（Richard L. Drake）
主审　鄂占森　陈　芸
主译　潘　敏　刘　晓

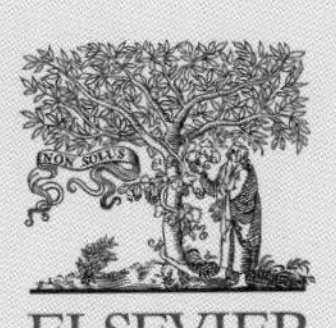

SPM 南方出版传媒
广东科技出版社｜全国优秀出版社
·广州·

ISBN: 978-0-7020-7018-1

广东省版权局著作权合同登记号：
图字：19-2020-180

图书在版编目（CIP）数据

格氏浅表解剖与超声：临床实践的基础 /（英）克莱尔 · F. 史密斯等编著；潘敏，刘晓译. —广州：广东科技出版社，2022.1

书名原文：GRAY'S SURFACE ANATOMY AND ULTRASOUND
——A Foundation for Clinical Practice

ISBN 978-7-5359-7774-8

Ⅰ. ①格… Ⅱ. ①克… ②潘… ③刘… Ⅲ. ①人体解剖学 ②超声波诊断 Ⅳ. ①R322 ②R445.1

中国版本图书馆CIP数据核字（2021）第229515号

格氏浅表解剖与超声——临床实践的基础
GESHI QIANBIAO JIEPOU YU CHAOSHENG —— LINCHUANG SHIJIAN DE JICHU

出 版 人：严奉强
责任编辑：曾永琳　郭芷莹
封面设计：友间文化
责任校对：于强强　廖婷婷
责任印制：彭海波
出版发行：广东科技出版社
（广州市环市东路水荫路11号 邮政编码：510075）
销售热线：020-37607413
http://www.gdstp.com.cn
E-mail：gdkjbw@nfcb.com.cn
经　　销：广东新华发行集团股份有限公司
印　　刷：广州一龙印刷有限公司
（广州市增城区荔新九路43号1幢自编101房　邮政编码：511340）
规　　格：889mm × 1 194mm　1/16　印张13　字数260千
版　　次：2022年1月第1版　2022年1月第1次印刷
定　　价：188.00元

如发现因印装质量问题影响阅读，请与广东科技出版社印制室联系调换（电话：020-37607272）。

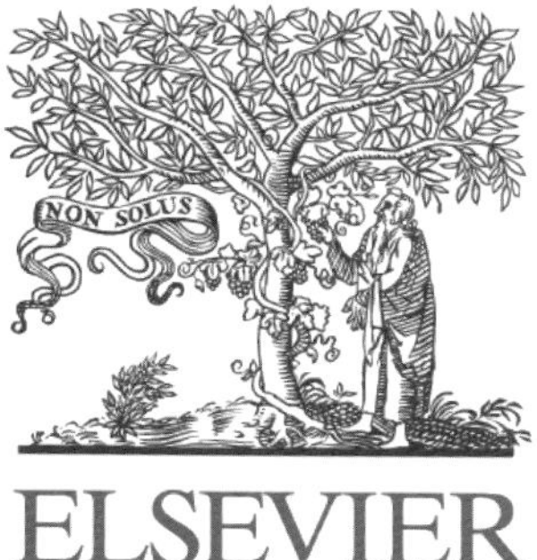

Elsevier (Singapore) Pte Ltd.
3 Killiney Road, #08-01 Winsland House I, Singapore 239519
Tel: (65) 6349-0200; Fax: (65) 6733-1817

Gray's Surface Anatomy and Ultrasound

ISBN: 978-0-7020-7018-1

This Translation of Gray's Surface Anatomy and Ultrasound by Claire F. Smith, Andrew Dilley, Barry S. Mitchell, Richard L. Drake was undertaken by Guangdong Science & Technology Press and is published by arrangement with Elsevier (Singapore) Pte Ltd.

Gray's Surface Anatomy and Ultrasound by Claire F. Smith, Andrew Dilley, Barry S. Mitchell, Richard L. Drake由广东科技出版社进行翻译，并根据广东科技出版社与爱思唯尔（新加坡）私人有限公司的协议约定出版。

格氏浅表解剖与超声——临床实践的基础（潘敏　刘晓　主译）

ISBN: 978-7-5359-7774-8

注　意

本译本由Elsevier (Singapore) Pte Ltd.和广东科技出版社完成。相关从业及研究人员必须凭借其自身经验和知识对文中描述的信息数据、方法策略、搭配组合、实验操作进行评估和使用。由于医学科学发展迅速，临床诊断和给药剂量尤其需要经过独立验证。在法律允许的最大范围内，爱思唯尔、译文的原文作者、原文编辑及原文内容提供者均不对译文或因产品责任、疏忽或其他操作造成的人身及（或）财产伤害及（或）损失承担责任，亦不对由于使用文中提到的方法、产品、说明或思想而导致的人身及（或）财产伤害及（或）损失承担责任。

编者简介

Claire F. Smith

BSc (Hons) PGCE PhD SFHEA FAS FLF

Head of Anatomy

Reader

Brighton and Sussex Medical School

University of Sussex

Brighton, UK

Andrew Dilley

BSc (Hons) PhD

Deputy Head of Anatomy

Senior Lecturer in Anatomy

Brighton and Sussex Medical School

University of Sussex

Brighton, UK

Barry S. Mitchell

BSc (Hons) MSc PhD CBiol FRSB FHEA

Emeritus Professor of Healthcare Sciences

Former Dean Faculty of Health and Life Sciences

De Montfort University

Leicester, UK

Richard L. Drake

PhD FAAA

Director of Anatomy

Professor of Surgery

Cleveland Clinic Lerner College of Medicine

Case Western Reserve University

Cleveland, OH, USA

译者名单

主　审　鄂占森　陈　芸

主　译　潘　敏　刘　晓

副主译　刘　俐

译　者　于红奎　圣书娅　圣泽源　陈嘉坤

古丽娴　梁思敏　蔡智刚　姚灿坤

唐新征　路　浩　姜　辉　罗汉才

序　言

直到19世纪末期，活体内部解剖结构的无创性可视化似乎一直是一个不可能实现的梦想：探索人体依然是解剖室的解剖学家和手术室的外科医生的专属领域。伦敦报纸上的几句话提到了一项发现，这项发现将改变人们的看法，同时将与疼痛和感染控制相媲美，改变医学规则。“据维也纳报道，伦琴教授发现了一种光线，这种光线可以穿透木头、肉、布和大多数其他有机物质。教授成功地拍下了——只显示骨头，却看不到肉的手”。这则伦敦《每日记事》于1896年1月6日发布的新闻，似乎是关于威廉·伦琴1895年11月发现X射线这项重大发现的第一篇英文报道。这项发现的临床潜力很快就被人们认识到了：许多当代的报道显示，在新闻“走红”后的几周内，临床实践发生了巨大变化。“在科学史上，从来没有一项伟大的发现像伦琴教授三周前才向世界宣布的新的摄影方式那样得到如此迅速的承认，并被如此迅速地应用到实践中。它已经被欧洲外科医生成功地用于定位人体手、臂及腿中的子弹和其他异物，以及诊断身体各个部位的骨骼疾病。”[1]

20世纪，物理学、电子学和计算机的进步不断拓展X射线的应用领域，并引入了实时显示内部解剖结构的新方法。CT、MRI和超声均能无创性显示以前仅能在尸体冰冻切片的图册上看到的解剖细节。[2]

超声波

20世纪20～30年代，超声波主要用于欧洲足球队队员的物理治疗、疫苗灭菌和与放疗联合的癌症治疗。卡尔·西奥多·杜西克（Karl Theodor Dussik）是维也纳的一位神经学家和精神病学家。他被认为是第一个应用超声波作为潜在诊断工具的人，并被认为是超声波诊断之父。20世纪40年代，卡尔和他的弟弟物理学家弗里德里希（Friedrich）试图用超声显示活体人脑。这一过程称为“超音图（Hyperphonography）”。卡尔将声波通过头部强衰减后产生的二维图像解读为“脑室图”，认为这是大脑内部的侧脑室结构。这些图像随后被证实为伪像。随后很长一段时间，在影像诊断领域，超声似乎不太可能发挥任何作用。20世纪50年代，当卡尔使用的透射技术被反射技术取代时，这一领域重新活跃起来。超声不断演变“从罕见的医学手段发展到公认的诊断工具，能够提供独特的诊断信息”。[3] 在过去的50年里，电子、压电材料和图像处理能力的快速发展，产生了具有实时、动态灰阶解剖图像功能的超声设备。1953年卡尔发表的超声在医学上的潜在应用的评论被证明极有先见之明：“无论问题多么复杂，这些可能的必要性似乎是如此之大，足以证明任何克服技术困难的努力都是值得的。”[4] 与昂贵的CT和MRI不同，现代超声设备的便携性和相对较低的成本意味着它们可以出现在患者的床边、诊所、战场甚至在轨道空间站（美国宇航局项目——微重力下先进超声设备部分[5]）。当今超声是医学成像中应用最广泛的方法之一，被世界卫生组织视为可满足2/3的医疗成像需求（世界卫生组织，1999年）。即时（床边）超声（Point of care ultrasound，POCUS）作为一种影像诊断工具，用于评估损伤后腹部创伤的程度（创伤重点腹部超声评估法，FAST）与妊娠期间胎儿的生长和胎龄，其中经腹B超成像被视为金标准。彩色多普勒超声用于评估血流和血管病变。非诊断性超声成像可引导区域神经阻滞、中心静脉插管、切割针和细针穿刺活检等介入性手术，显著降低了医源性损伤的风险，被视为这些应用的金标准。POCUS培训现在是许多研究生课程的必修课，如研究生医学教育认证。

浅表解剖学

无论是X线、fMRI还是超声，都是建立在将这些图像准确地与局部解剖学特征联系起来的基础上。在伦琴教授的一张X线片中出现的伦琴夫人的手骨是可以辨认出来的，因为它们与已经知道的手的骨骼解剖结构相符（而且她的无名指上戴着结婚戒指）。浅表解剖学（活体解剖学）将皮肤下的结构与可触及的体表特征联系起来，如骨性突起、肌腱、肌腹或延续的皮肤皱褶。从大多数解剖学教科书中可以得到的印象是，浅表解剖学是一门精确的科学，这与日常的临床经验是不一致的：将体表特征与其深层结构的位置联系起来，会受到体重指数、身高、性别、年龄和种族，以及姿势和呼吸等动态因素的显著影响。最近的研究表明，体表特征与基于现代横截面图像的测量有关，而不是基于尸体或早期放射学研究的测量。我们呼吁重新评估一些体表标志，以考虑到这些变化。在准备这本书时，特别是在起草“练习”的列表中，作者将最新的研究发现考虑进去。建议学生在接触患者之前，先按照练习列表在自己或朋友身上进行练习。“许多学生只有在被带到患者的床边或手术台时，他们才意识到浅表解剖学的重要性。”[6]

诊断影像学是临床实践中不可缺少的组成部分。然而，学习X线、CT、MRI、超声和内镜手术过程的图像分析需要时间，在繁多的医学课程中，尤其是在解剖学实验室中，该课程相当重要。本书结合了循证浅表解剖学和超声解剖学，将帮助学生更好地掌握临床相关解剖学知识，发展这些重要的临床技能。

Susan Standring
MBE PhD DSc FKC Hon FAS Hon FRCS
Emeritus Professor of Anatomy King's College
London
2017年5月

[1] Standring S (2016) A brief history of topographical anatomy. J. Anat. (2016) 229, pp32–62.

[2] Braune W (1867–1872) Topographisch-Anatomischer Atlas: Nach Durchschnitten an Gefrornen Cadavern. Leipzig: Verlag von Veit & Comp.

[3] Goldberg BB, Gramiak R, Freimanis AK (1993) Early history of diagnostic ultrasound: the role of American radiologists. AJR Am J Roentgenol 160, 189–194.

[4] See: *Classic Papers in Modern Diagnostic Radiology* (Thomas AM, Banerjee AK, Busch U (eds) Springer 2005.

[5] https://science.nasa.gov/science-news/science-at-nasa/2005/16feb_ultrasound

[6] Whitnall SE. 1933. *The Study of Anatomy*. Written for the Medical Student. London: Edward Arnold. p 48.

前　言

浅表解剖学是临床实践的基础，例如定位一个安全的注射部位或进行腹部检查。浅表解剖学知识也是使用超声的必要条件。

随着便携式超声的引入，浅表解剖学在各种不同专业领域的应用迅速增加。因此，现在有必要确保在医疗保健本科和研究生教育过程中体现这一需求。在许多大学的解剖学实验室里，便携式超声设备并不少见，它可作为传统的解剖学教学实践的辅助工具。它的易用性意味着它可以被学生利用。此外，它还可以为学生提供实时解剖学视图。例如，心脏的搏动、胃肠道内的蠕动和肢体运动时的肌肉收缩。理解浅表解剖依赖于对深层结构的了解，除了被骨遮挡处，均可以通过超声观察。相反，了解超声探头的摆放位置及如何解释图像取决于对深层大体解剖结构和被覆浅表解剖结构的了解。本书首次将浅表解剖和超声结合，提供了这种学习资源。

本书作为备受推崇的格氏系列的扩充，提供了除格氏解剖学（教学版）、格氏解剖学基础教程、格氏解剖学图谱、格氏解剖学评论和格氏原始解剖学外的完美补充。本书对于学习医学、理疗、脊椎按摩、牙科、护理和运动疗法的学生，以及医疗相关和许多其他保健专业的人员来说，提供了宝贵的参考资源。

本书介绍

这本书为您的学习提供最大的灵活性。我们建议您从概论开始，但是，无论从身体的哪个感兴趣的部位开始也不影响阅读。在每一章中，我们先详细介绍了浅表解剖，然后是超声。本书不是一本完整的描述性教科书，我们只描述了与浅表解剖学相关的解剖学和超声所能观察到的解剖结构。因此，如果需要学习进一步的详细解剖，我们推荐格氏系列的其他书籍。在每一章中都有“练习”列表，建议您根据这些方框中的内容学习，因为它们提供了与临床实践直接相关的学习解剖学的实用方法。“练习”任务包括识别体表特征、绘制结构图和触诊。使用体表解剖照片可帮助定位。有些触诊需要时间来体会，触诊不同的志愿者有助于观察正常变异。

所有的浅表解剖插图最初都是在模特上绘制的，然后在出版时通过计算机处理微调（见下图）。之所以采用这种方法，是因为我们想证实所有的插图都是可实现的，并且都是基于能够感觉和定位的真实体表标志。我们将在课本中提供“练习”以加深印象。示意图并非艺术作品，它们是重要的体表特征的“地图”。

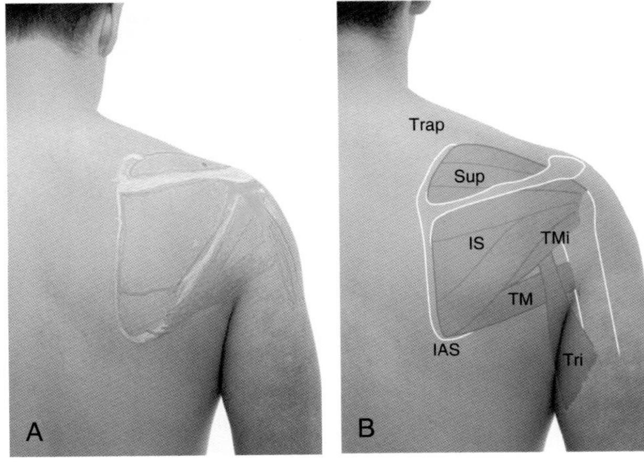

A：肩胛骨及相关肌肉绘制过程中的照片；B：肩胛骨和相关肌肉最终示意图。

绘图设备

我们用了孩子们的颜料、一些画笔、一杯水和一些婴儿湿巾作画。

超声

每章节超声部分包括探头的使用细节和摆放位置，以及可见结构的描述。值得注意的是，在某些个体中，这些结构比在其他个体中更清晰可见。身材和脂肪含量都会造成差异。这本书中的描述只是一个起点，重点是要花时间扫查正在受检的身体部位，以建立一个潜在立体图像。如果找不到目标结构，尝试倾斜、摆动或旋转探头。并非超声能看到的所有解剖结构在本书中都有详细描述。只要该结构不被骨头遮挡，超声就可以显示。超声的优点在于能够观察运动中的解剖和生理活动。如果扫查肌肉或肌腱，试着移动肢体；如果扫查血管，多普勒功能可显示血流。

知情同意

在与同事一起练习触诊、叩诊、绘图和超声时，必须确保获得知情同意，不让受试者做任何他们不想做的事情，并且让他们在任何时候都感到舒适。在可能的情况下，我们将模特的衣服保存在图片中，正如在教学演示中一样，特定部位的展示需要暴露体表进行配合。值得注意的是练习过程中如有意外发生，应该采用常规医疗预约方式进行随访。与同事合作提供了一个极好的机会来练习沟通技巧，例如如何向同事描述你将要做的事情：“我将要轻轻地按压你的肩膀。如果感到疼痛，请告诉我。”

审阅专家(按贡献排序)

Jennifer M. McBride PhD
Associate Professor of Surgery
Director of Histology
Cleveland Clinic Lerner College of Medicine of Case Western Reserve University
Cleveland Clinic
Cleveland, Ohio, USA

Nicki J. G. Delves DCR DMU PgC
Specialist MSK Sonographer & Clinical Tutor
Royal Surrey County Hospital NHS Foundation Trust
Guildford, UK

Kimberly Topp PT PhD FAAA FAS (Hon)
Professor and Chair
Department of Physical Therapy and Rehabilitation Science
Department of Anatomy
University of California
San Francisco, California, USA

Geoffrey M. Bove DC PhD
Professor
Biomedical Sciences
University of New England College of Osteopathic Medicine
Biddeford, Maine, USA

Nigel Williams BMedSci BM BS ChM FRCS
Consultant General Surgeon and Colorectal Surgeon
University Hospitals Coventry and Warwickshire
Coventry, UK

Tim Mitchell MA FRCS(ORL-HNS)
Consultant ENT Surgeon
University Hospital Southampton NHS Foundation Trust
Southampton, UK

Andrew N. J. Fish MB BS MD FRCOG
Consultant Gynaecological Oncologist
Honorary Clinical Senior Lecturer
Brighton and Sussex University Hospitals NHS Trust
Brighton, UK

Caroline Alexander MCSP MSc PhD
Adjunct Reader
NIHR Senior Clinical Lecturer
Lead Clinical Academic for Therapies
Imperial College Healthcare NHS Trust
Charing Cross Hospital
London, UK

Richard Ellis PhD BPhty
Senior Lecturer and Associate Head of Research
Department of Physiotherapy
School of Clinical Sciences
Faculty of Health and Environmental Sciences
Auckland University of Technology
Auckland, New Zealand

Mark Goodwin FRCS(Eng) FRCS(Ed) FHEA
Consultant Orthopaedic Surgeon
Royal Bournemouth & Christchurch Hospitals NHS Foundation Trust
Bournemouth, UK

Malcolm Johnston MRCS FRCR
Consultant and Clinical Lead Interventional Radiologist
Senior Lecturer & Director of Imaging Education
Brighton and Sussex University Hospitals NHS Trust
Brighton, UK

贡　献

模特（按姓氏字母顺序列出）

James Allsopp

Becky Dilley

Lucinda Evans

Catherine Hennessy

Rish Jain

Nicholas Lewis

Vivien Ngo

Ellen Petrovics

Paula Pheby

Jason Pimblett

Gregory Pluck

Jaz Singh

Patrick Tano

Christopher Thornhill

Catherine White

Alex Witek

摄影师

Nick White RMIP

Patricia Reid RMIP

Judith Gonzalez-Bernal RMIP

Maytyra Tirén RMIP

Shelley Daber RMIP

Lucy Francis RMIP

英国布莱顿和苏塞克斯大学医院临床媒体中心

Siân Schmidt（见第64页超声图片，孕12周胎儿）英国苏塞克斯西部医院高级执业超声技师

致　谢

感谢述评专家组的付出促成了本书第一版的出版，以及所有同意作为超声或浅表解剖的模特们。本书作者们一致感谢Susan Standring教授对本书的支持和睿言智语。也感谢来自学生导师Cristina Gatti和Anna Fletcher的指导。感谢Nick和他的摄影团队所做的伟大工作。非常感谢《格氏解剖学》和《格氏解剖学（教学版）》提供的所有图片。最后，感谢Elsevier出版社的Jeremy、Humayra和Jo给予的大力支持和指导。

感谢我的丈夫Trevor，我的女儿Hermione和Elodie，我的母亲Susan，还有对父亲Michael的深切怀念，因为你们无条件的爱和支持。

Claire F. Smith

感谢我的妻子Becky和我的儿子Noah的支持。

Andrew Dilley

献给我的妻子Jo和女儿Lucy，感谢他们在本书写作过程中给予的极大支持。

Barry S. Mitchell

献给支持我的妻子Cheryl，还有指引我的父母。

Richard L. Drake

目　录

第一章　概论

第二章　胸部

第三章　腹部

第四章　盆腔和会阴

第五章　背部

第六章　上肢

第七章　下肢

第八章　头颈部

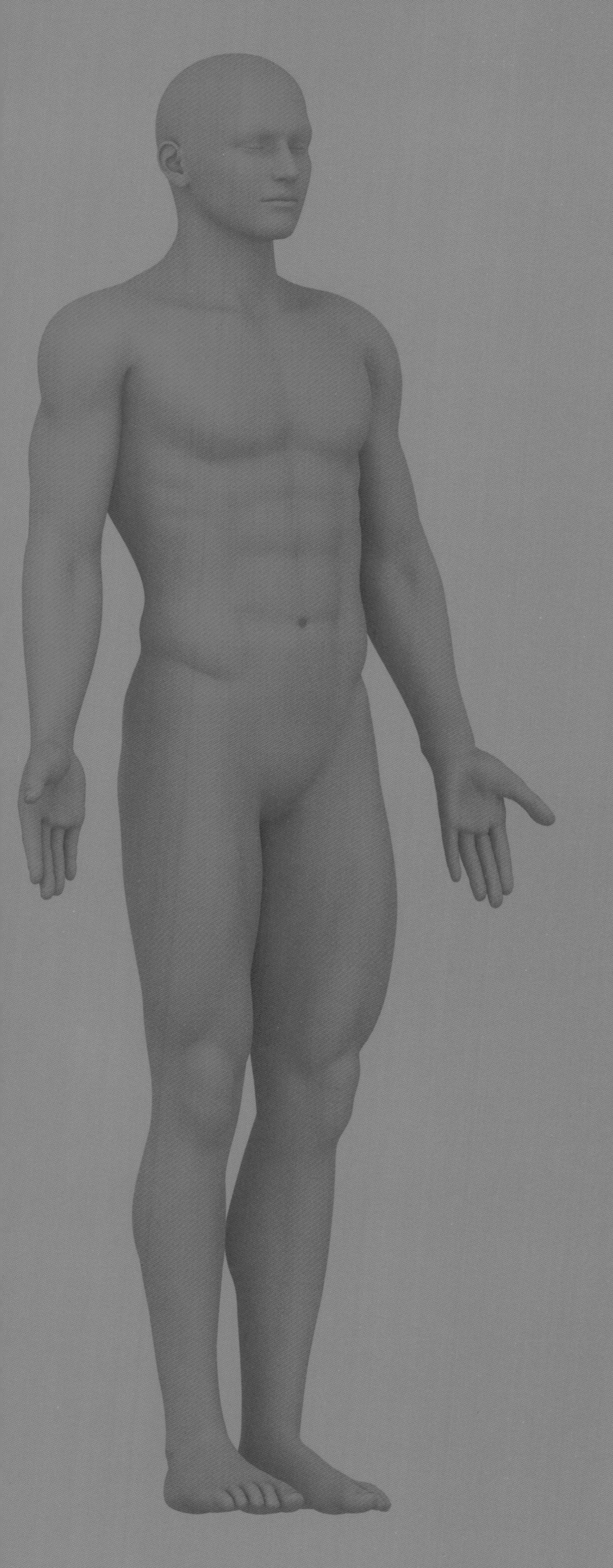

第一章　概　论

概述

浅表解剖

解剖姿势和平面

解剖术语

运动

筋膜

皮肤

皮肤颜色

皮节与肌节

解剖学变异

触诊和叩诊

超声

超声波理论

多普勒

探头类型

图像切面

屏幕方位

人体工程学

探头操作

短轴和长轴切面

图像术语

组织声像图

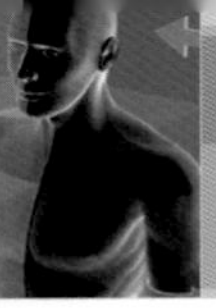

概述

了解人体结构是临床安全操作的基础。人体的三维立体结构可以通过内部和外部来进行观察和检查。人体结构组织的描述常涉及解剖学姿势、解剖学术语和命名法。解剖学语言应用于医学和保健的各个方面。

浅表解剖

浅表解剖主要研究可从身体外部观察到的解剖结构。它包括实施临床检查、干预和治疗的体表投影及深部结构的体表标志。

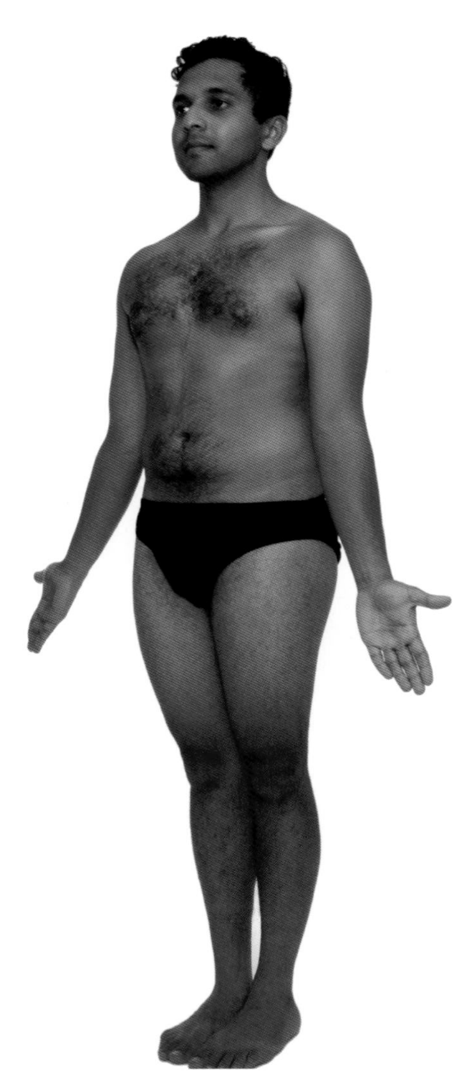

图1-1　解剖姿势

解剖姿势和平面

解剖姿势是指描述解剖关系时的标准体位（图1-1），即身体直立，双上肢下垂置于身体两侧，掌心朝前，两眼平视正前方，口唇闭合，面部无表情。

解剖姿势有三个贯通人体的切面（图1-2）：

- 矢状面
- 冠状面
- 横切面（水平面或轴平面）

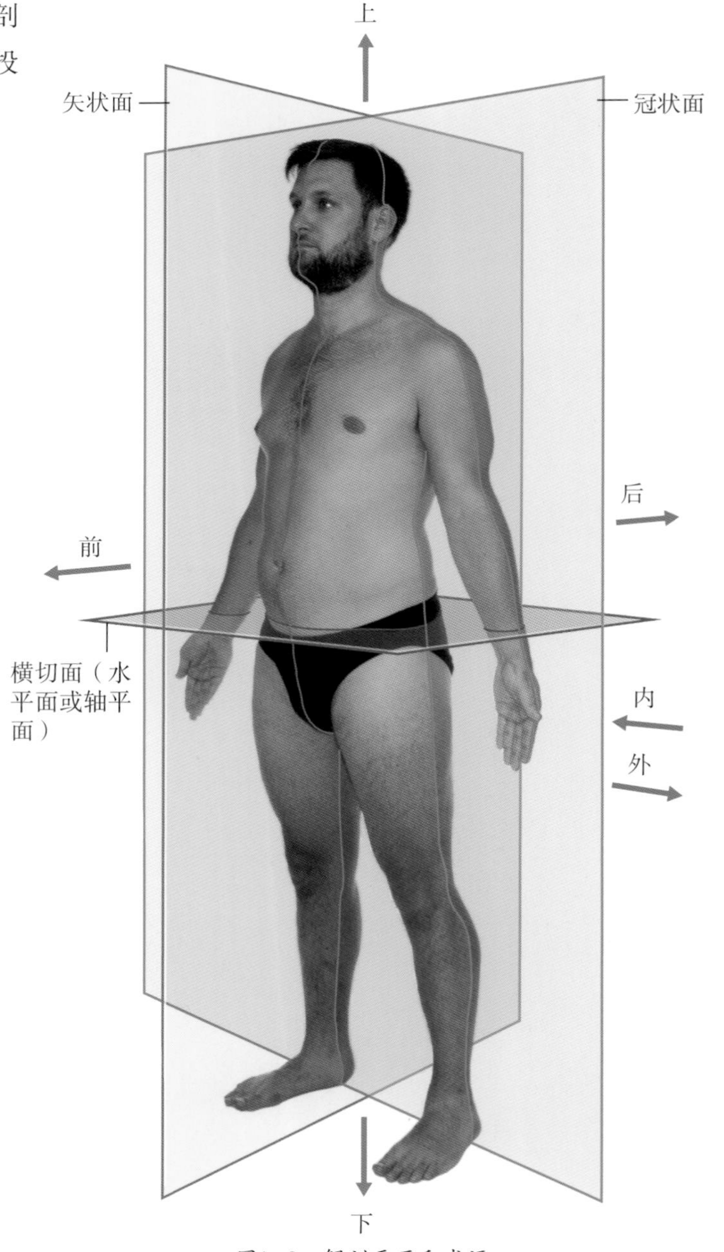

图1-2　解剖平面和术语

正中矢状面将人体等分为左、右两部分，不经过中线的矢状面为旁矢状面。冠状面将人体分为前、后两部分。横切面将人体分为上、下两部分。

练习（图1-1和图1-2）

- 解剖姿势站立。
- 用手在志愿者的面前画三条假想线，构成矢状面、冠状面和横切面。

解剖术语

标准化解剖术语用于描述结构间的相互关系，是医学术语的关键部分。例如，髋关节位于膝关节近端。描述位置的主要解剖术语见表1-1。

表1-1 解剖术语

术语	描述
前（腹侧）	向前
后（背侧）	向后
内	靠近正中矢状面
外	远离正中矢状面
上	在（或向）……上方
下	在（或向）……下方
近	接近起点
远	远离起点
颅/头	朝向头部
尾	朝向尾部
浅	朝向表面
深	远离表面

运动

解剖术语也用于描述平行或围绕解剖平面的机体运动，如腰大肌是连接髋和大腿的有力屈肌，可引起髋关节在矢状面内的运动。描述运动的术语都是对立成对的，如屈曲与伸展。描述运动的主要解剖术语见表1-2和图1-3。

运动检查方式有三种：被动、主动和抗阻运动。被动运动用于评估运动幅度，嘱患者放松肢体，由临床医生轻轻推移，肢体畸形时运动幅度受限。主动运动用于评估运动幅度和关节、肌肉功能，嘱患者做自主肌肉运动。肌肉在不改变其长度或关节角度的情况下产生的收缩叫等长收缩（图1-4）。抗阻运动产生等长收缩，临床上让患者用自己的肢体与医生固定的手做对抗运动来实现，是肌肉力量测试的一部分。等长收缩可增强肌肉和肌腱的显示，有助于学习浅表解剖。

表1-2 运动术语

术语	描述
屈曲	关节沿矢状面运动，角度减小
伸展	关节沿矢状面运动，角度增大
内收	关节沿冠状面运动，靠近身体中线
外展	关节沿冠状面运动，远离身体中线
内旋	朝向身体中线方向旋转
外旋	背离身体中线方向旋转
旋前	前臂内旋，手掌朝后
旋后	前臂外旋，手掌朝前
环转	环形运动
上提	向上运动
下拉	向下运动
突出和前伸	向前运动
后缩和回缩	向后运动
外翻	足底转向外侧
内翻	足底转向内侧

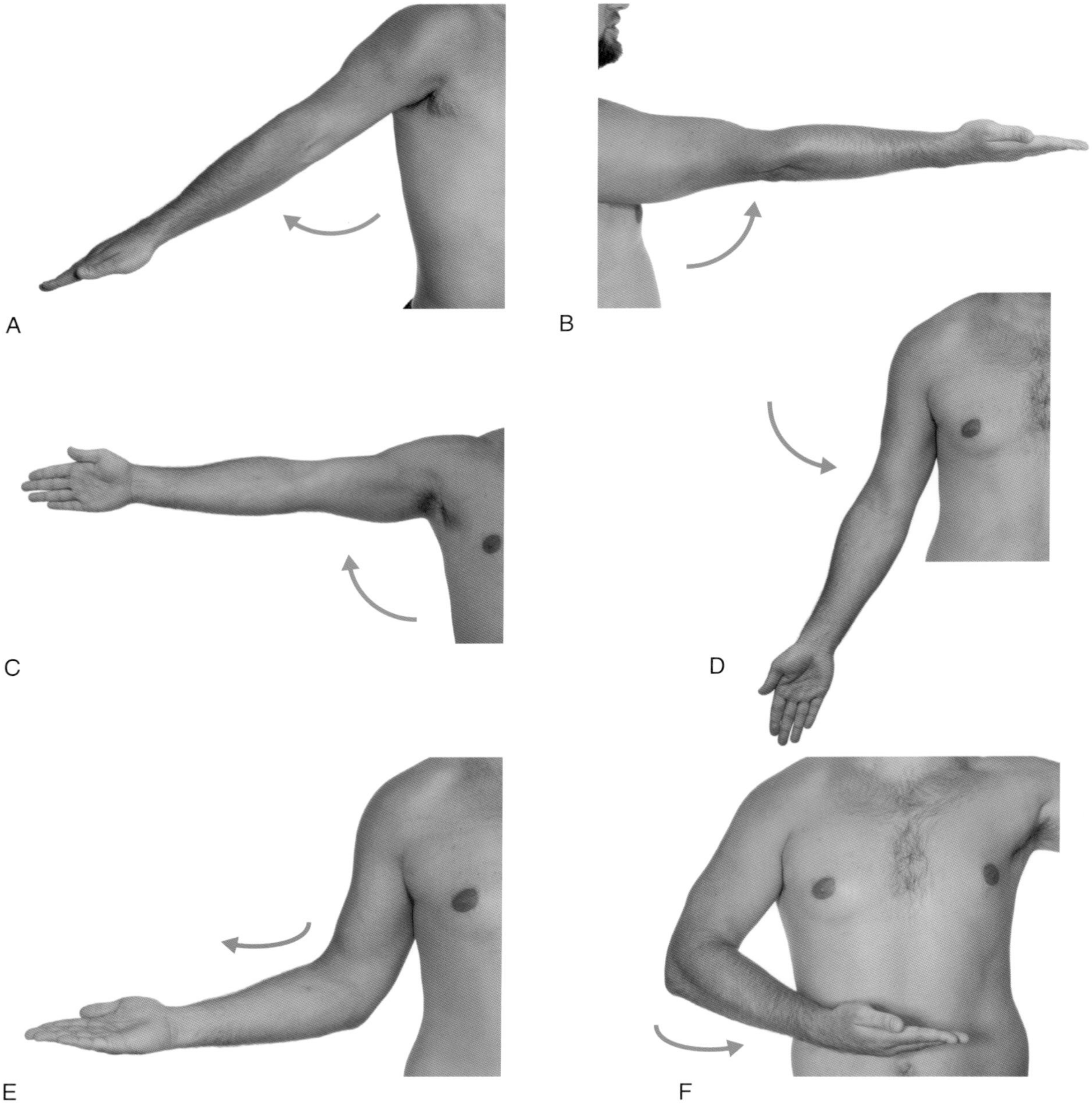

A
B
C
D
E
F

A：肩关节伸展；B：肩关节屈曲；C：肩关节外展；
D：肩关节内收；E：肩关节外旋；F：肩关节内旋。
图1-3 运动术语

筋膜

筋膜由结缔组织构成，作用是分隔和连接解剖结构。人体的筋膜分为浅筋膜与深筋膜两种。浅筋膜由疏松结缔组织和脂肪细胞组成，脂肪组织与肌肉和骨骼共同构成了人体的表面轮廓。深筋膜不含脂肪细胞，由致密结缔组织构成。肌筋膜在肌肉之间形成分隔，将四肢肌肉分隔为不同功能的骨筋膜室。了解筋膜的分布对于控制感染和肿瘤的扩散蔓延至关重要。

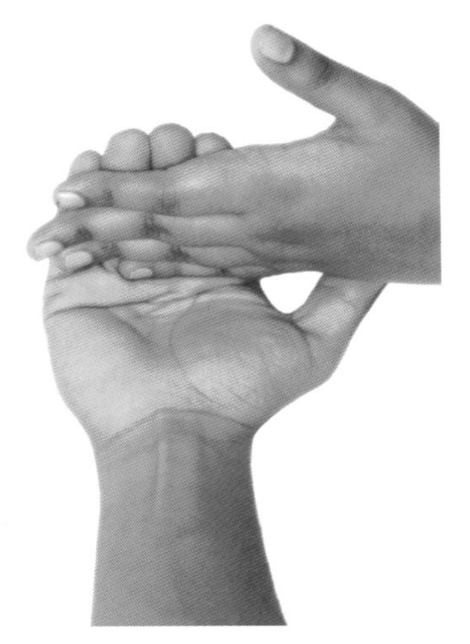

图1–4　等长收缩肌力测试

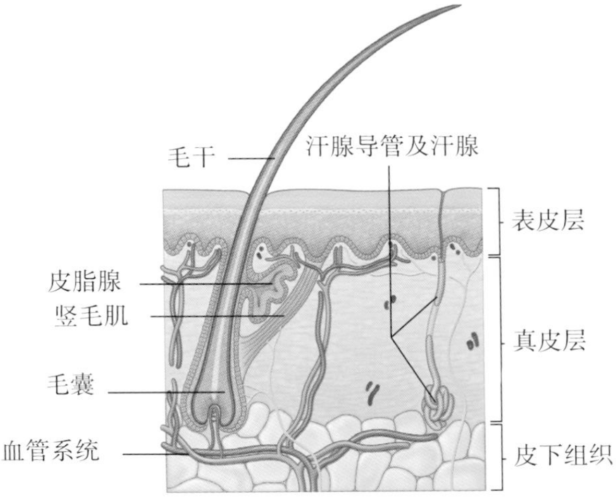

毛干
汗腺导管及汗腺
表皮层
皮脂腺
竖毛肌
真皮层
毛囊
血管系统
皮下组织

图1–5　皮肤结构

皮肤

皮肤是人体最大的器官，具有保护、调节体温和产生维生素D的作用。在临床中，皮肤检查是鉴别诊断的重要部分。皮肤分为三层：表皮、真皮和皮下层（皮下组织，图1–5）。表皮由角化的复层扁平上皮组成，无血管分布，身体不同部位的表皮厚薄不一。例如，足底比眼睑的表皮厚得多。真皮中含有胶原蛋白、弹性蛋白纤维，以及特殊的结构，如负责毛发立起的竖毛肌。皮下组织由疏松的结缔组织和脂肪组织构成。在皮下有许多特殊的神经末梢，可以感受压力、温度和疼痛。浅表血管和淋巴管也分布在皮下。脂肪组织含量因身体部位而异。例如，手背上几乎没有脂肪组织，但腹部周围的脂肪组织较多。脂肪组织的含量和分布也取决于性别。女性胸部、臀部和大腿周围沉积的脂肪多于男性，而男性的脂肪倾向于沉积在腹部周围。

真皮中的胶原蛋白和弹性蛋白纤维形成皮肤张力和皱纹（图1–6）。张力线也被称为自然分裂线或折痕线，形成于经常活动的部位。随着皮肤老化，胶原蛋白和弹性蛋白纤维流失，导致皱褶加深、皮肤变薄。在手掌和足底的皮肤上有小的沟和嵴，称为乳突纹。汗腺导管开口规律地分布在乳突纹上。每个人指尖上的乳突纹（指纹）都是独一无二的。

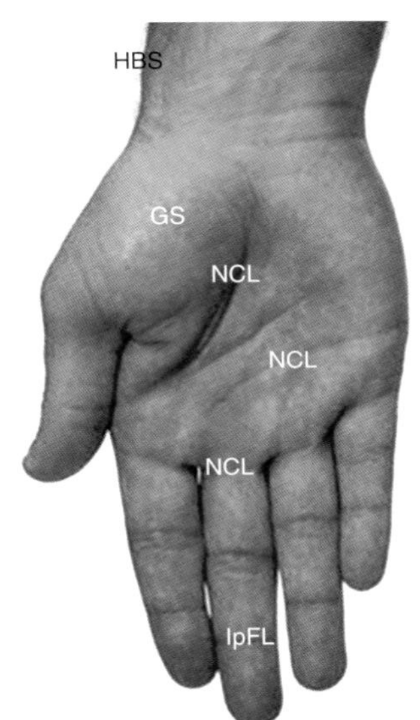

图1–6　自然分裂线
GS：无毛发皮肤；HBS：有毛发皮肤；
IpFL：指间关节横纹；NCL：自然分裂线。

身体大部分皮肤都不同程度地被毛发覆盖，仅手掌、足底和生殖器的部分皮肤无毛发覆盖。

练习（图1–6）

- 屈曲和伸展腕关节、指间关节，检查自然分裂线。
- 检查前臂后表面的有毛发皮肤和手掌前表面的无毛发皮肤。

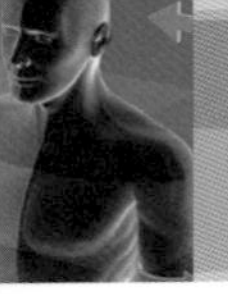

皮肤颜色

皮肤颜色取决于遗传和环境因素。黑色素是由黑色素细胞产生的色素，赋予皮肤颜色。颜色的某些变化可以作为潜在病理学的指标，因此观察皮肤颜色是临床评估的重要组成部分。例如：发绀是指血氧饱和度降低导致皮肤呈紫蓝色；红斑是指过敏引起的毛细血管床扩张导致皮肤发红；黄疸是指胆红素积聚导致的皮肤发黄。

皮节与肌节

皮节是由单个脊神经的前支或后支支配的皮肤区域（图1-7）。虽然可以绘制皮肤图谱，但个体之间存在着巨大的差异和重叠。在临床上，皮节对于神经或脊髓损伤的诊断十分重要。肌节是由单个脊神经的前支或后支支配的一组肌肉。四肢肌节较为复杂，其肌肉群多由多条脊神经支配。检查肌节对鉴别神经或脊髓损伤引起的肌无力具有重要的临床意义。

解剖学变异

浅表解剖遵循统一的体表标志，但每一个个体都是独特的，因此认识解剖学变异很重要。本书介绍了最常见的体表标志。所有的骨骼都有一个大

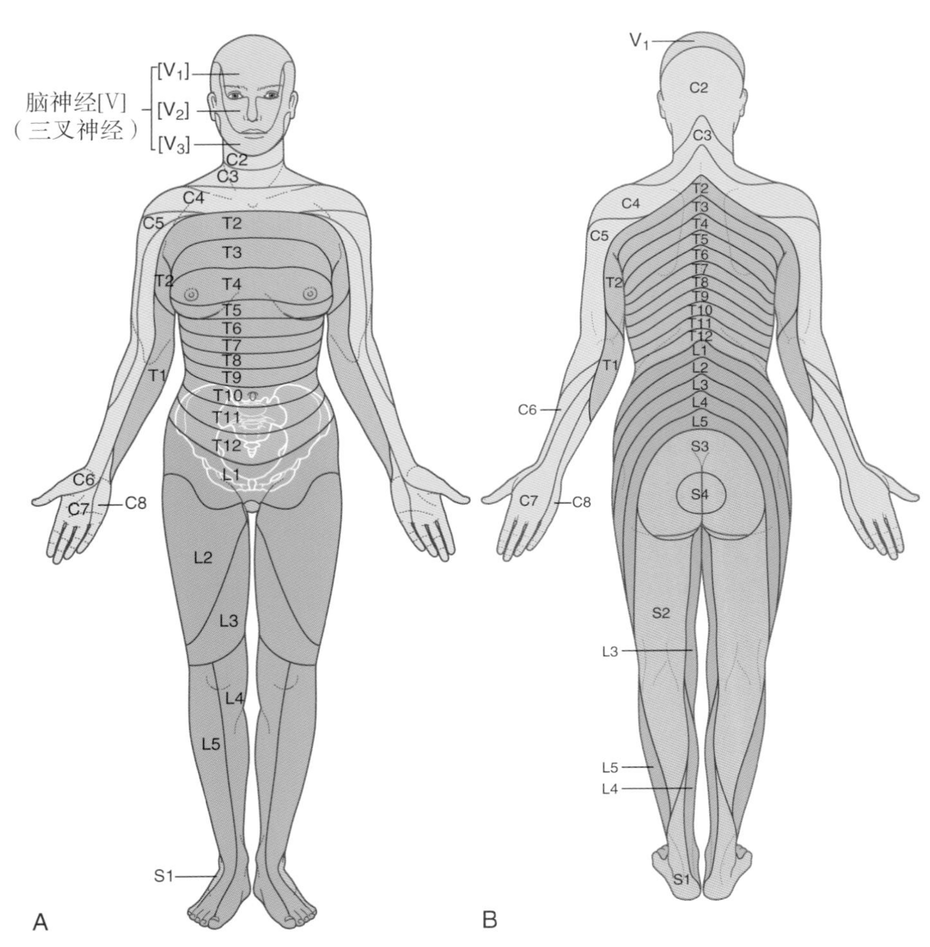

A：前面观；B：后面观。

图1-7　皮节

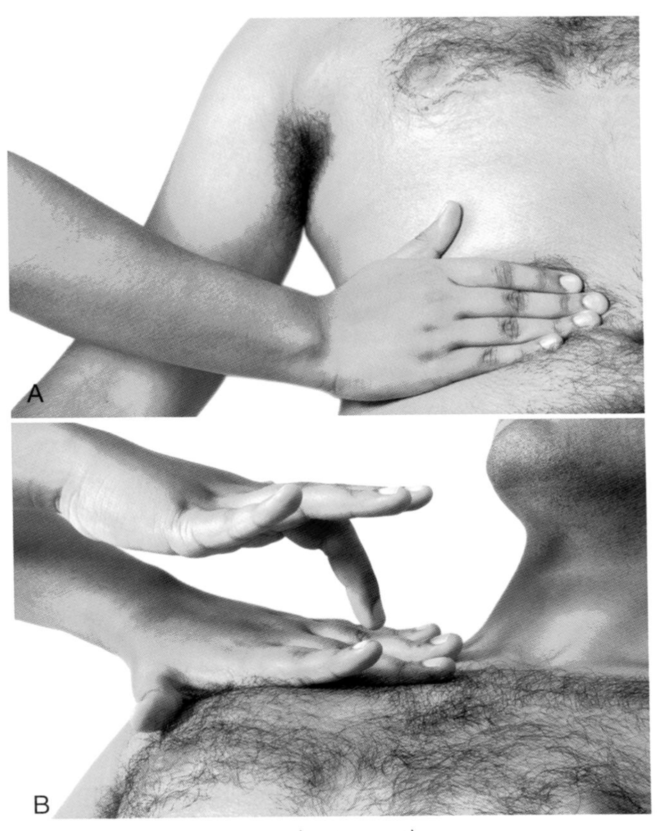

A：触诊；B：叩诊。
图1-8

练习（图1-8）

- 在下肋区和腹部练习触诊。
- 在下肋区和腹部练习叩诊。

体的形状，但在肌肉附着和其他相关结构的精确位置是不同的。动脉的形态较稳定，但也有一些已知的变异，例如冠状动脉的分支形态。相反静脉网变异大，尤其是浅静脉。解剖学变异也常见于不同年龄组之间。在成长期，发育的不同阶段影响着解剖标志，如婴儿的膀胱大部分是腹腔的一部分。解剖学变异的例子在衰老过程中也可以观察到，比如体形，尤其是皮肤。在妊娠期间，胎儿发育和激素作用引起的体形变化也影响浅表解剖标志。

触诊和叩诊

触诊是通过轻柔按压来检查深部的组织结构，用于评估组织的硬度、大小、位置和压痛，也可以动态评估关节功能（图1-8A）。

叩诊通过轻叩胸部或腹部来检查内部结构。医生将左手中指紧贴于叩诊部位，用右手中指指端叩击左手中指中节（图1-8B）。叩诊产生清音和浊音。中空的结构会产生清音，例如肺和胃。密度较大的结构，例如肝脏或骨骼，会发出浊音。

临床应用

当皮肤损伤（手术切开、皮肤软组织撕裂伤）时会产生瘢痕。在创面愈合过程中，成纤维细胞、角质形成细胞增殖，导致新生的细胞外基质和胶原蛋白沉积，组织重塑形成瘢痕组织。

妊娠纹（萎缩纹）的形成主要与皮肤胶原纤维的损伤有关，常见原因包括青春期、体重增加和怀孕等。皮肤扩张时先变红，后逐渐褪为白色。

带状疱疹是由水痘——带状疱疹病毒重新激活引起的。该病毒首先引起水痘，之后潜伏在背根神经节内的初级感觉神经元的细胞体中。当病毒被重新激活后，它被转运至外周受影响的感觉神经元末梢，导致受这些神经元支配的皮节出现皮疹、疼痛等症状。

超声

超声波理论

在医学诊断中，超声利用高频声波显示内部组织的图像。超声探头由一组在电流的作用下连续振动的压电晶体组成。振动产生的超声脉冲频率范围为2～20MHz，能在人体内部组织间传播。

声阻抗测量超声波通过组织时遇到的阻力，它与组织的密度和声波的速度有关。声阻抗变化发生在组织界面，此时发射声波反射回超声探头并被压电晶体检测到（图1-9），声阻抗差异较大时（如软组织-骨界面）产生较强的回声。超声波通过软组织的速度相对恒定（1 540m/s），因此通过接收到的回波信号可以精确地测量距离。压电晶体接收回波的延迟和回波的强度用于生成二维超声图像，称为B（亮度）型图像（图1-10）。像素灰阶值与接收回波信号的强度相关。

图像分辨率与超声波发射频率成正比。高频探头具有更好的横向和轴向分辨率。横向分辨率指垂直于声束的横断面上的分辨率。轴向分辨率指沿着声束轴线方向的分辨率。但是高频超声衰减快，组织穿透力弱，高频探头更适合浅表结构成像，如肌肉骨骼系统，低频探头更适合显示深部结构，如腹部，因此探头频率和目标深度之间需要取得平衡。

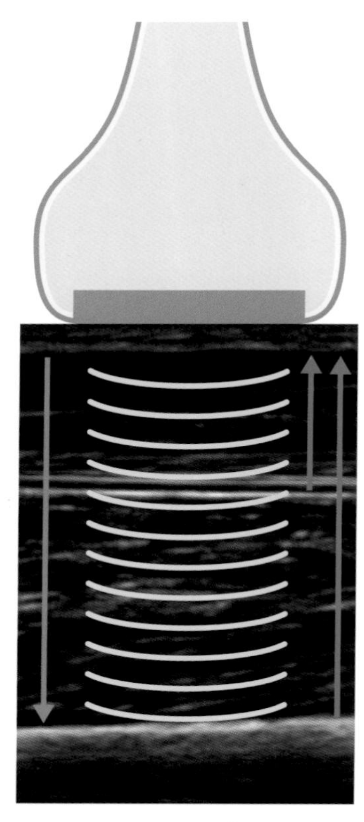
图1-9　超声波理论
探头发出超声波，遇到组织界面时声阻抗发生变化，产生反射回波并由探头接收。

探头内的声束可以聚焦在某一点，当声束最窄时横向分辨率最佳，该区域称为聚焦区。聚焦区的深度与发射频率有关，大部分超声诊断仪可在感兴趣区域添加聚焦点，通过改变发射频率来改变聚焦区处于目标的深度。

多普勒

多普勒超声用于检查组织、血管和心脏内的血流运动。基于多普勒频移原理，当超声波从朝向或远离探头的运动物体反射回来时，频率会发生变化，这种频率的变化与物体的运动速度成正比。测量血流速度时，从流动的红细胞上反射的超声频率会发生变化，测得的血流速度与多普勒频移呈正相关。需要注意的是，超声声束与血流运动方向角度至关重要。如果血管垂直于超声声束，则多普勒频移为零。当血流运动方向与超声声束平行时，多普勒频移为最大值，但在实践中，血流运动方向与超声声束的夹角为45°～60° 即可。

多普勒成像包括频谱多普勒和彩色多普勒。频谱多普勒又分为连续多普勒和脉冲多普勒，其速度随时间的变化以图形表示。彩色多普勒中，多普勒频移的强度被叠加在B型图像上（图1-11），其颜

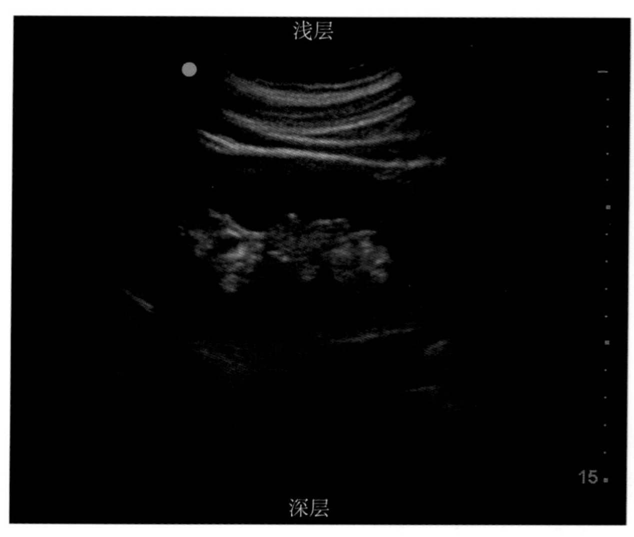

图1-10　典型B超图像
本书大多数超声图像为B型图像（左肾超声图像）。

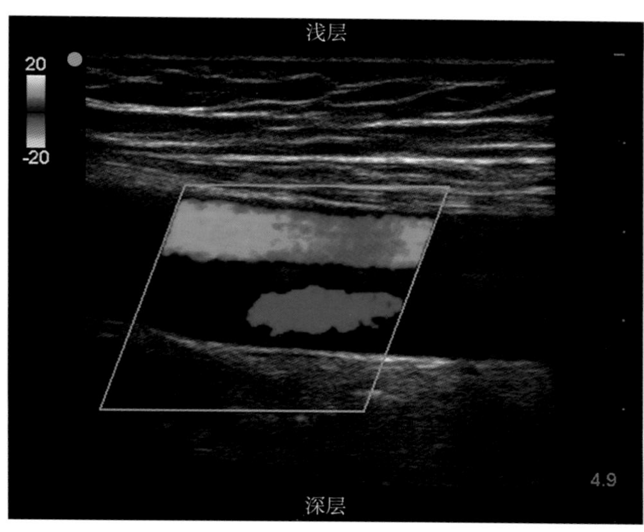

图1-11　典型彩色多普勒图像
多普勒信息叠加在B型图像上［右侧大腿股动脉（红色）和股静脉（蓝色）超声图像］。

色与血流运动方向相关（红色为朝向探头，蓝色为远离探头），其强度与血流速度相关。需要注意的是，彩色多普勒的颜色与通常用来描绘动脉和静脉的颜色不相关。

探头类型

常用的超声探头类型为线阵、凸阵（曲线或凸形）和相控阵探头。

线阵探头发射高频率超声波，通常为5～18MHz，具有更高的横向分辨率，但穿透深度通常小于5cm。线阵探头多用于血管、肌肉、骨骼、甲状腺和乳腺成像。

凸阵探头发射低频率超声波，通常在2～9MHz，用于显示深部结构。凸面设计具有更广阔的视野。凸阵探头多用于腹部、心脏和产科成像。

相控阵探头比线阵和凸阵探头体积更小，可经肋间隙检查心脏。相控阵探头发射低频率超声波，用于观察深层结构。相控阵探头与凸阵探头类似，在深部视野宽阔，主要用于心脏成像。

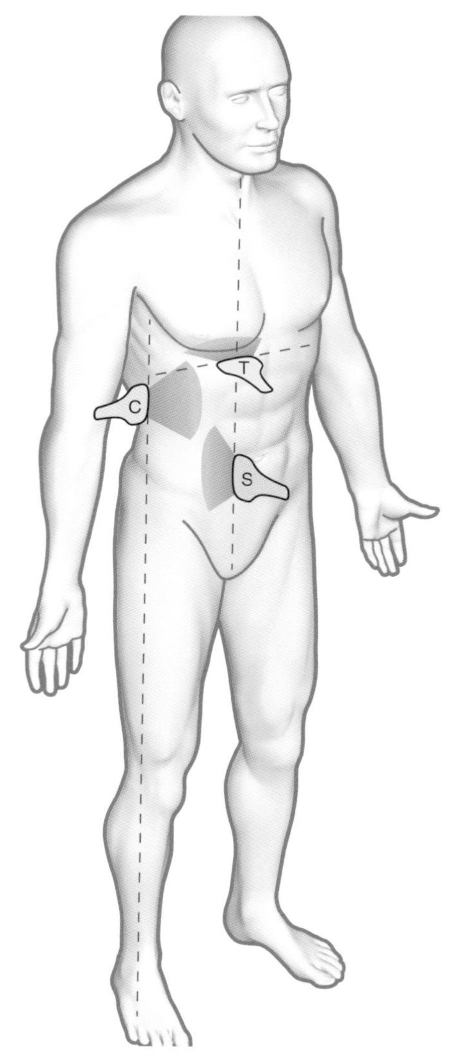

图1-12　图像切面
T：横切面；S：矢状面；C：冠状面。

图像切面

超声平面与解剖平面相同，主要有横切面、矢状面和冠状面（图1-12）。当探头与平面成一定角度（例如横向倾斜）时，使用术语“斜切面”。

屏幕方位

一般情况下，探头的屏幕标记位于声像图的左侧。心脏成像则例外，探头的屏幕标记位于声像图的右侧。标准的超声图像方位是检查者面对观察对象，即检查者坐在被检查者的前面，超声仪位于被

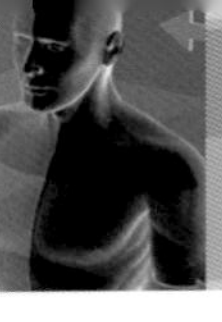

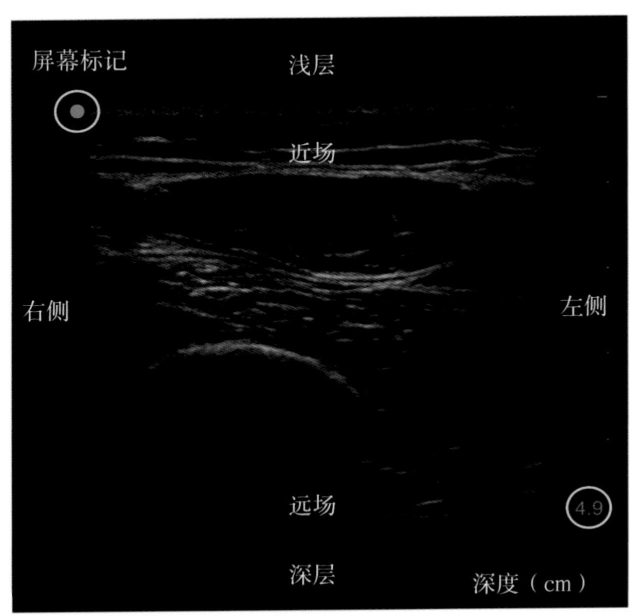

横切面

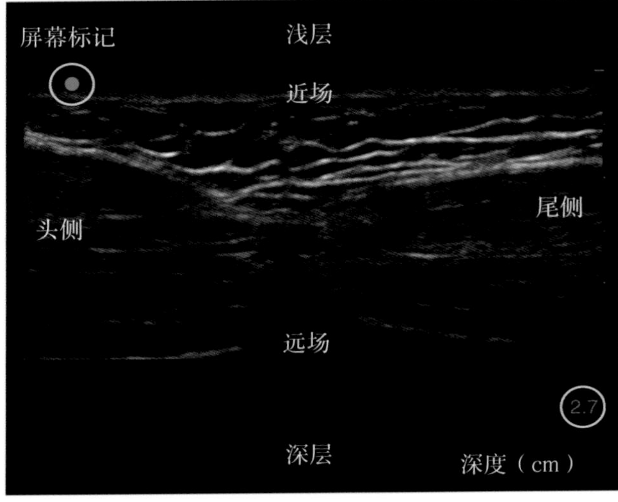

矢状面

图1-13　屏幕方位
右侧大腿股四头肌（上）、腹前部腹直肌（下）超声图像。

检查者后面。横切面成像时，探头方位标记应与屏幕标记一致（图1-13，图1-14）。这表示当被检查者面对检查者时，屏幕左侧图像对应被检查者身体右侧，当被检查者背对检查者时，屏幕左侧图像对应被检查者身体左侧。矢状面或冠状面成像时，标准情况下，图像左侧为头端，图像右侧为尾端。

本书中每幅超声图均显示了探头的方位标记。

最接近皮肤的图像顶部称为近场，图像最深处

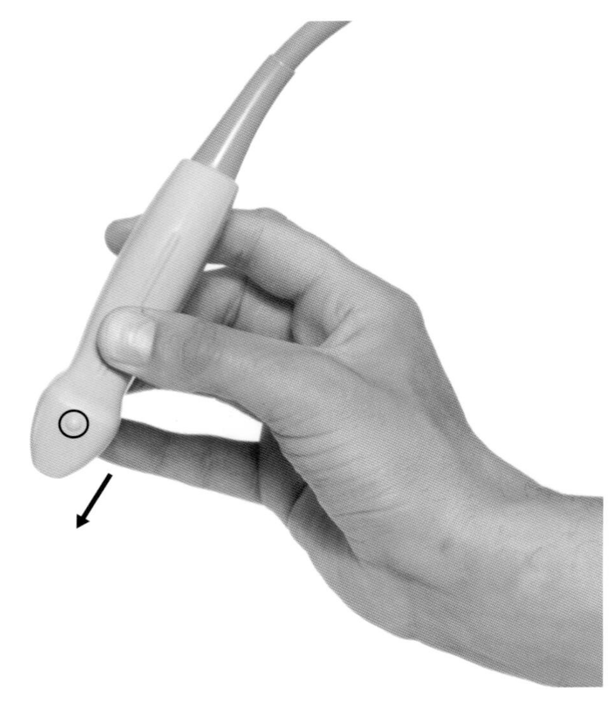

图1-14　手持探头的正确姿势
注意探头侧面的方位标记（圆圈处）。

的底部为远场（图1-13）。成像时调整深度设置，使感兴趣区位于屏幕内，调节焦点至感兴趣区相同深度。某些情况下，当焦点固定时，通过调节图像深度设置，使感兴趣区位于图像顶部和底部之间的中点，让感兴趣区与焦点一致。

人体工程学

检查过程中应使检查者和被检查者都感到舒适。检查者座椅调整到合适高度，最好使用旋转座椅。超声仪器置于检查者面前，显示器调整到适合的高度或倾斜角度以便于观看。还要确保探头电缆不被牵拉。

探头操作

探头表面涂抹足量的超声耦合剂，以使探头和皮肤之间达到充分耦合。耦合剂不够时，探头和皮肤之间的空气会使声波散射而产生伪像。握持探

头的方式类似于握笔，用前三指握持探头前端（图1-14）。将探头放置于待检查部位的皮肤上，手的侧面将被检查处作为支撑以助于稳定探头。

探头在皮肤表面应均匀施压。对浅表结构成像时，必须手法轻柔，因为小幅度的压力就会压迫到浅静脉或分散肌腱滑膜、滑囊内液体。探头垂直于感兴趣区（90°）时获得的图像最佳，但是探头不可能总是垂直于感兴趣区上，有时需要通过倾斜探头，才能使声束垂直于感兴趣区。例如，肝脏部分被肋骨遮挡，通过将探头置于肋缘下方并向上倾斜，才能轻松显示肝脏。

重要的探头操作方法包括：

滑动：滑动是指探头在皮肤表面移动。这对于结构的定位很重要。

倾斜：倾斜是指探头在短轴切面上的摆动，用于扩大扫查范围。

摆动：摆动是指探头在长轴切面上（沿探头标记方向）的摆动，也用于扩大扫查范围。

旋转：旋转是指探头从横切面转换到矢状面的运动。通过旋转可使一个结构从短轴切面转换到长轴切面。

按压：按压是指经探头对体表施加压力。用于区分静脉和动脉，静脉容易被压瘪，而动脉则不能。

探头操作方法如图1-15所示。

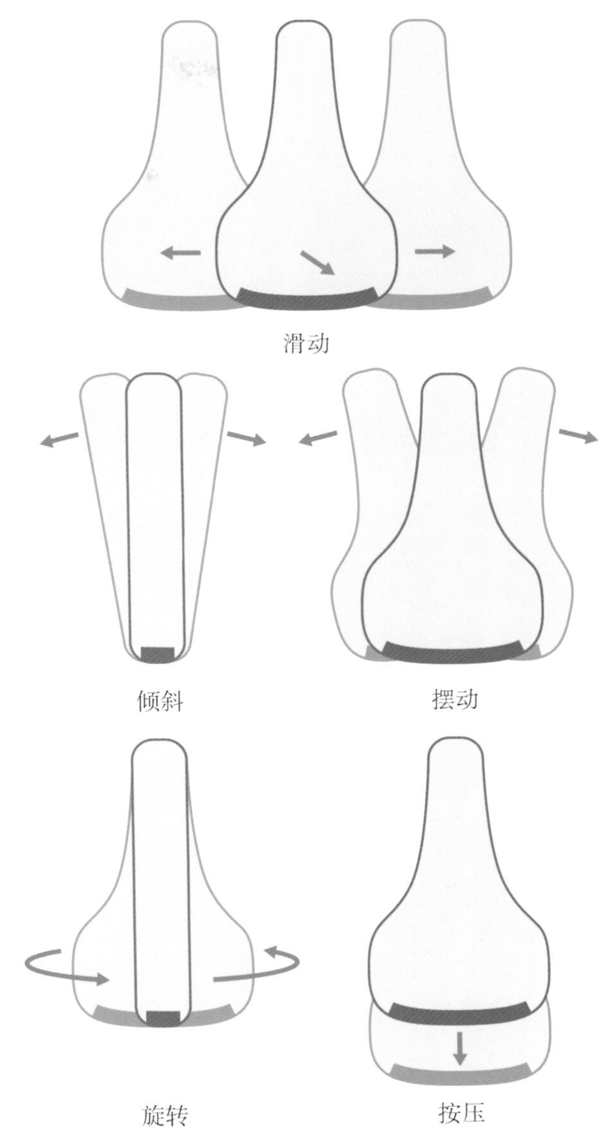

图1-15　探头操作方法

短轴和长轴切面

组织结构可以通过短轴切面（横向）和长轴切面（纵向）进行检查。短轴切面血管的横断面显示为一个圆圈。长轴切面探头与血管走向平行，显示为管状结构（图1-16）。

显示组织结构的短轴切面相对容易。为了获得组织结构的长轴切面，可以从短轴切面开始，保持目标图像在屏幕中部，慢慢旋转探头直至显示出长轴切面。屏幕两侧边缘模糊意味着探头未旋转至纵轴或目标结构并非直线。

图像术语

强回声：声束被完全反射，声像图中呈白色，如骨表面。

无回声：声束全部穿过，不产生回声，声像图中呈黑色，如血管腔、膀胱。

高回声：与周围组织相比，能产生较强回声，声像图中呈白色。

低回声：与周围组织相比，能产生微弱回声，

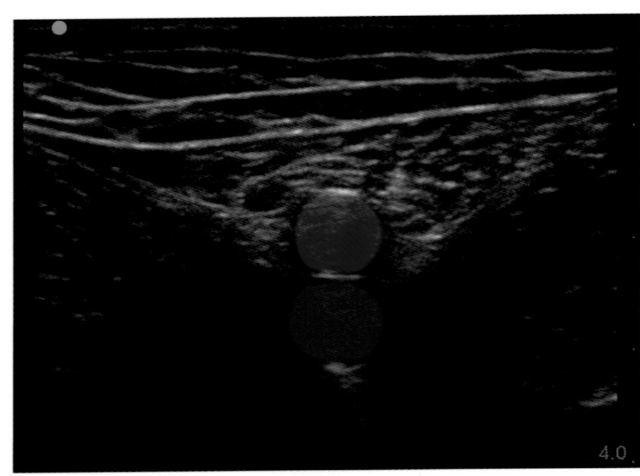

短轴切面

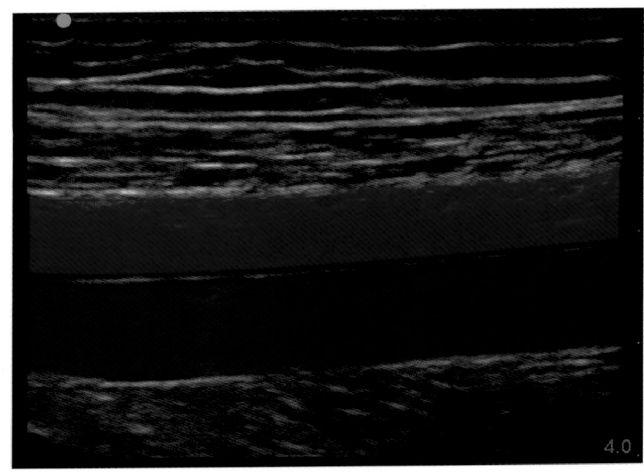

长轴切面

图1-16 血管短轴、长轴视图示例
右侧大腿股动脉（红色）和股静脉（蓝色）超声图像。

声像图中呈深灰色。

等回声：与周围组织相比，产生的回声相似。

异质性：实质内回声不均。

均质性：实质内回声均（光滑）。

声影：由于前方实性组织造成声束衰减，其后方呈暗区。

混响：超声波在探头和强反射界面之间来回反射导致，表现为与反射界面平行、间隔均匀的多条平行线。

各向异性伪像：探头与感兴趣区界面不垂直时出现的回声减弱。

组织声像图

肌肉：肌肉呈低回声（图1-17A，图1-17B），肌束周边的结缔组织呈高回声。活动关节拉伸或放松肌肉，有助于肌肉的识别，肌肉收缩时会增厚，追踪肌肉的起止点也有助于识别肌肉。

肌筋膜：肌筋膜呈高回声（图1-17B）。肌筋膜的高回声有利于识别肌肉边界。

皮下脂肪：皮下脂肪呈低回声，内有特征性的高回声曲线，由结缔组织间隔形成（图1-17E）。脂肪散射超声波，会降低深部组织结构的图像质量。

肌腱：肌腱呈高回声，长轴为条束状（图1-17G）。

透明软骨：透明软骨呈低回声（图1-17A）。

纤维软骨：纤维软骨呈高回声，内部回声均（图1-17D）。

骨：由于被覆软组织与骨之间的声阻抗差异很大，骨表面（皮质）呈强回声（图1-17D）。因大多数超声波被反射回探头表面，其深部没有信号。

神经：神经呈现中等略强回声，回声不均。由于神经的束状结构，长轴上呈条纹状（图1-17C），短轴上呈特征性的蜂窝状（图1-17B）。

血管：血管腔呈无回声（黑色），与高回声管壁形成对比（图1-17F）。一般而言，动脉比静脉细小，管壁更厚。静脉内有时可观察到静脉瓣。

韧带：韧带呈高回声，长轴显示为层状结构（图1-17D）。韧带比肌腱更紧实。

腺体：腺体呈现中灰色，回声均（图1-17F）。腺体内的脂肪呈高回声，其后方回声衰减。

气体：气体后方回声衰减。探头和皮肤之间的空气会导致后方结构无法显示。

液体：液体呈无回声。

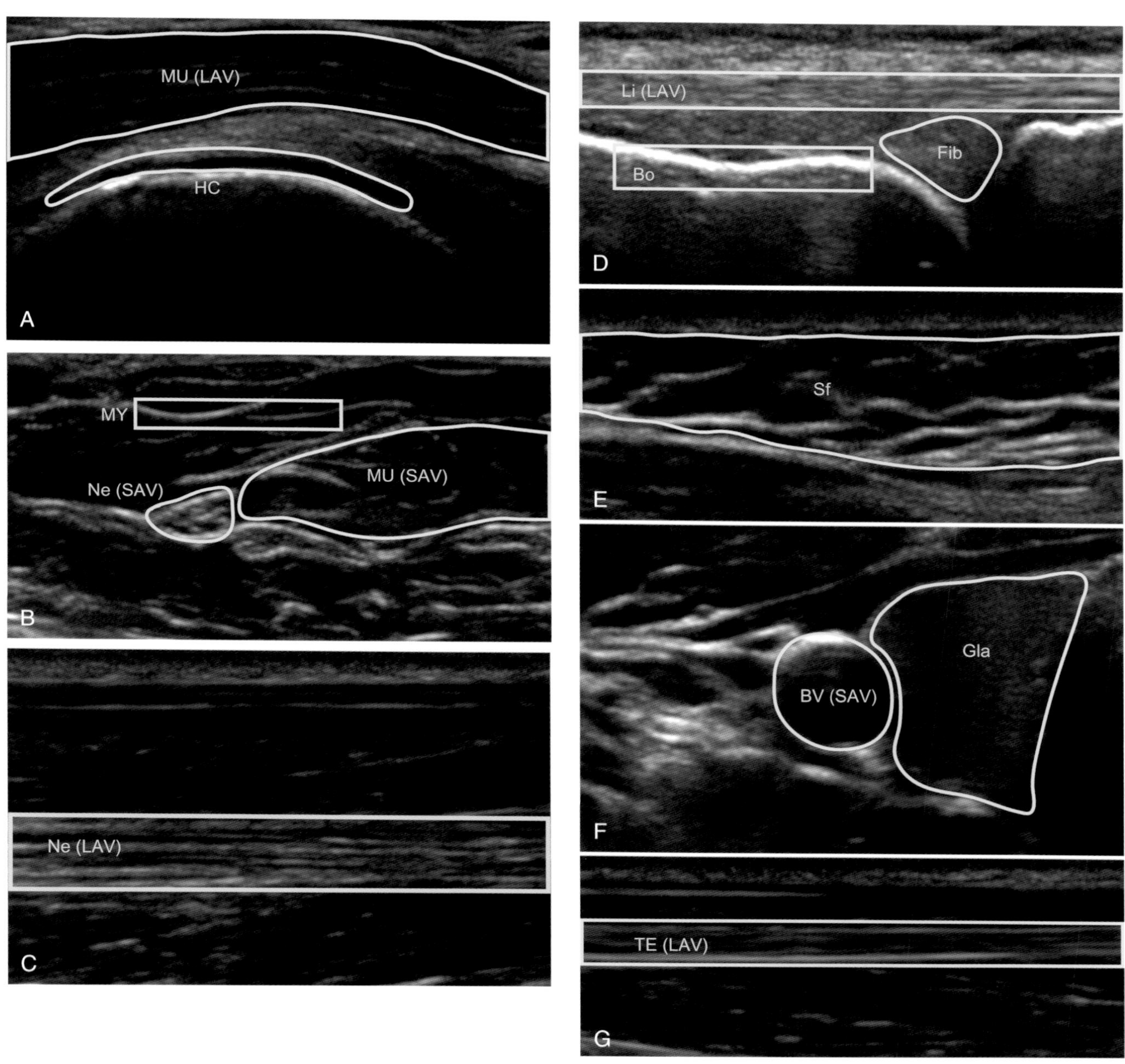

图1-17　不同组织类型的超声表现（A–G）
Bo：骨；BV：血管；Fib：纤维软骨；Gla：腺体；HC：透明软骨；LAV：长轴切面；Li：韧带；MU：肌肉；MY：肌筋膜；Ne：神经；SAV：短轴切面；Sf：皮下脂肪；TE：肌腱。

汇总清单

- 解剖平面和术语
- 皮肤
- 皮节和肌节
- 超声波理论
- 图像术语
- 组织声像图

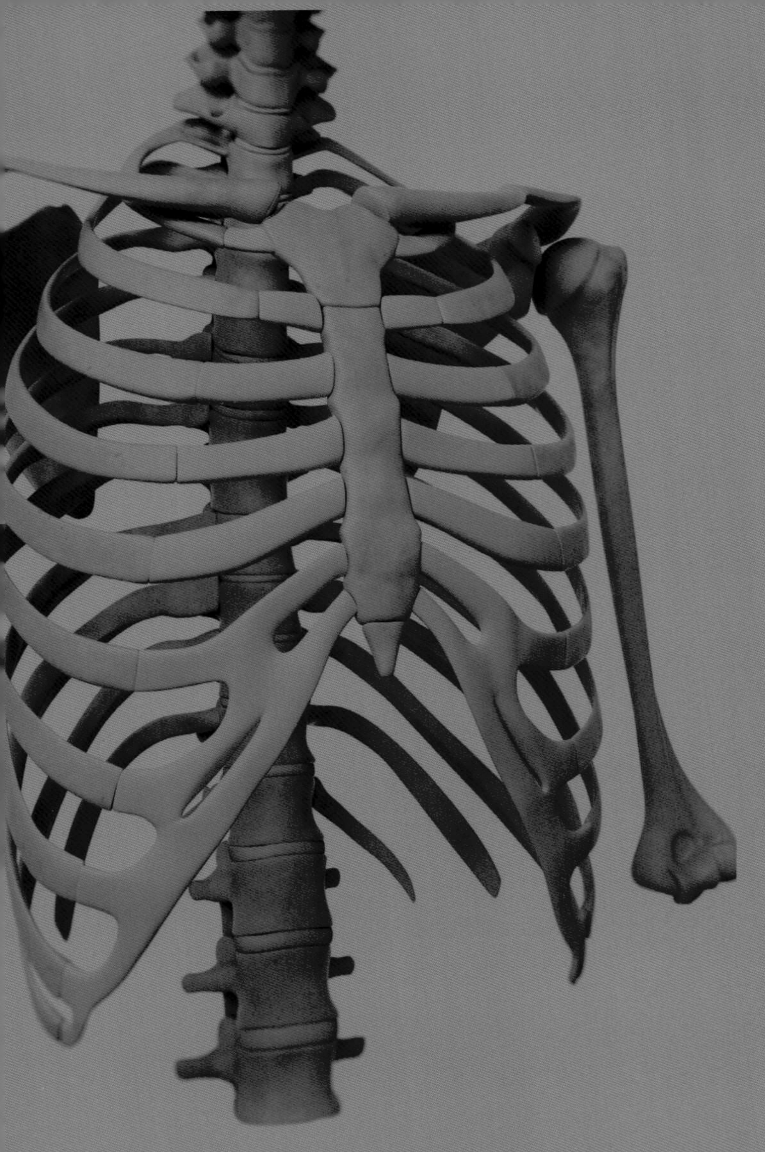

第二章　胸　部

概述

浅表解剖

骨骼

肌肉

乳腺

胸腔

超声

前胸壁肌肉和肺

心脏

概述

胸廓呈笼状，向上与颈部相连，向下以膈肌为界，具有保护胸腔脏器、参与呼吸运动的重要作用。胸部由骨骼（胸骨、锁骨、肋骨和椎骨）、内脏（心脏、大血管、气管、肺和食管）、神经（迷走神经和膈神经）及淋巴组成，这些器官是循环、呼吸、消化及淋巴系统的重要组成部分。临床上胸部是心脏瓣膜病和呼吸系统感染等疾病的关键检查部位。

浅表解剖

骨骼

前胸壁的骨骼：

- 锁骨
- 肋骨和肋软骨
- 胸骨
- 部分肩胛骨（喙突）

胸骨位于前正中线上，由胸骨柄、胸骨体和剑突组成（图2-1）。胸骨柄上缘为颈静脉切迹（胸骨上切迹），下缘与胸骨体连接处（柄胸联合）微向前突，称胸骨角。胸骨角两侧与第2肋软骨相连，是肋骨计数的重要标志，向后平对第4～5胸椎体水平。除此之外，胸骨角平面也是许多重要解剖结构的定位标志（亦可存在解剖学变异），如：

- 气管分叉
- 主动脉弓起、止端
- 主肺动脉上缘
- 胸导管自脊柱右侧转向左侧上行处

锁骨内侧端粗大，突出于颈静脉切迹两侧，锁骨外侧端与肩峰相关节。相邻两肋之间的间隙称肋间隙（图2-2），准确定位肋间隙有助于胸腔引流管的置入（图2-14）。

后胸壁的骨骼：

- 胸椎
- 肋骨
- 肩胛骨

脊椎棘突位于后正中线，屈曲时更为明显，自上而下首先触及的棘突为第7颈椎（C7）棘突，其次为第1胸椎（T1）棘突。肩胛骨贴于胸廓椎体后外侧，其背侧横行的肩胛冈是冈上窝和冈下窝的定位标志。肩胛骨外侧分别与锁骨、肱骨相关节，于体表可触及肩胛骨两个骨性突起，即肩峰和喙突。其内侧缘和外侧缘在肩胛下方交汇形成肩胛下角。手臂上举可使肩胛骨外旋，从而增大盂肱关节（肩关节）外展角度（图2-3，图2-4）。

肌肉

胸廓表面覆盖的肌肉在运动和呼吸中起重要作用。附着于胸骨和肋骨下缘的腹肌见第三章，后胸壁的肌肉见第五章。平静呼吸时，呼吸肌不易视诊观察，但仍可触诊定位。

前胸壁可检查肌肉（图2-5）：

- 胸大肌
- 胸小肌
- 肋间外肌

胸大肌是参与上肢运动的重要肌肉，呈扇形，起自胸骨和锁骨，向外止于肱骨结节间沟的外侧缘，可由此进行触诊。胸小肌具有固定肩胛带的功能，起自第3～5肋上缘，向外上止于喙突，无法直接触诊。

肋间肌走行于肋间隙内，参与呼吸运动，由浅入深分别为肋间外肌、肋间内肌和肋间最内肌（表2-1），可在腋中线的肋间隙触诊。其中肋间外肌、肋间内肌分别向前、向后移行为结缔组织膜，称肋间外膜、肋间内膜。肋间最内肌局限于肋间隙中份，与胸骨或脊柱均不相连。

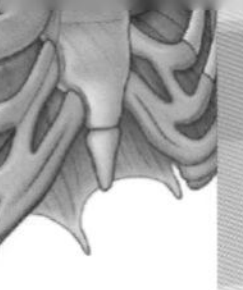

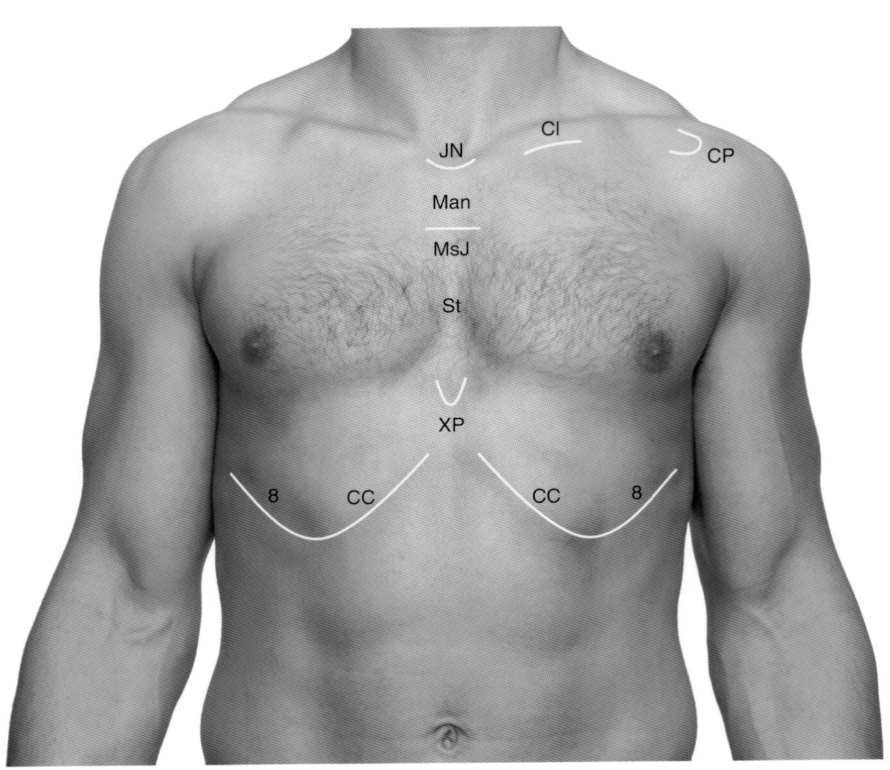

图2-1　前胸壁骨性突起的体表投影

CC：肋软骨；Cl：锁骨；CP：喙突；JN：颈静脉切迹；Man：胸骨柄；MsJ：胸骨角；St：胸骨体；XP：剑突；8：第8肋骨。

练习（图2-1，图2-2和图2-5）

前胸壁：

- 触诊胸骨的3个组成部分：胸骨柄、胸骨体和剑突。
- 自胸锁关节向外至肩锁关节触诊锁骨。
- 在锁骨中线外侧、锁骨下方水平触诊喙突。
- 触诊肋骨和肋间隙。
- 触诊胸大肌轮廓。
- 触诊腋中线的肋间隙，定位肋间外肌、肋间内肌和肋间最内肌。
- 分别屈曲、内收和内旋肱骨，观察胸大肌的收缩。
- 分别在第5肋间隙和第6肋骨定位左、右膈顶。

后胸壁：

- 触诊胸椎棘突。
- 触诊脊柱和肩胛骨边界。
- 触诊盂肱关节（肩关节）的肩峰。

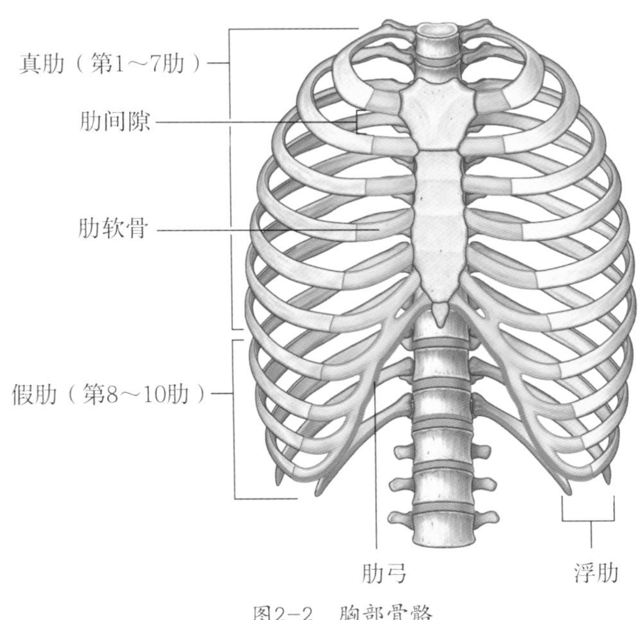

图2-2 胸部骨骼

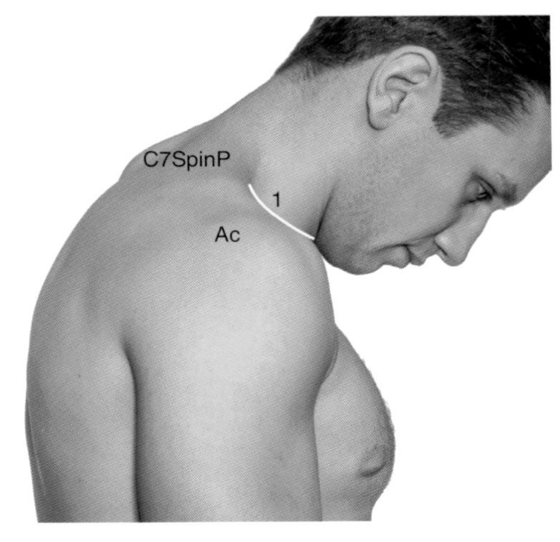

图2-4 颈椎及上胸部侧面观
Ac：肩峰；C7SpinP：第7颈椎棘突；1：第1肋骨。

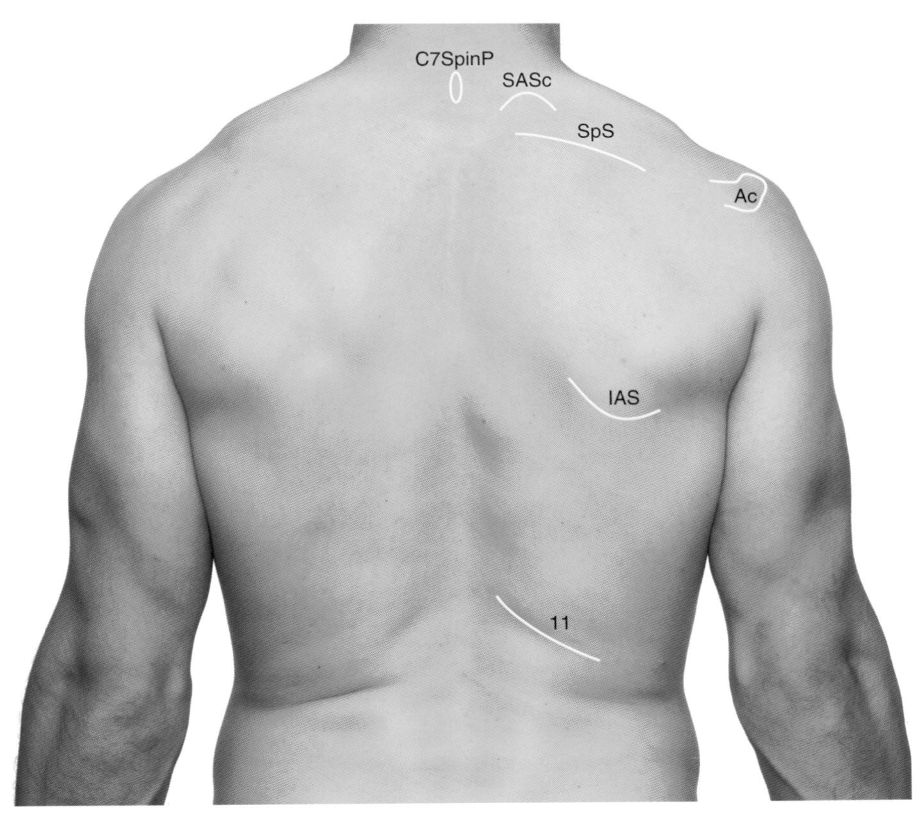

图2-3 后胸壁骨性突起的体表投影
Ac：肩峰；C7SpinP：第7颈椎棘突；IAS：肩胛下角；SASc：肩胛上角；SpS：肩胛冈；11：第11肋骨。

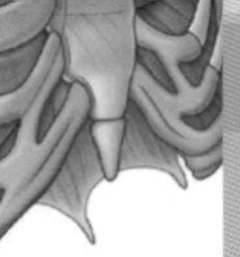

表2-1 胸部肌群

肌肉	起点	止点	支配神经	功能
前胸壁肌群				
胸大肌	锁骨、胸骨及前7肋软骨	肱骨结节间沟外侧缘	胸内、外侧神经C8～T1	内收、内旋和屈曲上臂
胸小肌	第3、4、5肋骨的前面	肩胛骨喙突	胸内侧神经C5～C7	下拉肩胛骨
肋间肌群				
肋间外肌	上位肋骨下缘	下位肋骨上缘	肋间神经T1～T11	主要协助吸气
肋间内肌	上位肋骨肋沟	下位肋骨上缘	肋间神经T1～T11	主要协助呼气
肋间最内肌	上位肋骨肋沟	下位肋骨上缘	肋间神经T1～T11	协同肋间内肌/随肋间内肌运动

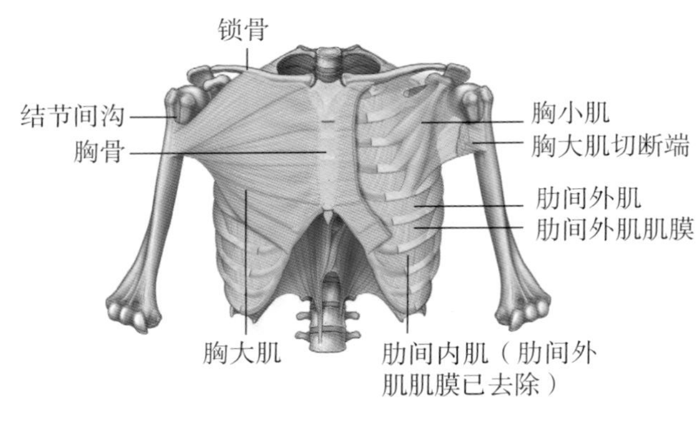

图2-5 前胸壁肌群

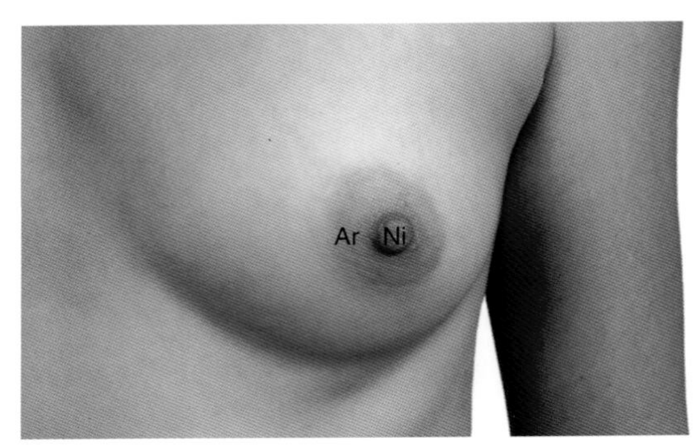

图2-6 乳头及乳晕
Ar：乳晕；Ni：乳头。

横膈是分隔胸腔、腹腔的扁肌，由左右穹隆与中心腱组成。膈穹隆由于肝脏的存在而呈右高左低，右膈顶平第5肋间隙水平，左膈顶平第6肋水平，女性膈顶稍高。此外膈顶也受呼吸和体位影响，检查时需注意这一点。膈脚向后平第12胸椎，向前平肋弓下缘。膈肌上的腔静脉裂孔、食管裂孔和主动脉裂孔分别平T8、T10、T12水平。既往CT检查发现腔静脉裂孔位置存在变异，最低可达T11水平。

乳腺

乳腺位于胸大肌表面，上至锁骨下方，内至胸骨旁，外至腋下。乳房大小不一，因而不适合作为其他胸部结构的定位标志。乳房中央有乳头，周围皮肤色素沉着较多，形成乳晕（图2-6）。

胸腔

胸腔由纵隔及容纳两肺的胸膜腔组成。纵隔位于胸部正中，上界为胸廓上口，下界为膈，在胸骨角平面分为上、下纵隔（图2-7），下纵隔又分前、中、后纵隔。前纵隔内含疏松结缔组织、胸骨心包韧带及胸腺或胸腺遗迹。其中胸腺是淋巴器官，儿童期较大，成年后逐渐萎缩退化。中纵隔内有心脏和心包。后纵隔有4“管”，即降主动脉、食管、奇静脉和胸导管。

胸膜

胸膜包括覆盖胸壁内面的壁层胸膜和覆盖肺表面的脏层胸膜（图2-8），临床上了解胸膜的范围至关重要，掌握它最好的方法是学会追踪其走行（图2-9）。

气管

气管由“C”形软骨环组成，是重要的呼吸器官，始于喉部，向下走行至胸骨角平面下方3cm（即T4~T5胸椎水平）分叉形成左、右主支气管，其中女性的分叉处稍高。右主支气管短而粗，走行较直。左主支气管较窄，相对倾斜。

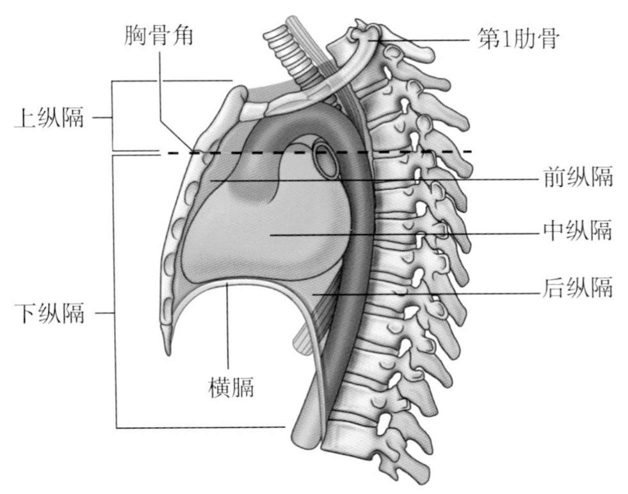

图2-7 纵隔分区

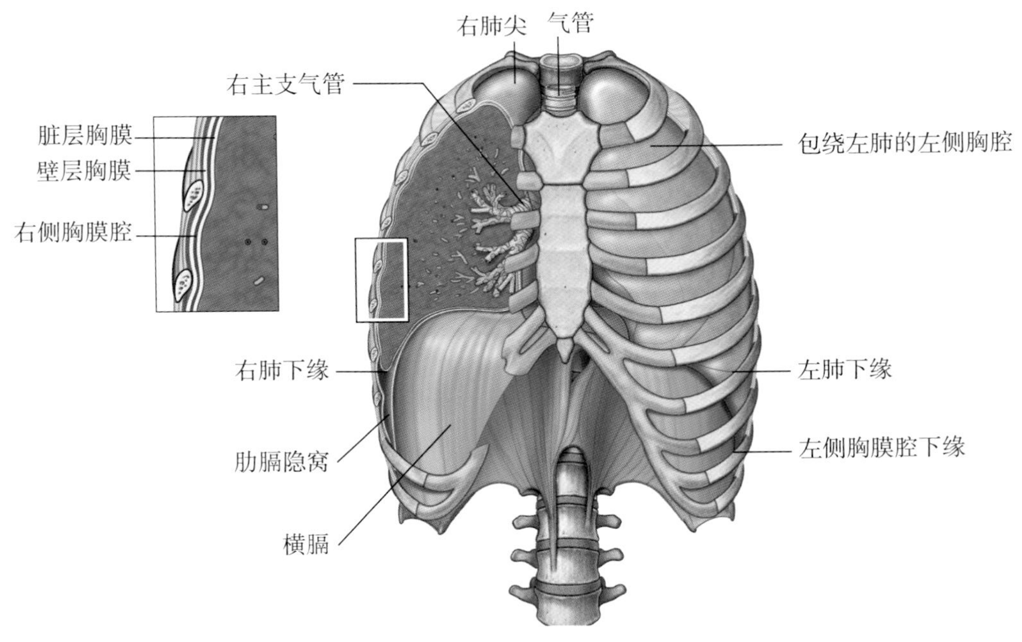

图2-8 胸膜及肺边界

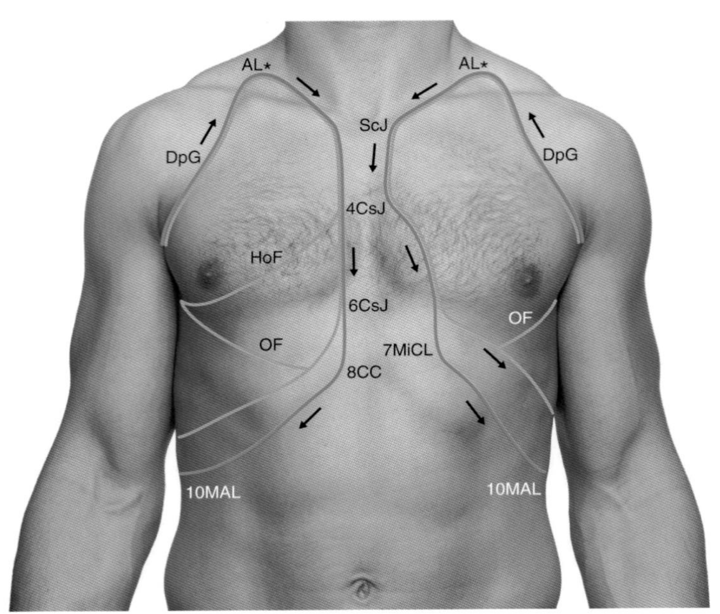

图2-9　前胸壁胸膜（蓝色）和肺（橙色）的体表投影
AL：肺尖；DpG：三角肌胸大肌间沟；HoF：水平裂；OF：斜裂；ScJ：胸锁关节；4CsJ：第4胸肋关节；6CsJ：第6胸肋关节；7MiCL：胸骨旁线第7肋软骨；8CC：锁骨中线第8肋骨；10MAL：腋中线第10肋骨。

练习（图2-9和图2-10）

左侧胸膜

前胸壁：

- 于锁骨中段上方2～3cm处定位左肺尖。
- 以肺尖*为起点画线，先画至胸锁关节，再沿胸骨外侧1/3向下至第4胸肋关节水平。
- 随后沿心左界画至锁骨中线第8肋骨水平。
- 向外下延伸至腋中线第10肋骨水平。因胸膜向后延续，故无须闭合曲线。
- 在腋下沿三角肌胸大肌间沟画线，绕过肩部，连接起点。

后胸壁：

- 以第2胸椎棘突外侧2cm处，即第2肋横突关节为起点。
- 从该点往下画线至第12胸椎水平。
- 继续向外上画一向上的弧线，止于腋中线。
- 自起点画弧线描出肺尖轮廓，需注意肺尖达T1水平，继续延续此弧线朝腋中线至肩胛骨下角处。

右侧胸膜

前胸壁：

- 于锁骨中段上方2～3cm处定位右肺尖。
- 以肺尖*为起点画线，先画至胸锁关节，再延伸至第8肋软骨水平。
- 继续沿肋弓延伸至腋中线第10肋骨水平。因胸膜向后延伸，故无须闭合该线。
- 自腋下沿三角肌胸大肌间沟画线，绕过肩部，连接起点。

后胸壁：

- 以第2胸椎棘突外侧2cm处，即第2肋横突关节为起点。
- 从该点往下画线至第12胸椎水平。
- 继续向外上画一向上的弧线，止于腋中线。
- 自起点画弧线描出肺尖轮廓，需注意肺尖达T1水平。肺的外侧缘投影与前胸壁投影相延续。

练习（图2-9和图2-10）

左肺

前胸壁：

• 以锁骨中段上方2～3cm的左肺尖为起点画线，经胸锁关节沿胸骨外侧缘延伸至第4胸肋关节水平。

• 随后沿心左界延伸至锁骨中线第6肋骨水平。

• 继续延伸至腋中线第8肋骨水平、脊柱旁线第10肋骨水平。

• 在腋下沿三角肌胸大肌间沟画线，绕过肩部，连接起点。肺边界始终位于胸膜边界内侧。

后胸壁：

• 以胸膜顶点为起点，沿壁层胸膜内侧画线，向下延伸至后正中线T10水平，再向外画水平线，即肺底。

• 于T2棘突外侧经肩胛骨下角向外下方画一直线至肺外界，即斜裂。

右肺

前胸壁：

• 以锁骨中段上方2～3cm的右肺尖为起点画线，经胸锁关节沿胸骨外侧缘延伸至第6胸肋关节水平。

• 自锁骨中线内侧2～3cm第8肋软骨水平向外上方画一弧线，止于腋窝，即斜裂。

• 自第4胸肋关节向外下方画一水平线，于腋窝与斜裂会合，即水平裂。

• 随后将线延伸至腋中线第8肋骨水平、脊柱旁线第10肋骨水平。

• 在腋下沿三角肌胸大肌间沟画线，绕过肩部，连接起点。整个过程中肺边界位于胸膜边界内侧。

后胸壁：

• 以胸膜顶点为起点，沿壁层胸膜内侧画线，向下延伸至后正中线T10水平，再向外画水平线，即肺底。

• 于T2棘突外侧经肩胛下角向外下方画一直线至肺外界，即斜裂。后胸壁无水平裂的体表投影。

气管

前胸壁：

• 经颈静脉切迹中点画一垂线。

• 于胸骨角平面向外下方分为左、右两支，即为气管分叉。

肺

肺位于胸腔内，形态各异，是主要的呼吸器官。右肺以斜裂和水平裂分上、中、下三叶，左肺由斜裂分上、下两叶。两肺上界称肺尖，位于锁骨中段上方，前界与胸膜前界几乎一致，下界则稍高于胸膜下界，两者间形成肋膈隐窝。其中两肺下界高度不一，右肺下界平锁骨中线第5或第6肋间隙水平，左肺下界平第6或第7肋间隙水平（图2-8至图2-10）。

心脏

心脏为肌性泵血器官，分为四腔，外裹以心包。心包向下与横膈相连，向前借胸骨心包韧带与胸骨相连，其中浆膜心包的壁层与脏层相互移行围成腔隙，称心包腔，内有少量浆液，可减少心脏跳动的摩擦。回心血液首先回流至左、右心房，再分别经二尖瓣、三尖瓣进入左、右心室。心脏右界为右心房，下界由右心室和左心室心尖部组成，左心房、左心室分别组成左上界和左下界，上界则由心房上缘和大血管组成。心脏大小因人而异，通常位

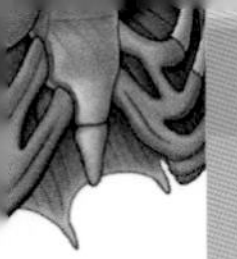

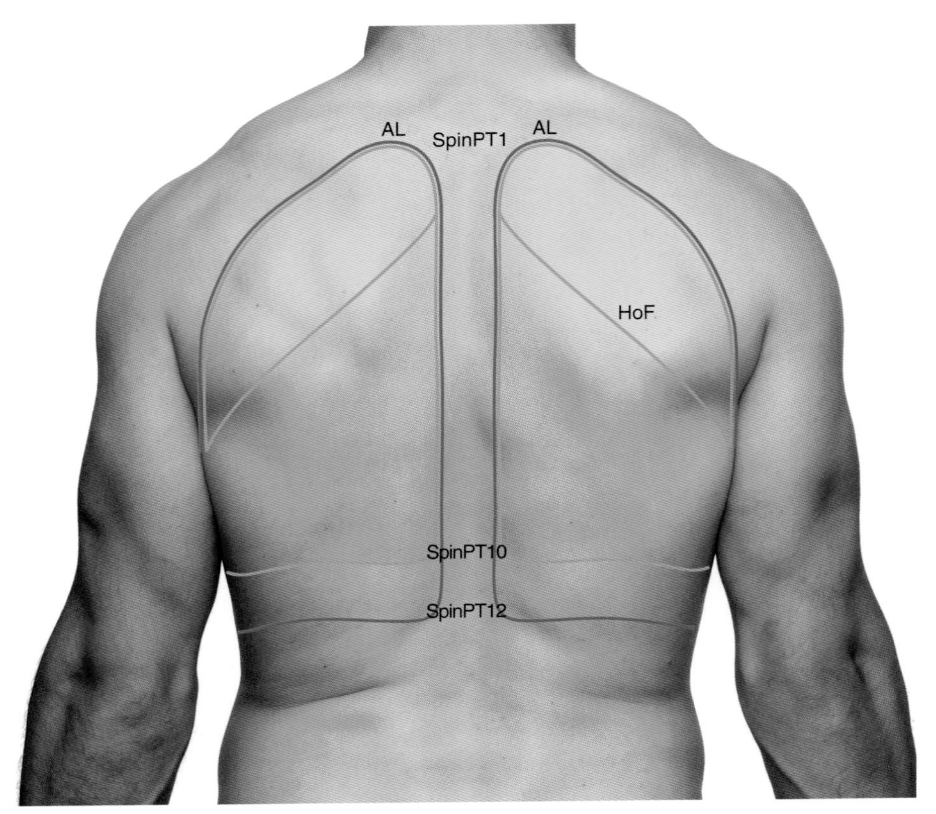

图2-10　后胸壁胸膜（蓝色）和肺（橙色）的体表投影
AL：肺尖；HoF：水平裂；SpinPT1：T1棘突；SpinPT10：T10棘突；SpinPT12：T12棘突。

于第2或第3肋软骨至第5或第6肋软骨之间，心尖则位于左侧锁骨中线第5或第6肋间隙。高血压、二尖瓣病变等疾病均可导致心脏病理性增大，因此了解正常心脏的大小有助于心脏病理性增大的识别（图2-11）。

心脏瓣膜的体表投影呈线性排列，有助于各瓣膜区的听诊，其中三尖瓣位于胸骨右缘第5肋软骨上方，二尖瓣位于胸骨左缘第4肋软骨及肋间隙，主动脉瓣位于胸骨左缘第3肋间隙，肺动脉瓣位于胸骨左缘第3肋软骨处。听诊时应将听诊器置于心音传导的最佳位置上，而非简单置于瓣膜的体表投影上（图2-12）。

大血管

心脏发出大血管，可供应或收集颈部、上肢和腹部的血液。头臂静脉位于胸骨柄后方，是位置最靠前的大血管，由锁骨下静脉和气管外侧的颈内静脉于胸锁关节后方会合而成。上腔静脉由左、右头臂静脉于右侧第2肋软骨后方或第1肋间隙水平会合而成，其中女性和年轻人会合位置稍高。主动脉位于胸骨后，跨肺动脉及支气管向左后上方弯曲形成主动脉弓，其上缘位于胸骨角平面或其下方。头臂干为主动脉弓发出的第1个分支，而后头臂干再发出右颈总动脉和右锁骨下动脉（图2-13）。

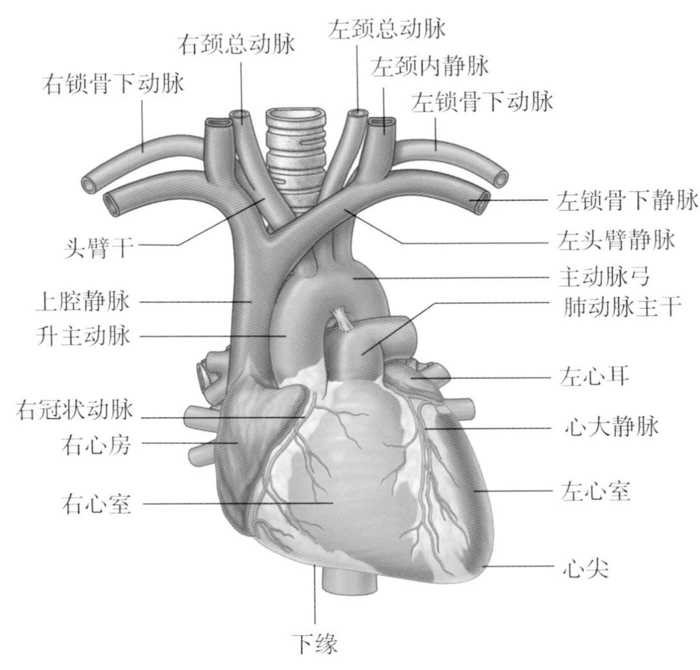

图2-11　心脏前面观

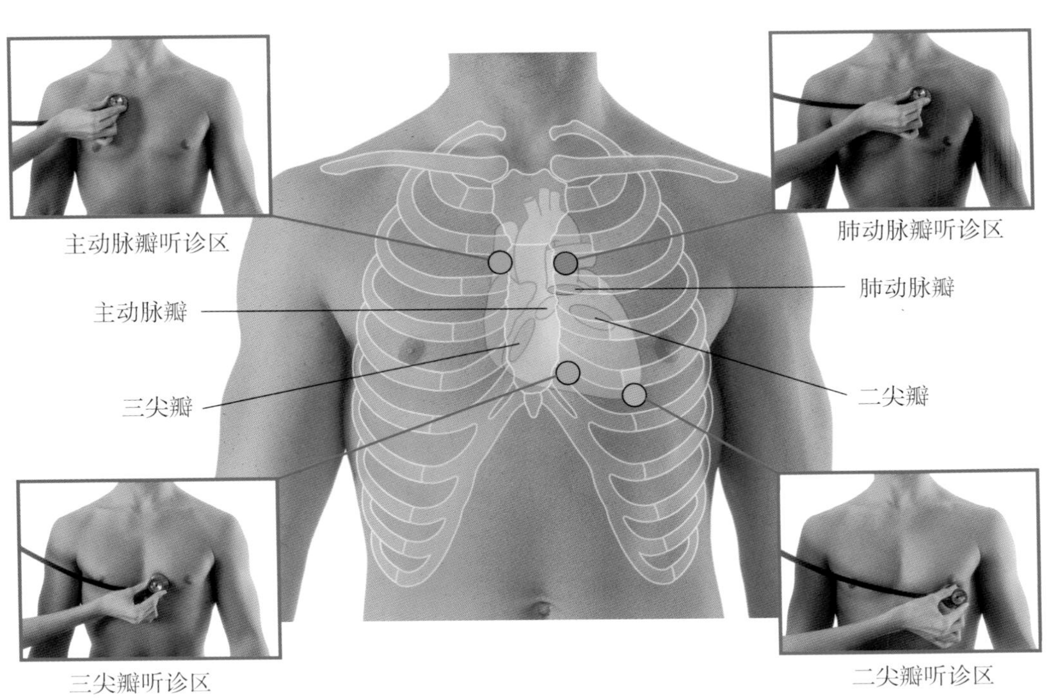

图2-12　心脏瓣膜的体表投影

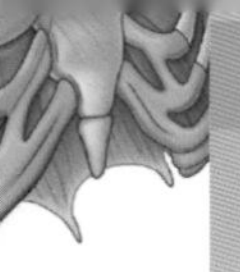

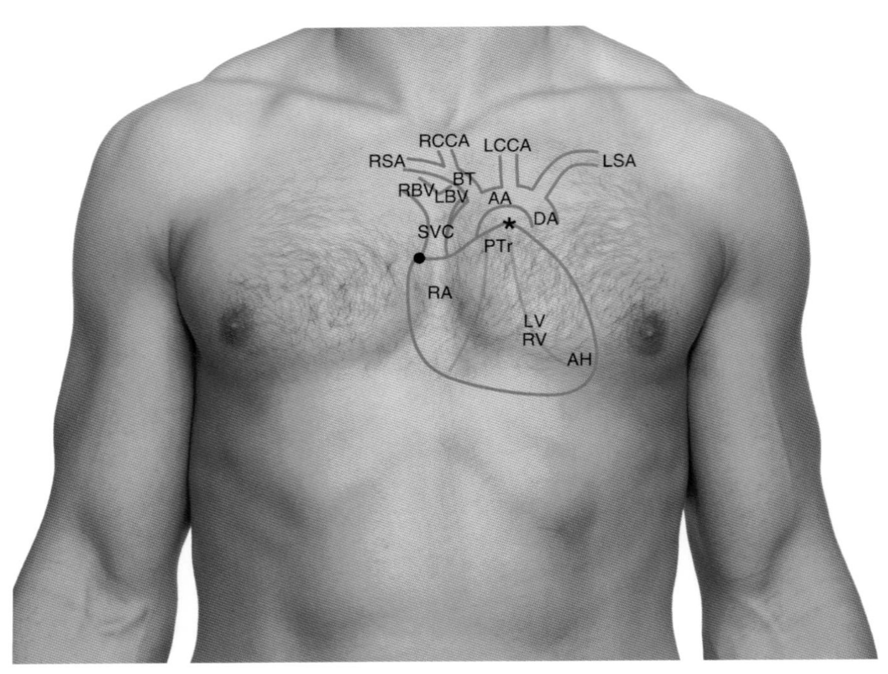

图2-13 心脏及大血管的体表投影
AA：主动脉弓；AH：心尖；BT：头臂干；DA：降主动脉；LBV：左头臂静脉；LCCA：左颈总动脉；LSA：左锁骨下动脉；LV：左心室；PTr：肺动脉主干；RA：右心房；RBV：右头臂静脉；RCCA：右颈总动脉；RSA：右锁骨下动脉；RV：右心室；SVC：上腔静脉。

练习（图2-13）

心脏边界

前胸壁：

• 于第2肋软骨水平、胸骨左侧2cm处标记一点★。

• 于第3肋软骨水平、胸骨右侧1cm处标记第二个点·，并与★相连。

• 以·向下稍向外作一弧线，止于第6肋软骨水平，即心右界。

• 随后再向左外侧延伸至锁骨中线第5肋间隙水平（男性的乳头边缘、女性的第5肋间隙水平），即为心下界。

• 自锁骨中线第5肋间隙水平向内上方画一弧线，止于★点，即构成心脏左界。

心脏瓣膜

• 用小圆形标志各瓣膜的位置（图2-12）。

练习（图2-13）

大血管

前胸壁：

主动脉弓

• 于胸骨角右侧画两条相距2.5cm的弧线。

• 主动脉弓的顶点位于胸骨外侧3～4cm、第1肋骨下缘水平。主动脉弓因向后走行，弯曲更为明显。

上腔静脉

• 于右侧第3肋软骨向上画4cm的弧线，即为上腔静脉的右侧缘。

• 画出汇入上腔静脉的左、右头臂静脉，其中左头臂静脉走行在主动脉弓的前方。

头臂干

• 自主动脉弓顶点右侧向右侧胸锁关节画两条相距约1.5cm的弧线，即头臂干，随后画右颈总动脉、右锁骨下动脉2个分支。

右颈总动脉

• 以头臂干分叉处为起点，向右侧胸锁关节画两条相距1cm的弧线，向上达甲状软骨上缘（C3/C4水平）。此处发出颈内动脉和颈外动脉。

左颈总动脉

• 于主动脉弓顶点、头臂干左侧向左侧胸锁关节画两条相距1cm的弧线，即左颈总动脉，当向上延伸至甲状软骨上缘左侧时发出颈内动脉和颈外动脉。

左锁骨下动脉

• 于左颈总动脉外侧画两条相距1cm的弧线，即左锁骨下动脉。

胸部叩诊

含气组织（如肺部）叩诊呈清音，实质脏器（如心脏或含液组织）叩诊呈浊音。

• 将左手中指置于被检查者胸壁，右手中指轻轻敲击左手中指的中节指骨。

• 通过叩诊判断肺部边界标记是否准确。

胸部听诊

• 参照图2-12，于瓣膜听诊区听诊。

临床应用

气胸

胸腔闭式引流是解除胸腔积气、积液的急诊措施，最常见的插管位置为腋中线前方的“安全三角”，它以背阔肌外侧缘、胸大肌外侧缘、过乳头的水平线及腋窝顶部为界（图2-14）。

肺炎

肺炎多由感染所致，常见症状包括呼吸困难、咳嗽、咳痰和发热，通常累及1个或2个肺段支气管，但也可累及整个肺叶。肺部听诊可判断肺叶是否受累，受累时可闻及气体通过分泌物时产生的湿啰音。

胸腔积液

胸腔积液是指液体积聚于壁层胸膜和脏层胸膜之间。超声引导下胸腔积液穿刺置管一般定位于积液量最大的位置，往往也是最低的位置。

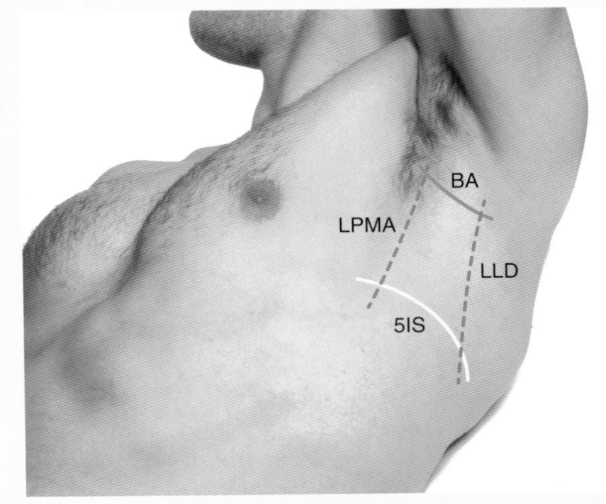

图2-14 胸腔引流置管的安全三角
BA：腋窝底；LLD：背阔肌外侧缘；
LPMA：胸大肌外侧缘；5IS：第5肋间隙。

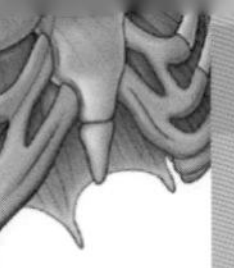

超声

前胸壁肌肉和肺

检查体位

被检查者取仰卧位或坐位。

探头

采用线阵探头，深度3～5cm。

探头位置

取横切面，探头放置于前胸壁（左/右侧），锁骨中线第2或第3肋间隙水平，女性视情况可置于乳房下方（图2-15）。

图像特征

自上而下可见胸大肌、胸小肌、肋间肌及其周围的高回声肌筋膜，皮下脂肪层位于胸大肌表面。肋间肌深面的胸膜呈线状高回声，并随呼吸而滑动。深部的肺组织因多重反射伪像，显示为平行于胸膜的A线（图2-15）。

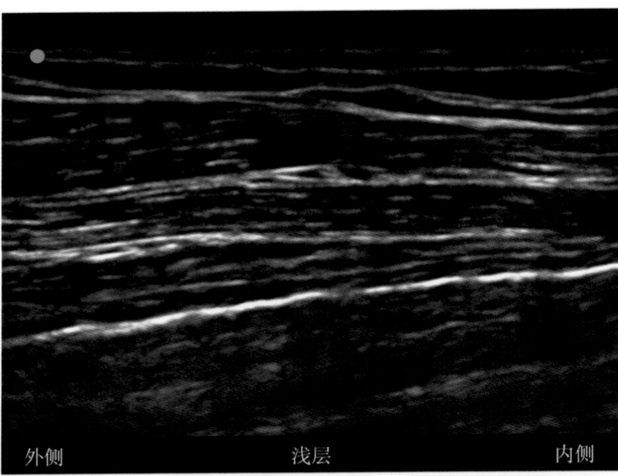

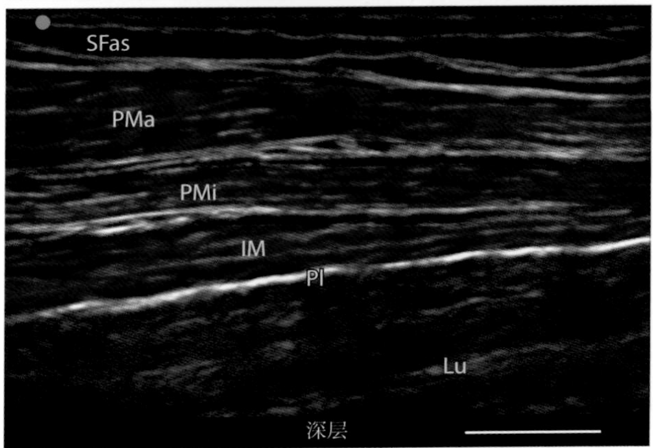

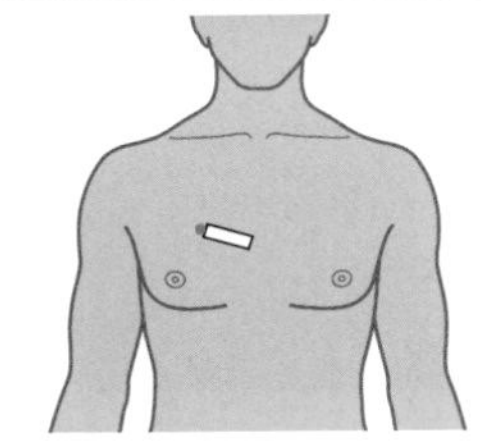

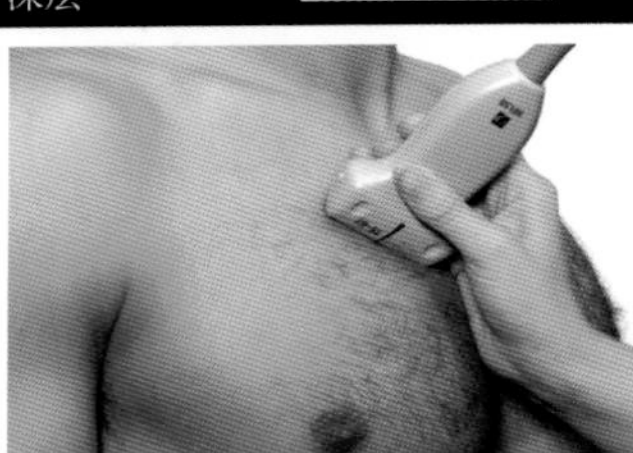

图2-15　前胸壁肌群及肺组织超声图像
SFas：皮下脂肪层；PMa：胸大肌；PMi：胸小肌；IM：肋间肌；Pl：胸膜；Lu：肺。标尺=1cm。

心脏

检查体位

被检查者取左侧卧位或仰卧位，左臂上举使肋间隙增宽。

探头

采用相控阵探头通过肋间隙扫查，也可使用凸阵探头进行扫查，深度15～20cm。

心尖四腔心切面

探头位置

将探头置于左侧锁骨中线第5或第6肋间隙水平，此处心脏搏动最为明显，可通过触诊定位。探头定位标记位于右手侧（超声心动图中常规如此），旋转探头使定位标记位于检查者左侧（3点钟方向，图2-16）。探头稍微上翘，从而使声束穿过心脏长轴。当屏幕方向标记位于图像左侧时，则探头定位标记应指向被检查者的右侧（9点钟方向）。

图像特征

可见心脏的四个腔室呈无回声，心包和心肌回声高于心腔。心尖位于图像顶部（离探头最近），心房位于图像底部。左、右心室也位于图像顶部，其中左心室面积约为右心室的2倍。扫查过程中可见二尖瓣和三尖瓣活动（图2-16）。

胸骨旁左心长轴切面

探头位置

将探头置于胸骨旁左侧第3或第4肋间隙。若探头定位标记位于图像右侧，旋转探头至定位标记指向右肩（10点钟方向，图2-17）。若探头定位标记位于图像左侧，则旋转探头至定位标记指向左髂前上棘（4点钟方向）。

图像特征

胸骨旁左心长轴切面自下而上（屏幕左侧至右侧）可同时显示左心室和左心房，其中左心房、左心室心腔呈无回声，左心位于图像底部，右心位于图像顶部，主动脉及主动脉瓣位于左心房和左心室（屏幕右侧）的前上方。心包位于图像底部，呈线性高回声，心包后外侧可见降主动脉短轴（图2-17）。

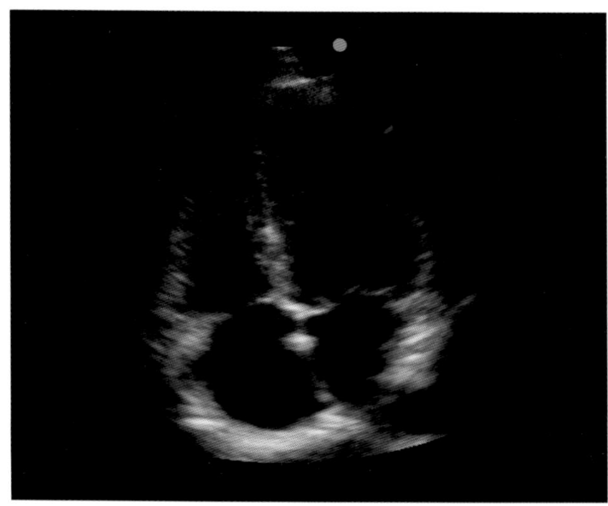

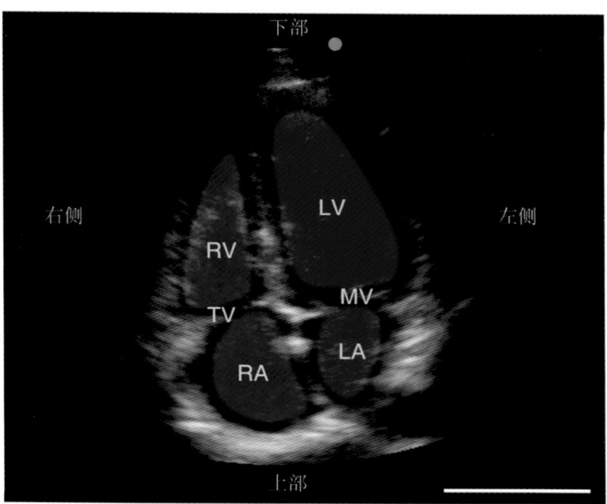

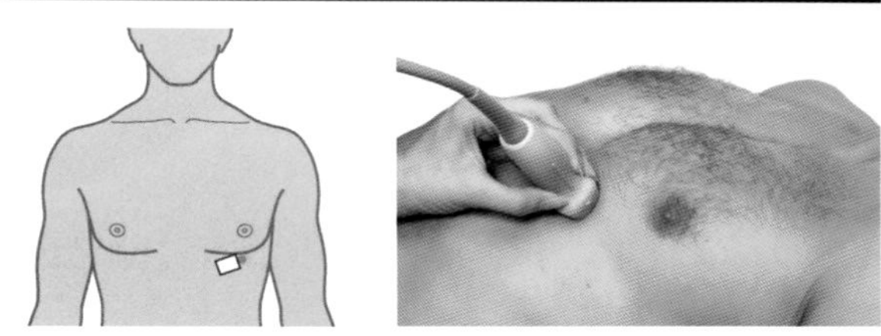

图2-16 心尖四腔心切面超声图像
LA：左心房；LV：左心室；MV：二尖瓣；RA：右心房；RV：右心室；TV：三尖瓣。标尺=5cm。

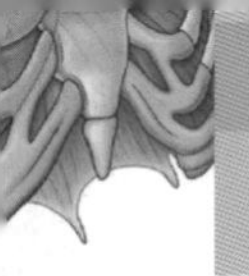

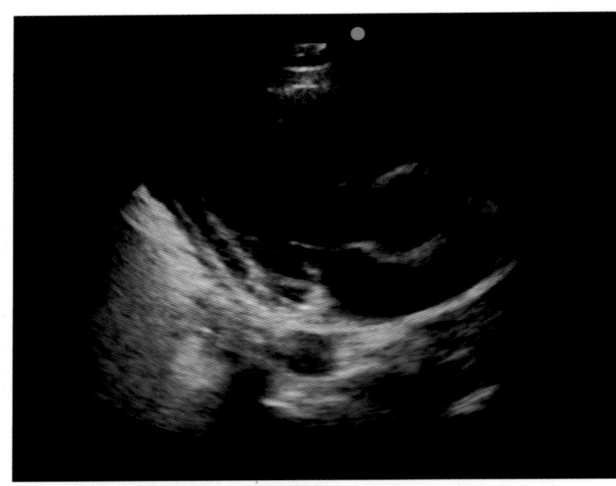

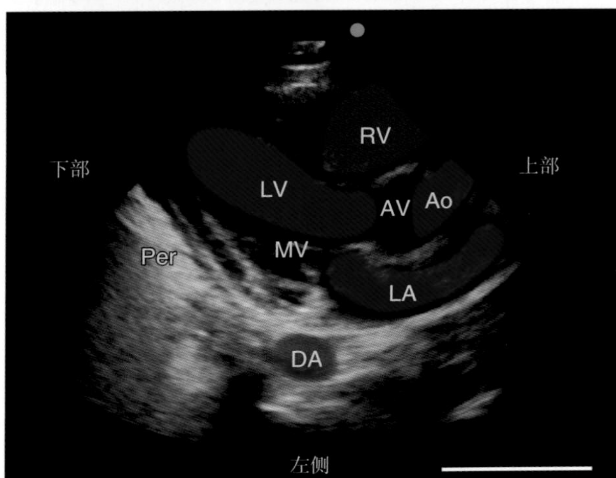

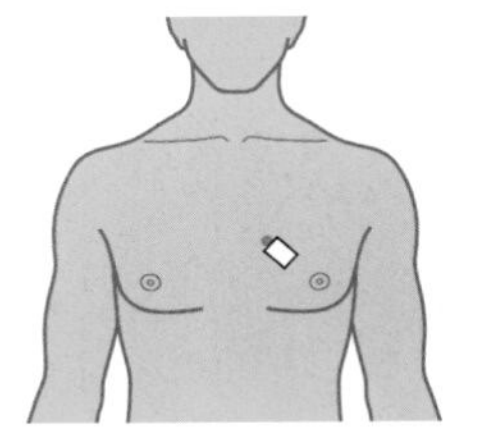

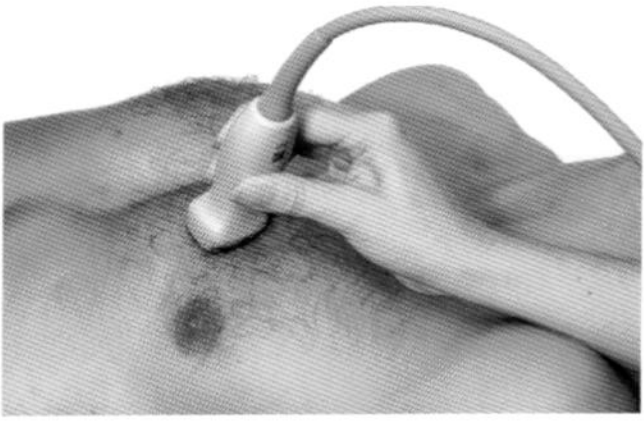

图2-17　胸骨旁左心长轴切面超声图像
Ao：主动脉；AV：主动脉瓣；DA：降主动脉；LA：左心房；LV：左心室；MV：二尖瓣；Per：心包；RV：右心室。标尺=5cm。

临床应用

超声心动图即心脏超声，B超、M超及多普勒技术均可用于心脏结构的评估。多普勒技术，如脉冲多普勒和连续多普勒，还可用于评估血流流速和瓣膜运动。除经胸扫查外，也可经食道扫查。超声也有助于评估胸膜和肺部病变，如胸腔积液、间皮瘤和血胸等。正常情况下声束被反射，无法穿透充满气体的肺组织，但肺部感染实变时显示为低回声。采用低频线阵探头或凸阵探头可扩大成像范围。呼吸活动中实时扫查有助于胸腔积液和膈肌麻痹的评估。此外，超声在胸部的应用还包括乳腺超声，超声引导下胸腔穿刺、心包穿刺、中心静脉置管，以及胸膜、纵隔淋巴结和乳腺肿物活检等。表2-2列举了超声在胸部病变诊断或随访中的应用。

表2-2　超声在胸部病变中的应用

器官	病变
心脏	瓣膜疾病（如瓣膜关闭不全或狭窄）、心肌病（如扩张型或肥厚型心肌病）、先天性疾病（如房、室间隔缺损）、缺血性心脏病、肺动脉高压、心包炎
肺	胸腔积液、气胸、肺炎、肿瘤
膈肌	膈肌麻痹
肋骨	肋骨骨折

汇总清单

- 胸部骨骼体表投影
- 胸膜和肺体表投影
- 心脏及其瓣膜体表投影
- 胸壁肌群超声成像
- 胸膜超声成像
- 心脏超声成像

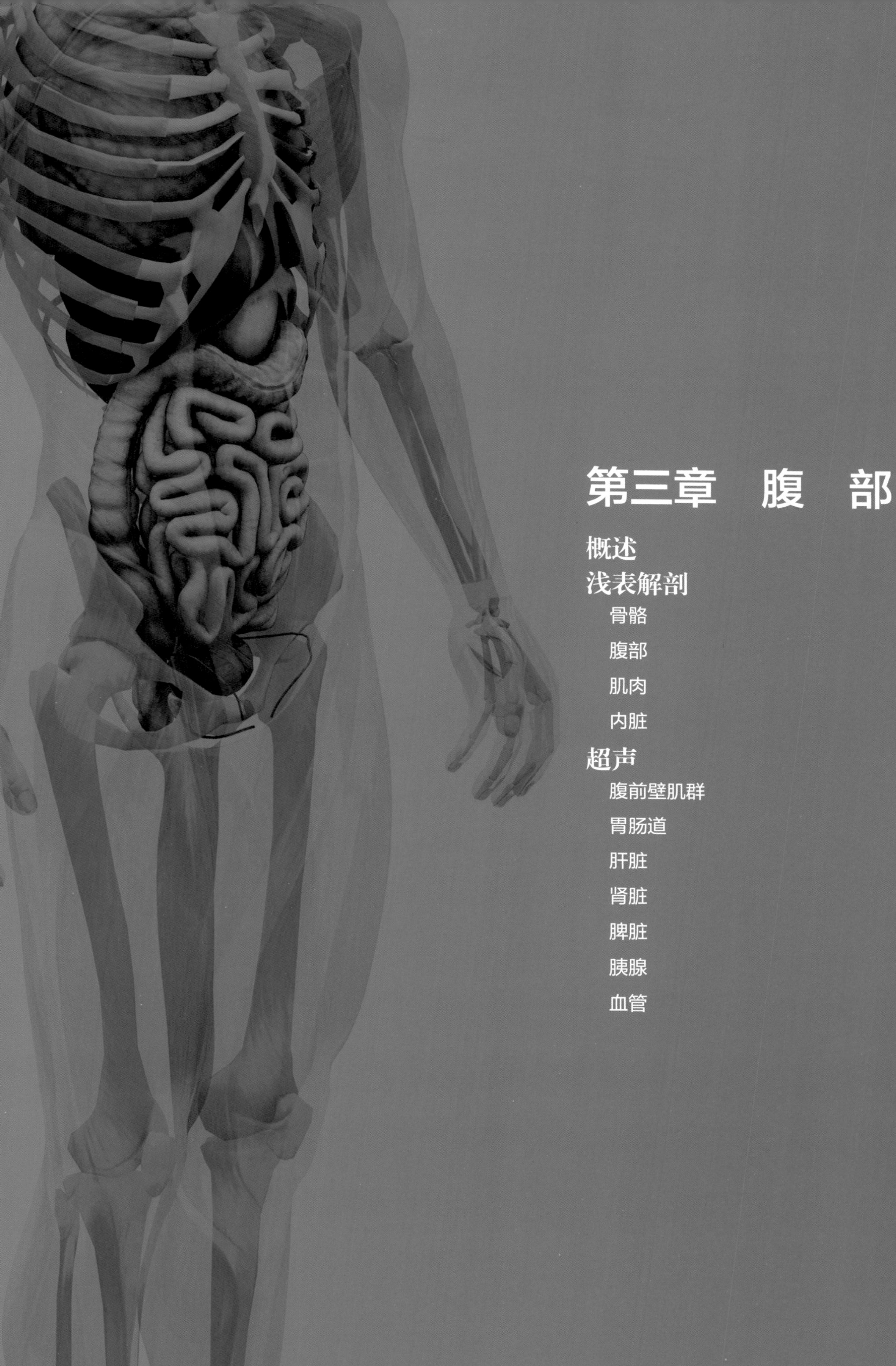

第三章　腹　部

概述

浅表解剖

骨骼

腹部

肌肉

内脏

超声

腹前壁肌群

胃肠道

肝脏

肾脏

脾脏

胰腺

血管

概述

腹腔是一个矩形的腔室，上方与胸腔相连，下方与盆腔相通。腹腔上界为膈肌，其前、外和后面由筋膜和肌肉包围。腹腔的组成部分包括骨骼（椎骨、下位肋骨及相对应的肋软骨）和内脏（胃、小肠、大肠、肝脏、胆囊、胰腺、脾脏、肾上腺和肾脏）。内脏是胃肠、肝胆、内分泌和泌尿系统的一部分。视诊可观察腹部外形膨隆或扁平，是否对称，以及有无腹部瘢痕。触诊可评估器官是否肿大（生理性或病理性）或有无积液。临床上，诸如阑尾炎、自身免疫性疾病如溃疡性结肠炎、肝脏疾病（如肝硬化）等的腹部体格检查尤为重要。

浅表解剖

骨骼

腹腔骨骼由与胸腔相关的骨骼、骨盆带和椎骨组成。从前面观，腹腔上部被第6～10肋骨及其肋软骨和位于中线处的胸骨剑突保护。骨盆带上位于后外侧的髂嵴形成腹腔下部的骨性边界。髂嵴前端止点为髂前上棘（ASIS）。耻骨的耻骨结节位于前正中线的两侧。从后面观，胸椎（T10～T12）和腰椎（L1～L5）保护内脏并为肌肉提供附着点（图3-1）。

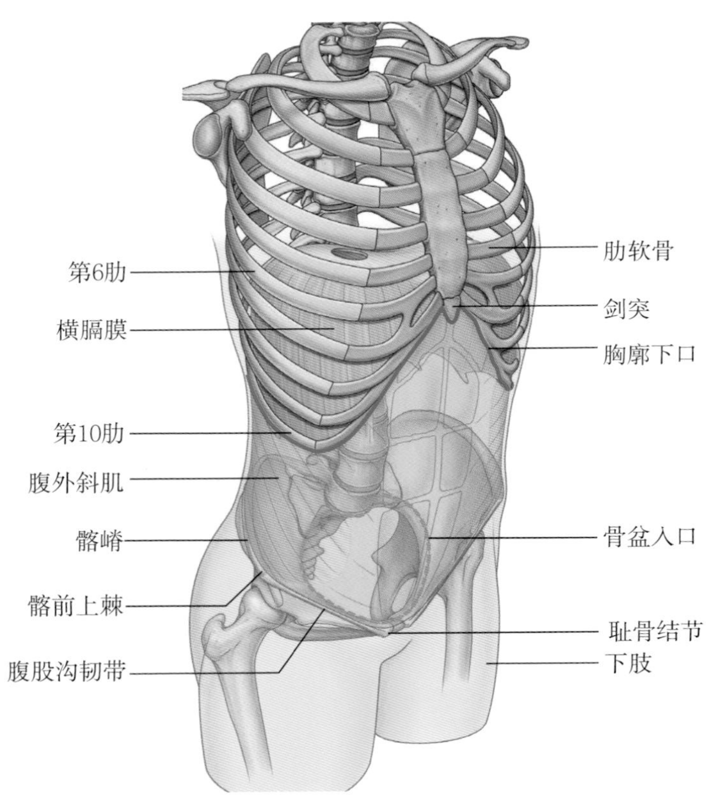

图3-1　腹腔骨骼

腹部

为了便于临床描述，从前面观，腹部分区有四分法和九分法。四分法由从剑突到耻骨联合中线的正中矢状面及经脐水平面相交构成，形成右上象限、左上象限、右下象限和左下象限（图3-2）。脐通常位于L4水平，也存在L2到S1水平的自然变异。九分法由左、右锁骨中线与肋下平面和结节间平面相交构成。肋下平面位于第10肋软骨下缘，平L3水平。结节间平面是左右髂嵴的连线，平L5水平。九分区分为左右季肋区、上腹区、脐区、左右侧区（或腰区）、左右腹股沟区（或髂区）和下腹区（图3-3）。临床上常用的另一个平面是经过十二指肠第一段的经幽门（经十二指肠）平面，位于L1水平。

练习（图3-2和图3-3）

腹前壁：

- 触诊剑突。
- 触诊第6～10肋骨及其肋软骨。

四分法的体表划分

- 自剑突开始向下画线至耻骨联合，画出正中矢状面。
- 确定经脐水平面。
- 检查划分的四个区域（右上象限、左上象限、右下象限和左下象限）。

九分法的体表划分

- 连接左右第10肋软骨的最低点，画出肋下平面。
- 连接左右髂嵴最高点，画出结节间平面。
- 从左右锁骨中点分别向下画两条垂线至骨盆，即锁骨中线平面。
- 检查划分的九个区域（右季肋区、上腹区、左季肋区、右侧区、脐区、左侧区、右腹股沟区、下腹区、左腹股沟区）。
- 在剑胸关节和脐连线中点画经幽门（经十二指肠）平面，位于肋下平面上方2～3cm。大多数人群的经幽门平面平第9肋软骨下缘。

腹后壁：

- 触诊下胸椎和腰椎的棘突。
- 触诊髂嵴，沿髂嵴前外侧移行可触及髂前上棘。

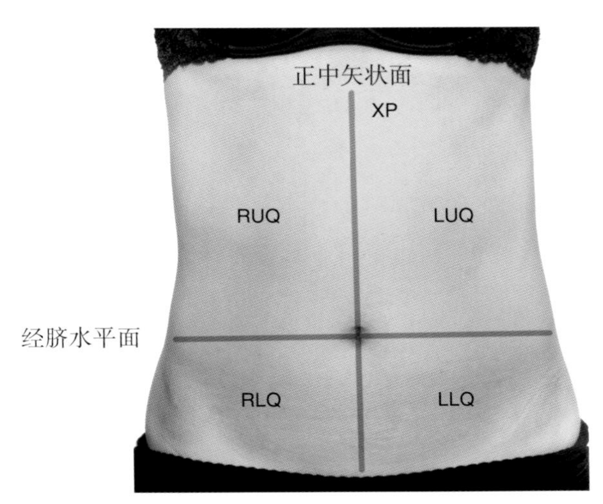

图3-2 腹部四分法体表投影
LLQ：左下象限；LUQ：左上象限；RLQ：右下象限，RUQ：右上象限；XP：剑突。

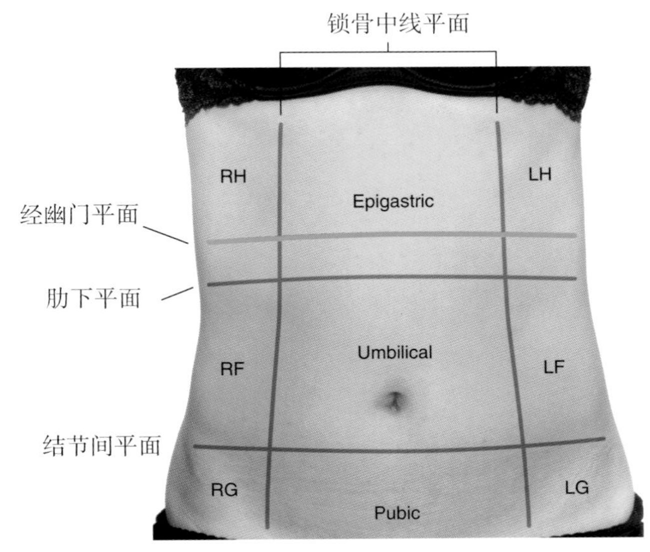

图3-3 腹部九分法体表投影（加上经幽门平面）
LH：左季肋区；LF：左侧区（腰区）；LG：左髂区（腹股沟区）；RH：右季肋区；RF：右侧区（腰区）；RG：右髂区（腹股沟区）；Epigastric：上腹区；Umbilical：脐区；Pubic：下腹区（耻区）。

肌肉

腹壁肌群（表3-1）对运动和脏器保护非常重要，通过协调运动在排尿、排便或分娩时增加腹内压（图3-4）。

腹前壁肌群：

- 腹直肌
- 腹外斜肌
- 腹内斜肌
- 腹横肌

腹后壁肌群：

- 腰方肌
- 髂肌
- 腰大肌

（背部肌群将在第五章介绍）

腹前壁包括腹直肌鞘和上述肌群。腹直肌鞘由腹外斜肌、腹内斜肌和腹横肌的腱膜构成，腹直肌包含在鞘内。腹直肌起于耻骨联合、耻骨结节和耻骨嵴，止于剑突和第5～7肋软骨。左右腹直肌在中线处被白线分开。腹白线是由腹直肌鞘纤维构成的纤维带，从剑突延伸至耻骨联合。腹白线有时看起来有点凹，触诊比邻近的腹直肌更坚韧。腹直肌包含3～4个与腹直肌鞘融合的横行腱划。腹直肌外侧缘是半月线（图3-5）。半月线从第9肋延伸至耻骨结节。在脐水平处，半月线距离前正中线约7cm。脐部是脐带脱落后留下的瘢痕组织，呈圆形或椭圆形，其实际形状因个体而异，可能凸出或凹陷。腹外斜肌是肌束斜向前下方的宽阔扁肌，其腱膜止于白线，同时形成腹股沟韧带，在腹壁前外侧可触及。腹内斜肌的肌束斜向前上方，其腱膜形成腹直肌鞘。腹横肌位于最内层，肌束横行，也参与腹直肌鞘的构成。在腹后壁，腰方肌位于第12肋和髂嵴之间。髂肌和腰大肌作用于髋关节，将在第七章中讨论（图3-5）。

腹股沟管

腹股沟管由前壁、后壁、顶和底构成。前壁是腹外斜肌和腹内斜肌腱膜；顶是腹横筋膜、腹内斜肌和腹横肌；后壁是腹横筋膜；底是腹股沟韧带和腔隙韧带。

腹股沟管是胚胎发育过程中的重要结构。男性腹股沟管是睾丸和相应的神经血管束进入阴囊的通道。女性腹股沟管内有子宫圆韧带通过。在胚胎发

表3-1　腹壁肌群

肌肉	起点	止点	支配神经	功能
腹前壁肌群				
腹外斜肌	下八位肋骨（第5～12肋骨）	髂嵴	胸段脊髓	增加腹内压，躯干屈曲
腹内斜肌	胸腰筋膜、髂嵴	下三或四位肋骨	胸脊神经（T7～T12）和L1	增加腹内压
腹横肌	胸腰筋膜、下六位肋软骨（第7～12肋骨）	腱膜	胸脊神经（T7～T12）和L1	增加腹内压
腹直肌	耻骨嵴、耻骨结节和耻骨联合	第5～7肋软骨、剑突	胸脊神经（T7～T12）	增加腹内压
腹后壁肌群				
腰大肌	T12、L1～L5椎体和椎间盘	股骨小转子	L1～L3	屈曲髋关节
腰方肌	髂嵴	L1～L4横突	T12和L1～L4	稳定第12肋骨和脊柱侧屈
髂肌	髂窝、骶骨上外侧面	股骨小转子	股神经（L2～L4）	屈曲髋关节

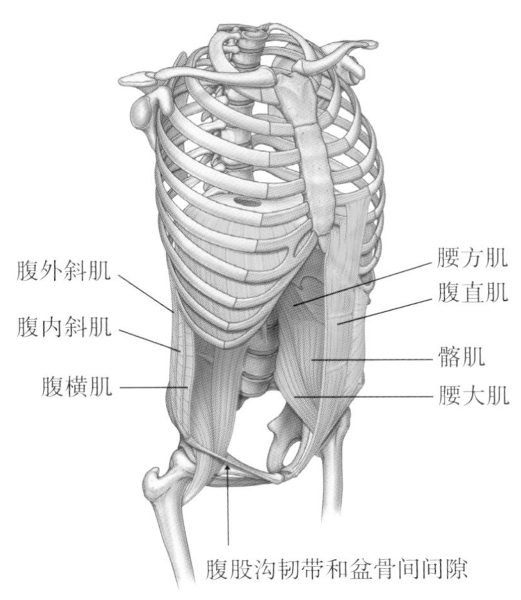

图3-4　腹前壁肌群

练习（图3-5）

腹前壁：

- 取仰卧位，触诊中线处的腹白线。向外侧移动，在静息状态下画出腹直肌的轮廓。让被检查者抗阻力坐姿感受肌肉收缩。
- 在腹前壁外侧触诊腹外斜肌。

腹后壁：

- 后正中线外侧5cm处，触诊髂嵴。向上移行至第12肋，触诊腰方肌。

育早期，性腺（睾丸和卵巢）位于腹后壁L1水平。卵巢的最终位置变化不一，但卵巢与子宫的位置关系始终恒定。如子宫增大时，卵巢的位置相应上升。睾丸引带牵引睾丸下降，通过腹股沟管进入阴囊内。睾丸穿腹前壁肌层离开腹腔，进入位于耻骨联合和髂前上棘连线中点上方的腹股沟管深环（图3-6，图3-7），继续向内侧走行，在耻骨结节外侧的腹股沟管浅环穿出。

通过腹股沟管的触诊来诊断腹股沟疝。嘱被检查者站立，将示指放在阴囊上，沿精索向上触诊，在耻骨结节外侧扪及裂缝状开口，即腹股沟管浅环。按住腹股沟管浅环，嘱被检查者咳嗽增加腹内压，感觉手指按压处是否有随咳嗽隆起的包块。

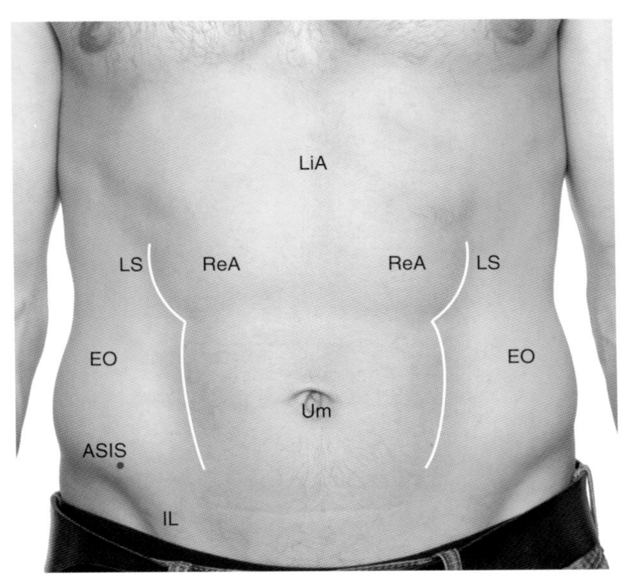

图3-5　腹前壁体表投影
ASIS：髂前上棘；EO：腹外斜肌；IL：腹股沟韧带；LiA：白线；LS：半月线；ReA：腹直肌；Um：脐孔。

腹膜

腹膜是被覆于部分腹腔脏器表面的一层薄片状浆膜。衬于腹腔壁的腹膜称为腹膜壁层（壁腹膜），覆盖于脏器表面的腹膜称为腹膜脏层（脏腹膜），两层之间含有少量腹膜液。腹腔脏器根据其被腹膜覆盖的程度，分为完全覆盖（腹膜内）、部分覆盖（腹膜间）、完全不覆盖（腹膜后）。位于升结肠右侧和降结肠左侧的腹膜隐窝（结肠旁沟）内感染和癌细胞容易扩散，也是腹水积聚的常见部位，在临床上非常重要。

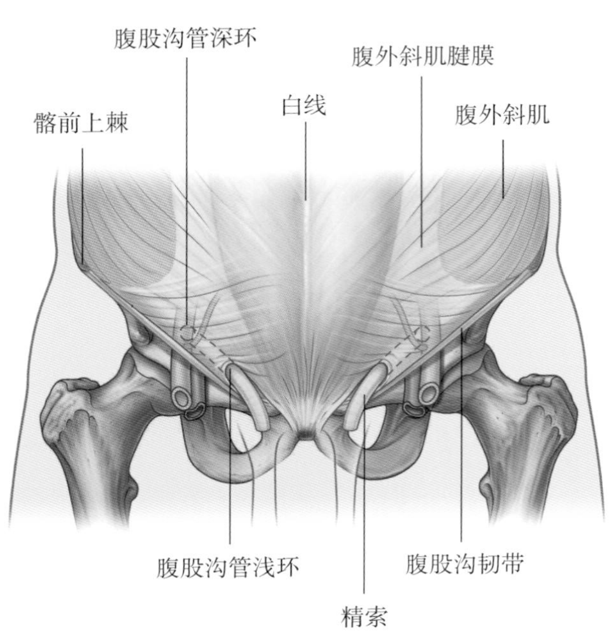

图3-6　腹股沟管

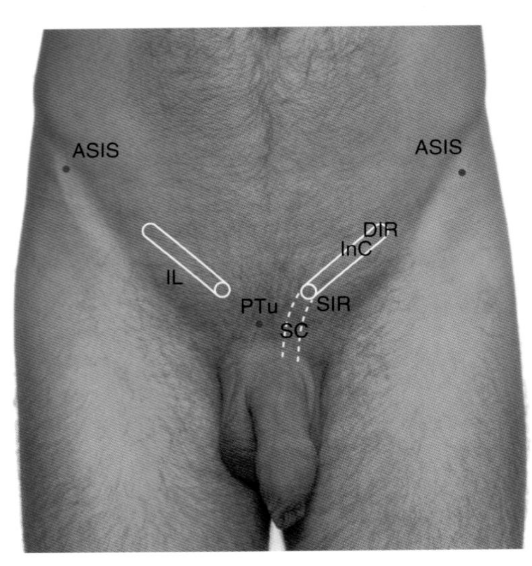

图3-7　腹股沟管体表投影
ASIS：髂前上棘；DIR：腹股沟管深环；IL：腹股沟韧带；InC：腹股沟管；PTu：耻骨结节；SC：精索；SIR：腹股沟管浅环。

练习（图3-6和图3-7）

腹前壁：

• 通过在耻骨联合和髂前上棘之间放置卷尺定位腹股沟深环。腹股沟深环位于两者之间的中点。在此处可以感觉到股动脉的脉搏。

• 腹股沟浅环位于耻骨结节外侧面，可扪及狭缝状的凹陷。

内脏

腹腔内脏包括：

• 胃肠道（胃、十二指肠、空肠、回肠、盲肠和结肠）

• 肝脏、胆囊

• 阑尾

• 肾脏

• 脾脏

• 胰腺

• 肾上腺

胃肠道

胃

胃是胃肠道的膨大部分，位于左季肋区的左下肋骨和肋软骨下方。胃的形状和大小取决于个体和胃内容物，它可以容纳2～3L的食物。胃的位置也受呼吸和被检查者体位的影响。当被检查者处于直立位时，胃从左季肋区延伸至脐区。当被检查者仰卧时，胃大部分位于左季肋区。幽门位于脐水平上方约3cm处的幽门平面内，略偏右。胃可分为与食管相连的贲门部、胃底、胃体（胃的主要部分）和幽门部。贲门位于腹前壁第7肋软骨水平，前正中线左旁2～3cm。胃底向上膨出部分高达第5肋间隙。胃体包括胃大弯和胃小弯。胃大弯弧形向内，依个体差异，可位于左腹外侧区。幽门位于幽门平面水平（图3-8，图3-9）。

小肠

小肠由十二指肠、空肠和回肠组成，全长约6m。十二指肠位于脐上方，空肠位于左腹外侧区，回肠位于脐区、右腹外侧区、右腹股沟区。

十二指肠为小肠的起始段，长约30cm，呈“C”形环绕胰腺，分为球部、降部、水平部、升部四部分。球部起自幽门括约肌的远端，被腹膜完全覆盖，沿幽门平面横行至右锁骨中线。降部起自L2水平，向下急转90°至L3水平。水平部在L3水平向左横行，后向上急转90°至L2水平续于升部。升部移行为空肠，形成十二指肠空肠曲，距前正中线左侧约2.5cm（图3–9）。空肠主要位于左腹外侧区和左腹股沟区。空肠与回肠之间虽无明显的界线，但空肠管径比回肠大。回肠主要位于右腹外侧区、脐区及右髂窝。回肠末端为回盲部，位于右腹股沟区。

大肠

大肠包括盲肠、升结肠、横结肠、降结肠和乙状结肠（图3–10A），全长约1.5m。阑尾是一个椭圆形或蚯蚓状的盲管，腔内含有淋巴组织。阑尾位置多变，通常位于右腹股沟区（右髂窝）脐与右髂前上棘连线的中外1/3交界处（图3–10B）。阑尾炎时，此处有明显的压痛。升结肠始于右腹股沟区（右髂窝）的回盲部。盲肠位于右腹股沟区（右髂窝），扩张时在右髂前上棘内侧2～3cm处可触及。升结肠从右腹外侧区向上走行至右季肋区，向左侧急转90°，在肝曲续为横结肠。右锁骨中线与肋下平面的相交处为肝曲。横结肠在幽门平面下方

练习（图3–9）

胃

腹前壁：

- 在左季肋区锁骨中线第5肋间隙处画出圆顶状的胃底。
- 沿胃的外侧缘画出胃大弯，然后在幽门平面下方立即向内，并穿过前正中线。
- 从幽门平面与前正中线的交点（*）画一条水平线，即幽门轮廓。
- 在此处画出硬币形状，代表幽门。
- 在硬币状顶部，沿水平线继续向左、向上，画出胃小弯。
- 在第7肋软骨水平线末端画出食管，通过贲门与胃相连。

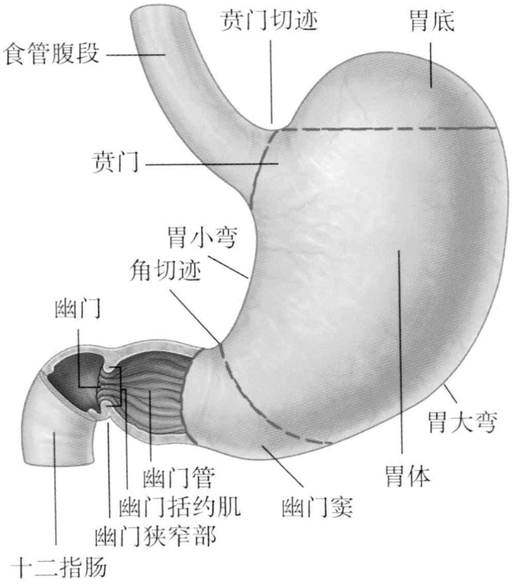

图3–8 胃

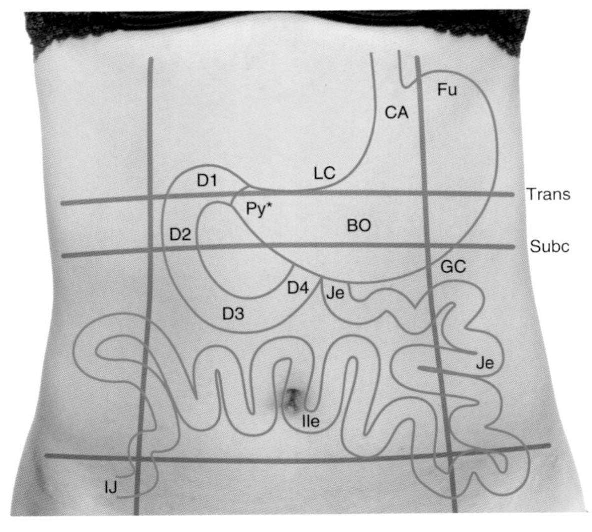

图3–9 胃和十二指肠体表投影——胃区

BO：胃体；CA：贲门；D1～D4：十二指肠的四段；Fu：胃底；GC：胃大弯；IJ：回盲部；Ile：回肠；Je：空肠；LC：胃小弯；Py：幽门；Subc：肋下平面；Trans：幽门平面。

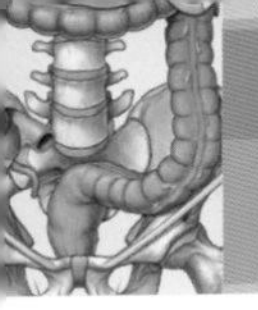

练习（图3-9）

小肠

腹前壁：

- 回到幽门，沿幽门下缘水平延伸（十二指肠球部位于幽门平面内）。
- 然后向下转折90° 至右锁骨中线前，画出十二指肠降部。
- 沿水平线画出十二指肠水平部，后斜向上至幽门平面，于前正中线左侧2.5cm处画出十二指肠升部。
- 从该点开始，在左腹外侧区及脐区画出弯曲管道代表空肠。
- 弯曲管道继续向右腹股沟区（右髂区）延伸，代表回肠。

跨越前正中线至左季肋区。横结肠活动度较大，通常位于上腹部下方和脐区，少数人横结肠可降至耻骨区。在左季肋区外侧，横结肠紧邻脾脏下方，在此处向下转折延续为降结肠。转折处称为脾曲或结肠左曲。降结肠位于左锁骨中线外侧，经左腹外侧区进入左腹股沟区（左髂窝），延续为乙状结肠。乙状结肠主要位于左腹股沟区（左髂窝），延续为直肠和肛管后向内侧走行进入耻骨区（图3-11）。直肠和肛管内容见第四章。

肝脏和胆囊

肝脏位于右季肋区、上腹区和左季肋区。根据解剖结构，镰状韧带将肝脏分为左叶与右叶（图3-12，图3-13）。右叶在第4肋间隙紧贴横膈膜，上界延伸至前正中线胸剑联合水平处，下界达第7肋水平。右叶跨越前正中线约5cm至左季肋区后延续为左叶。体质瘦小者，可触及肝缘。肝脏叩诊为实音。脾静脉和肠系膜上静脉在L1水平汇合为门静脉后进入肝脏。胆囊位于肝脏正下方，贴附于右叶的下表面。胆囊底位于第9肋软骨幽门平面与右锁骨中线的相交点（墨菲氏点），靠近右腹直肌外缘。胆囊管和肝总管汇合形成长度5～10cm的胆总管，开口于十二指肠降部内侧。

脾脏

脾脏位于左季肋区，第9～11肋之间的腹后壁

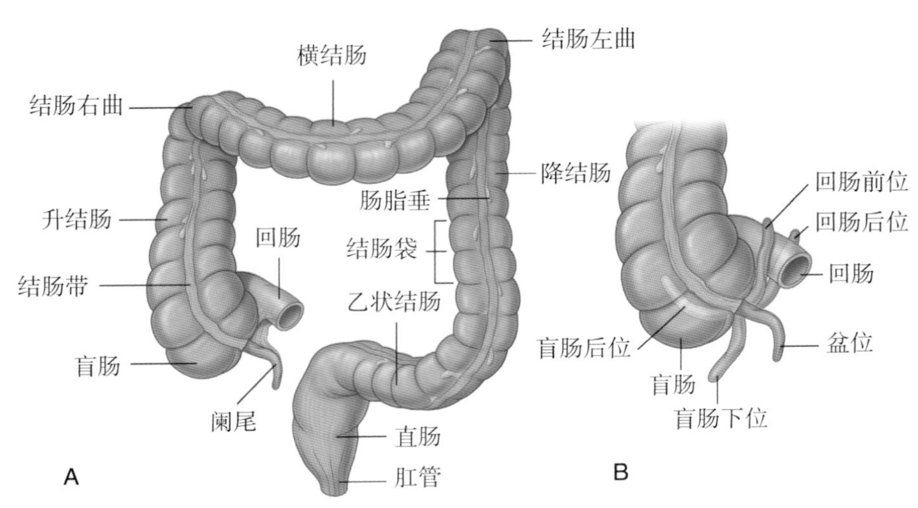

A：大肠；B：阑尾方位。

图3-10

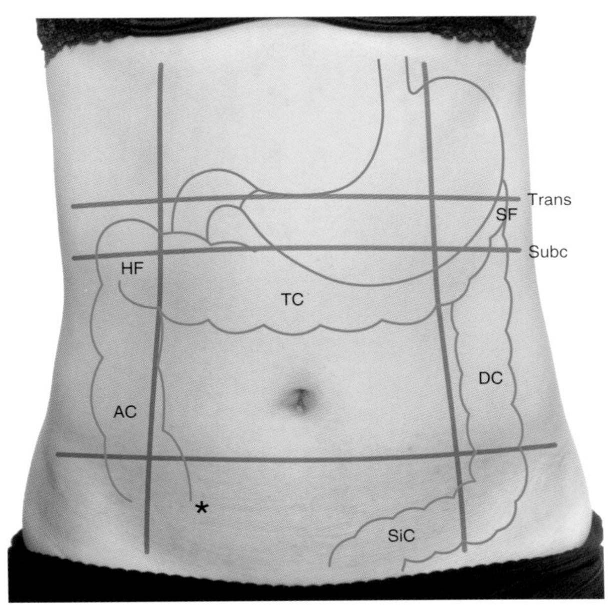

图3-11 大肠体表投影
*：阑尾；AC：升结肠；DC：降结肠；HF：肝曲（结肠右曲）；SiC：乙状结肠；SF：脾曲（结肠左曲）；Subc：肋下平面；TC：横结肠；Trans：幽门平面。

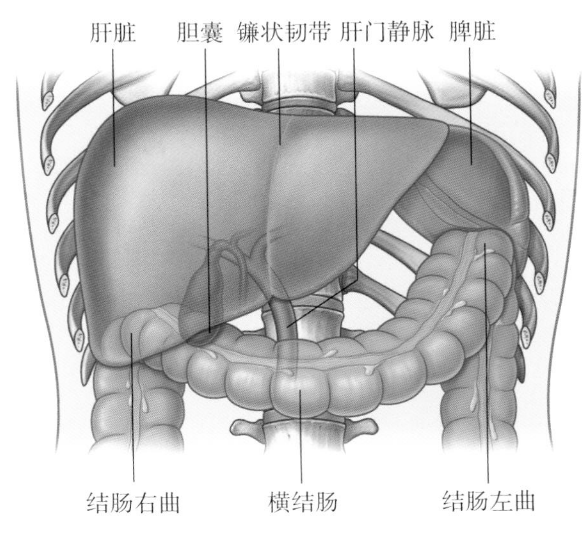

图3-12 肝脏及其毗邻关系

练习（图3-11）

大肠

腹前壁：

- 定位右髂前上棘画出升结肠。在髂前上棘内侧2～3cm处向上画线，经右腹外侧区到达肝曲，即右锁骨中线与肋下平面的交界处。
- 从肝曲开始，经上腹区至左季肋区画一条稍向下的曲线表示横结肠。横结肠向下弯曲的程度在不同个体中差异很大。
- 该线继续向下转折90°，经左腹外侧区进入左髂区表示降结肠。
- 画一条朝向中线向上弯曲的线表示乙状结肠，接着继续向下画线至耻骨结节。
- 从右髂前上棘至脐部画一条线，定位麦氏点。阑尾通常位于麦氏点深处。

横膈下方，其最高点位于T9棘突水平（图3-14），最低点位于L1水平。正常情况下脾脏无法触及，一旦触及，即提示脾脏肿大至正常的3倍以上。脾脏肿大的原因可以是感染、肝脏或血液系统疾病。

胰腺

胰腺位于胃后方，L2水平，是由头、颈、体、钩突和尾部组成的腹膜后位器官。十二指肠呈“C”形包绕胰头。胰体和胰尾沿幽门平面走行。胰头、钩突和胰体位于上腹区，胰尾位于左季肋区（图3-14）。胰腺无法触及。

肾脏

肾脏是位于腹后壁的一对腹膜后器官，长约10cm。肾门多位于L2水平。左肾位于T12和L3之间。受肝脏位置的影响，右肾比左肾略低，位于L1和L4之间。输尿管经肾门沿腰椎横突尖端下行（图3-15）。

肾上腺

肾上腺是一对内分泌腺体，由髓质和皮质组成，位于肾脏上极，向上可延伸2～3cm。

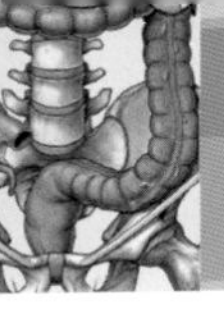

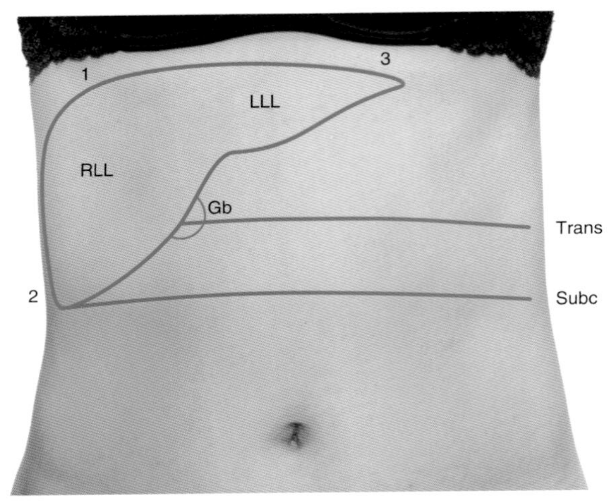

图3-13 肝脏体表投影
Gb：胆囊；LLL：肝左叶；RLL：肝右叶；Subc：肋下平面；Trans：幽门平面（注：编号与下面的练习对应）。

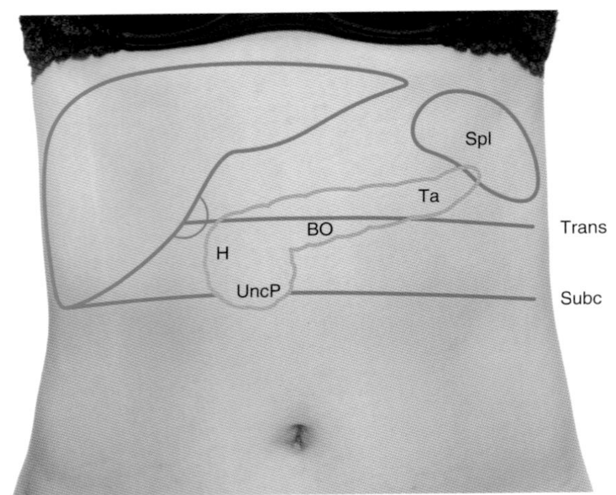

图3-14 脾脏和胰腺体表投影
BO：体；H：头；Spl：脾；Subc：肋下平面；Ta：尾；Trans：幽门平面；UncP：钩突。

练习（图3-13）

肝脏

腹前壁：

• 画出肝脏的3个标志点。第1点：右乳头下方2cm。第2点：腋中线肋下平面下方2～3cm。第3点：左乳头下方2～3cm。肝上界为点1和点3的弧线，肝外侧界为点1和点2的连线，点2和点3的连线为肝内侧界。

• 在右锁骨中线与幽门平面的交汇处添加胆囊的位置。

练习（图3-14）

脾脏

腹前壁：

• 在左季肋区的前面，从肝脏左端1～2cm开始，向外侧画微弧线形成脾脏的上部。继续画线至幽门平面正上方，然后反折至起点处，即画出脾脏的轮廓。

胰腺

腹前壁：

• 画出肝脏和脾脏后，在胆囊与脾脏之间略高于幽门平面处画线。

• 继续画线并反折至前正中线。在前中线处向下画线，再反折至身体右侧起点处，代表胰腺钩突。

血管

腹腔内血液供应主要来自腹主动脉。腹主动脉位于腹后壁中线，在T12水平穿横膈膜至正中弓状韧带下方。腹主动脉分别在T12、L1和L3水平向前发出3个主要分支——腹腔干、肠系膜上动脉和肠系膜下动脉，在L4水平分为左、右髂总动脉，在L1～L2椎体水平发出两个侧支，即左、右肾动脉（图3-16A，图3-17）。此外，腹主动脉还发出两条性腺动脉及四对腰段动脉。

下腔静脉收集下肢静脉血，在第5腰椎水平由左、右髂总静脉汇合而成，沿腹主动脉上升，在T8水平穿横膈膜的腔静脉孔进入胸腔。消化道的静脉血经门静脉进入肝脏。见图3-16B。

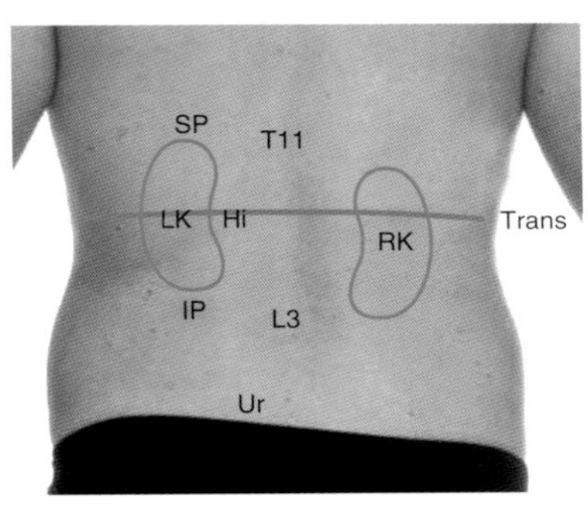

图3-15 肾脏在背部皮肤上的体表投影
Hi：肾门；IP：下极；LK：左肾；RK：右肾；SP：上极；Trans：幽门平面；Ur：输尿管。

练习（图3-15）

肾脏

腹前壁：

- 定位肾脏的位置。右肾门位于幽门平面下方，左肾门稍高于幽门平面，二者均距离后正中线约5cm。

腹后壁：

- 从C7开始向下计数定位T11，为确保定位正确，可通过第12肋骨定位T12，再向上移动1个椎体至T11进行验证。
- 在T11左外侧画一条5～6cm的水平线，标记为左肾上极。
- 从T11往下数找到L3。
- 在L3左外侧也画一条5～6cm的水平线，标记为左肾下极。
- 用两条弧线连接上极和下极，形成外侧缘和内侧缘。外侧缘距离后正中线9～10cm。
- 画右肾重复以上步骤。需注意右肾比左肾稍低2～3cm。
- 肾上下极和内外侧缘的标记受体位影响。

临床应用

疝

触诊腹部是否平坦、膨隆或突起。疝是腹部脏器或网膜经腹壁肌肉薄弱部位处的局部突起。根据其位置可分为脐疝、膈疝及腹股沟疝。腹股沟疝又可进一步分为直疝和斜疝。

胆绞痛和胆囊炎

胆囊结石一过性阻塞胆囊管，导致胆囊收缩而产生的疼痛称为胆绞痛。典型的疼痛位于右季肋区，也可放射至右肩部或胸骨旁。通常因进食，尤其是高脂食物而诱发。疼痛持续数分钟至数小时不等。胆囊炎是结石阻塞胆囊管后继发感染引起。症状表现为右上腹痛、恶心、呕吐和发热。通过病史、体格检查和超声检查是否有胆结石来诊断胆绞痛和胆囊炎。肩部牵涉痛，由起源于C3～C5脊神经，支配膈肌的膈神经支引起。C3～C5脊神经也支配颈肩部皮肤。因此，胆囊炎和胆绞痛患者膈肌炎症导致的疼痛也会放射至肩部。

阑尾炎

阑尾炎是阑尾的炎症，几乎均由盲肠末端感染引起。早期表现为脐部一过性疼痛，转移至右腹股沟区剧烈疼痛，触诊时疼痛加剧。其他症状包括恶心和呕吐。超声具有一定的诊断价值，尤其在儿童中。

肾结石

肾结石由尿液中的矿物质形成。小结石可在排尿时，不经意地从体内排出。较大的结石滞留会导致后背痛、恶心和血尿。超声可显示扩张的肾盂或结石滞留的部位。

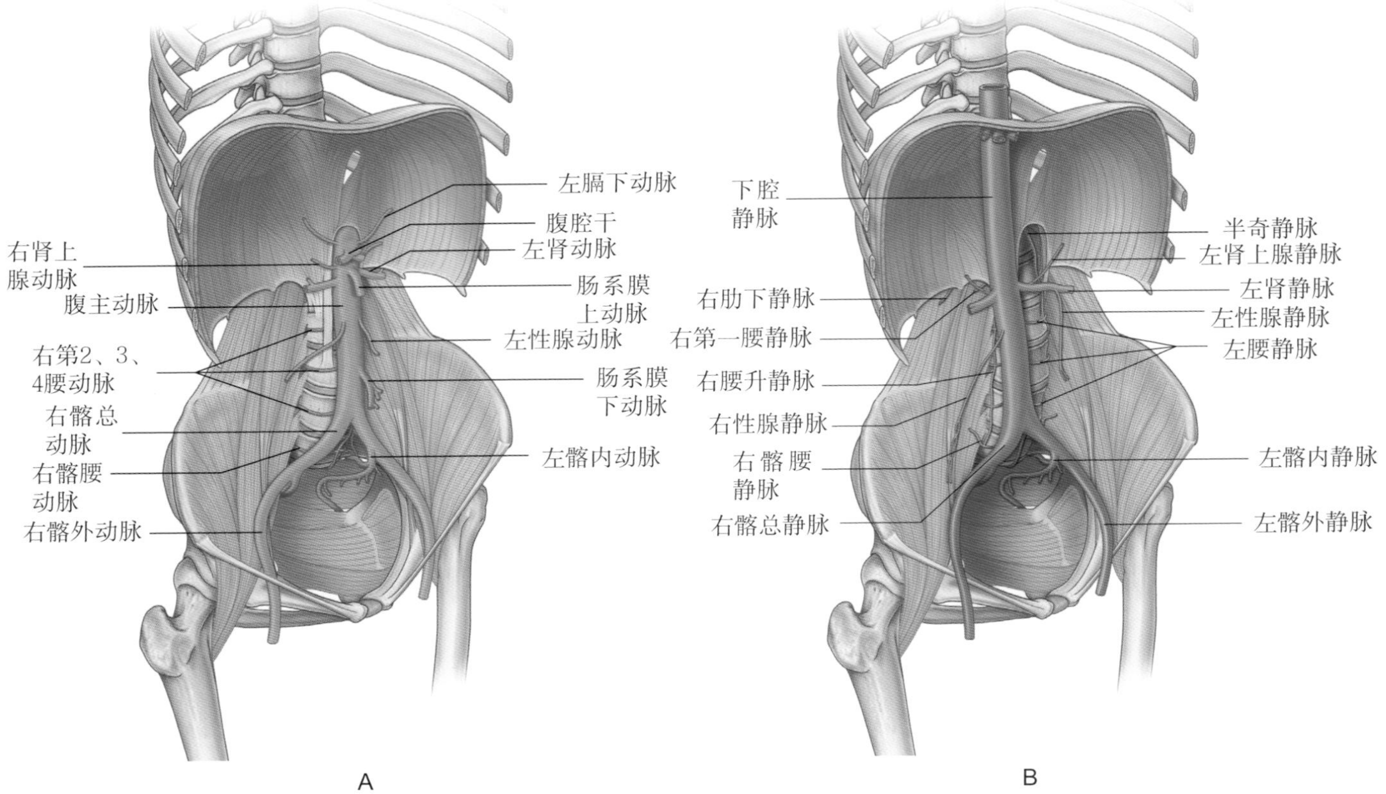

左膈下动脉
腹腔干
左肾动脉
右肾上
腺动脉
腹主动脉
肠系膜
上动脉
左性腺动脉
右第2、3、
4腰动脉
肠系膜
下动脉
右髂总
动脉
左髂内动脉
右髂腰
动脉
右髂外动脉
A
下腔
静脉
半奇静脉
左肾上腺静脉
左肾静脉
右肋下静脉
左性腺静脉
右第一腰静脉
左腰静脉
右腰升静脉
右性腺静脉
右髂腰
静脉
左髂内静脉
右髂总静脉
左髂外静脉
B

A：腹主动脉及其分支；B：下腔静脉及其属支。

图3-16　血管

主动脉
LGA
CHA
CT
SA
肾动脉
肾动脉
SMA
IMA
IVC
CIA
CIA

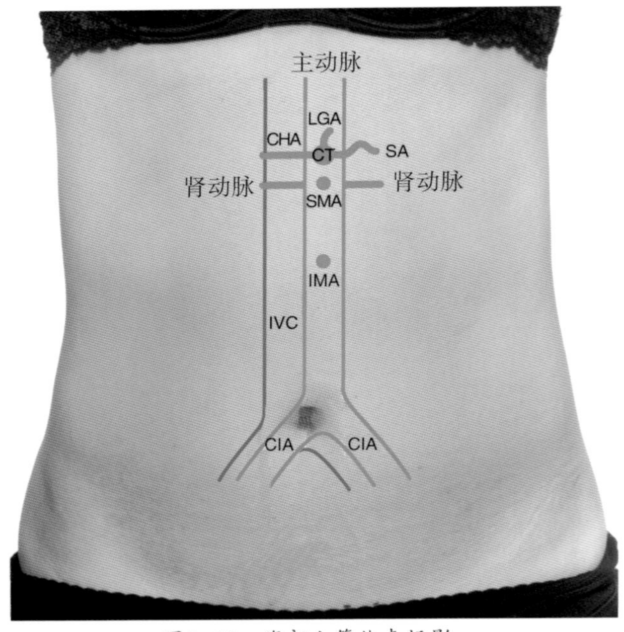

图3-17　腹部血管体表投影

CHA：肝总动脉；CIA：髂总动脉；CT：腹腔干；IMA：肠系膜下动脉；IVC：下腔静脉；LGA：胃左动脉；SA：脾动脉；SMA：肠系膜上动脉。

练习（图3-17）

血管

腹前壁：

• 沿前正中线画出管腔，从剑突延伸到耻骨结节上方3～4cm处，为腹主动脉的轮廓。

• 从肋下缘向上移动3～4cm定位T12，在T12椎体水平画一个圆圈代表腹腔干。

• 在腹腔干上标记3个点，分别为胃左动脉、脾动脉和肝总动脉。

• 在腹腔干下方1cm处，画一个圆圈代表肠系膜上动脉。

• 在同一水平，腹腔干两侧画出两条血管分别代表左、右肾动脉。

• 在腹主动脉分叉处上方3～4cm处，标记1个点代表肠系膜下动脉。

• 在腹主动脉分叉处的下方，L5椎体水平，靠右侧2～3cm处画出两条管道，代表两条髂总静脉最后汇合形成下腔静脉。

• 汇合后的管道代表下腔静脉，继续向上至T8水平并穿过横膈膜。

触诊

腹部触诊可根据九分区法依次进行。腹痛时，腹前壁肌肉保护性紧张，会增加触诊难度。

• 将手平放在每个区域上，掌指关节屈曲，感受皮肤下的结构。

• 在右肋下缘触诊肝脏下缘。吸气时肝脏下移，因此触诊时嘱被检查者做深呼吸，会使操作更容易。

• 触诊小肠时需持续关注被检查者的面部表情。注意触诊时疼痛引起的表情变化。先用手指轻轻触诊该部位。深部触诊可以用手掌进行，时刻留意疼痛导致的任何反应。

• 乙状结肠位于左髂前上棘内侧数厘米处。当乙状结肠内充满粪便时，用示指和中指在结肠上方移动时可触及。

叩诊

胃里存有气体，叩诊呈鼓音。小肠叩诊可明确是气体、液体或肿瘤导致的肠管扩张。

• 叩诊小肠应从脐区开始。鼓音表示气体，浊音表示液体。

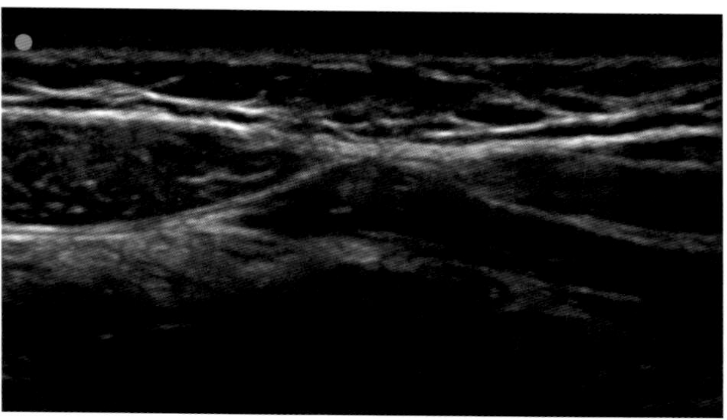

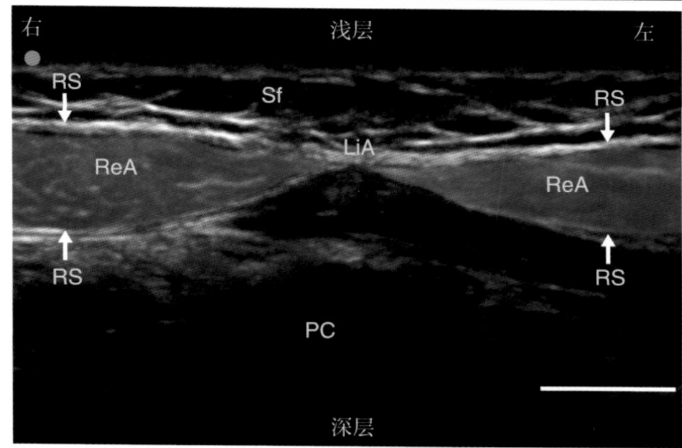

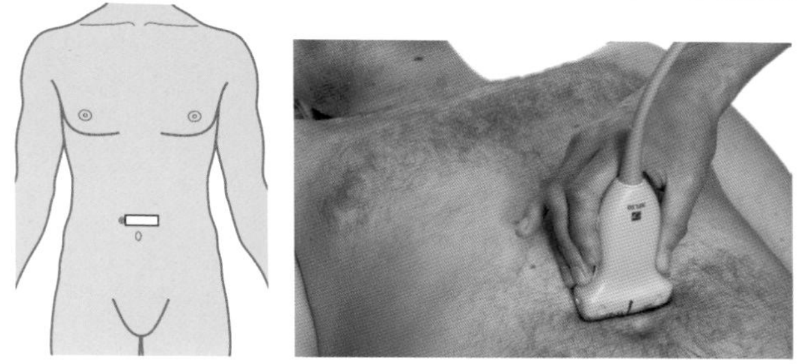

图3-18 腹前壁肌群超声图像
LiA：腹白线；PC：腹腔；ReA：腹直肌；RS：腹直肌鞘；Sf：皮下脂肪。标尺=1 cm。

超声

腹前壁肌群

检查体位

被检查者取仰卧位。

探头

使用线阵探头，深度3～5cm。

探头位置

探头横切面放置于腹前壁中线处，自胸骨剑突下方向耻骨联合移动扫查腹直肌。图3-18显示探头位于剑突下方5cm。

探头横切面置于腹壁前外侧显示腹外斜肌、腹内斜肌和腹横肌。图3-19显示探头位于脐水平左侧，外侧延伸至髂前上棘。

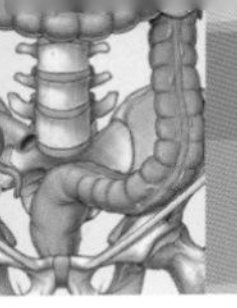

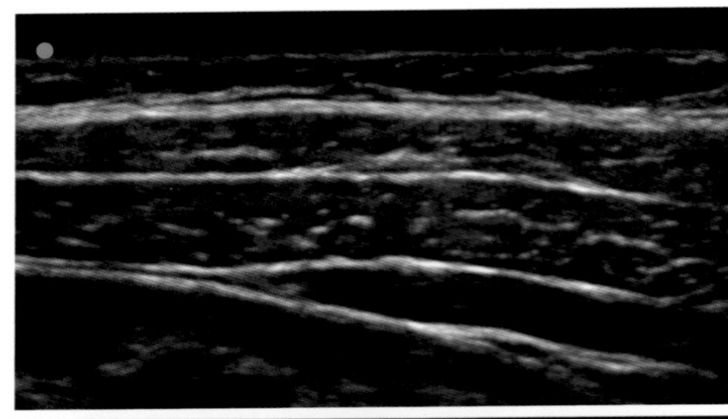

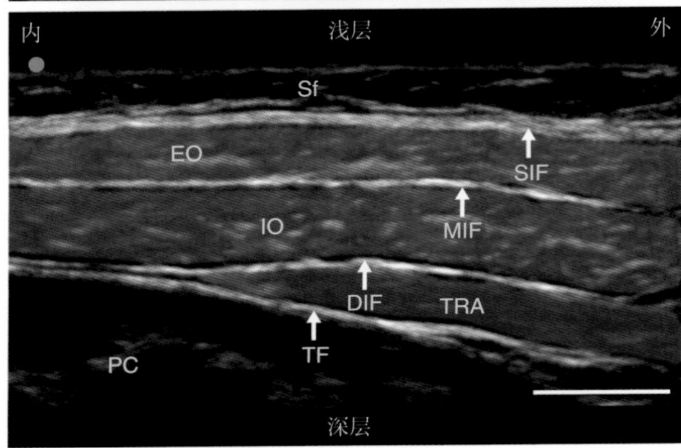

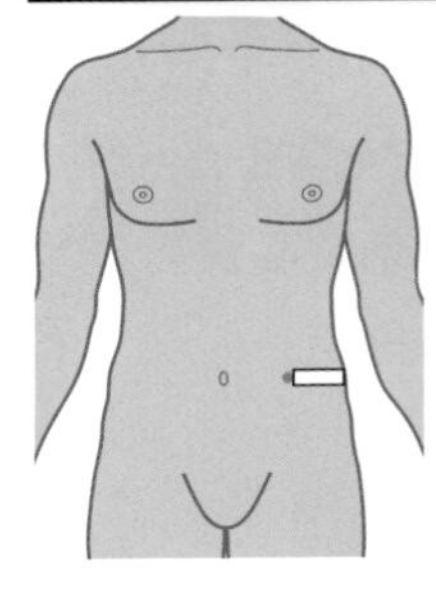

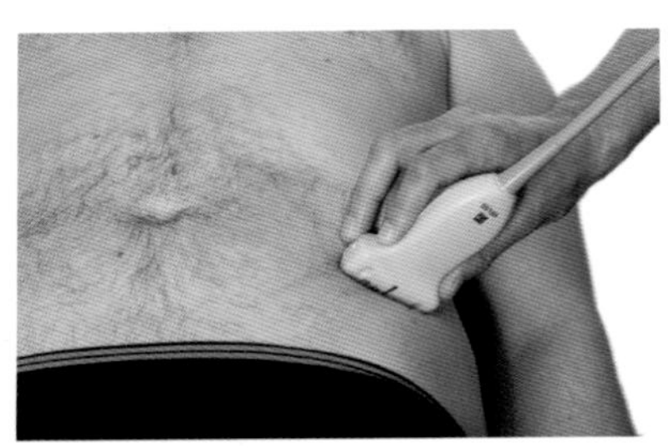

图3-19 腹壁前外侧肌群超声图像
DIF：深筋膜；EO：腹外斜肌；IO：腹内斜肌；MIF：中层筋膜；PC：腹腔；Sf：皮下脂肪；SIF：浅筋膜；TF：腹横筋膜；TRA：腹横肌。标尺=1 cm。

图像特征

腹前壁

横切面显示成对的腹直肌被线状高回声腹直肌鞘包绕（图3-18）。腹白线位于正中将腹直肌分隔为左、右两侧。形成腹直肌鞘的各层筋膜也能区分。腹直肌深方的低回声区是腹腔。

腹壁前外侧

横切面显示腹外斜肌、腹内斜肌和腹横肌三层结构（图3-19）。腹外斜肌浅方有一层皮下脂肪。围绕三层肌肉的筋膜呈线状高回声，分为浅层、中层和深层。腹横筋膜呈高回声，位于腹横肌深方，向内侧延伸并与深筋膜融合。腹横筋膜深方是腹膜，腹膜的深方是腹腔。

胃肠道

检查体位

被检查者取仰卧位。

探头

使用凸阵探头，深度5～12cm。深呼吸时可获得最清晰的胃部图像。

探头位置

超声可显示大部分胃肠道。经前腹可显示胃、空肠、回肠、盲肠和结肠（图3-20，图3-21）。胃位于左肋下缘，空肠位于左上象限，回肠位于脐下，盲肠位于右下象限。结肠全程可追踪显示：升结肠沿着右侧腹向上走行、横结肠位于肋下平面、降结肠沿着左侧腹向下走行。可旋转探头观察结肠的长轴或短轴图像。十二指肠可在胰腺右侧横切面上显示，但是超声并非检查十二指肠的主要工具。

图像特征

胃

胃前壁呈凸起的高回声线（图3-20）。超声可以定位胃底、胃大弯和胃小弯。

空肠

探头与空肠长轴平行，显示为管腔内有许多皱褶的长管状结构，直径2～4cm（图3-21A）。空肠壁呈线状高回声，肠腔呈低回声，管壁上见多条横行、纤细的高回声黏膜皱襞突起。肠蠕动可通过实时、动态成像观察到。

回肠

探头与回肠长轴平行，显示为管腔内有许多

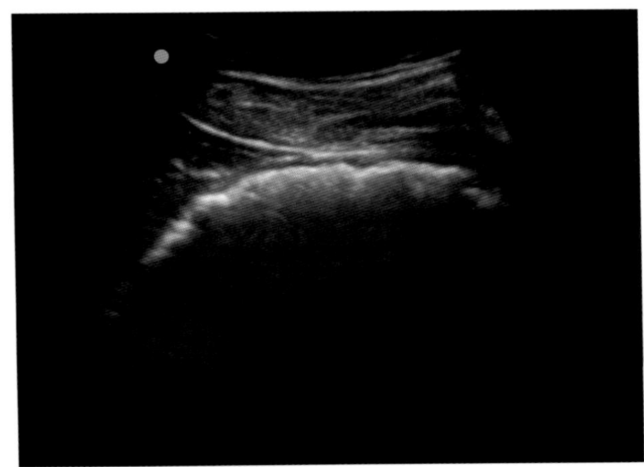

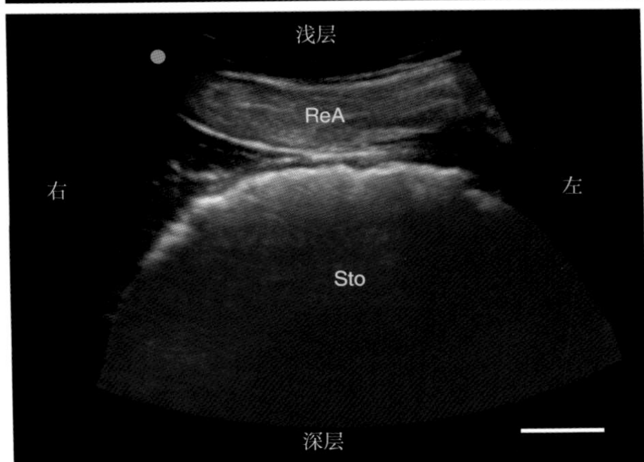

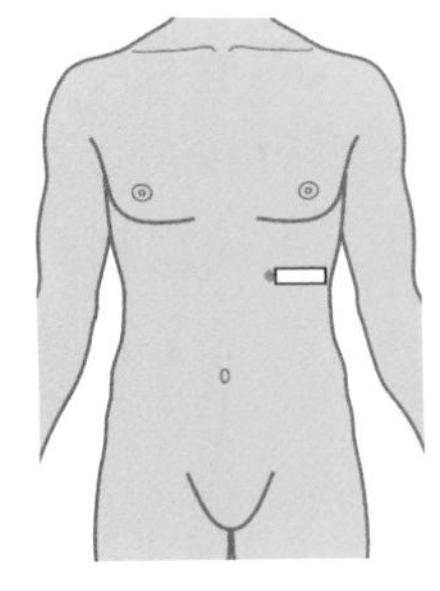

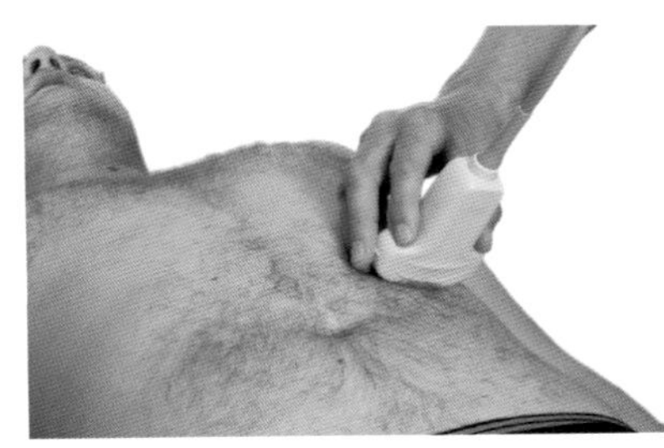

图3-20　胃超声图像
ReA：腹直肌；Sto：胃。标尺=2cm。

皱褶的长管状结构（图3-21B）。回肠管腔比空肠细，直径2～3cm。回肠壁呈线状高回声。因管壁黏膜皱襞较空肠少，肠腔呈等回声。与空肠一样，肠蠕动可通过实时、动态成像观察到。

盲肠和结肠

探头与盲肠、结肠长轴平行，二者管壁均呈现特征性的高回声囊袋状结构，即结肠袋（图3-21C）。肠腔呈低回声。

肝脏

检查体位

被检查者取仰卧位。深吸气有助于显示肝脏。

探头

使用凸阵探头，深度12～15cm。

探头位置

肝脏位于右侧腹，紧邻右季肋区肋下缘和上腹部（图3-22）。探头水平放置于腹中线处，向外侧扫查肝脏的大部分区域。探头置于第6、7肋间检查肝右叶。必要时探头略向头侧倾斜，适度加压。

图像特征

图3-22显示肝脏横切面图像。探头位于腹中线（图3-22A）时，图像深部显示腰椎椎体，椎体表面呈凸起的弧形高回声。椎体正前方，腹主动脉和下腔静脉短轴显示为两个无回声圆环。在血管浅方，占据整个屏幕的是等回声的肝脏。肝脏后方弧形的线状轮廓为膈肌。中线处可见肝左叶。肝左叶后方、主动脉和下腔静脉前方的静脉韧带呈带状高回声。门静脉约位于肝脏的中央，静脉韧带外侧。门静脉管壁呈高回声，当它进入肝脏时，可清晰显示其短轴。向头侧倾斜探头则显示门静脉长轴及其左、右分支。左右摆动探头（图3-22B）显示肝静脉。与门静脉相比，肝静脉管壁回声较低。左、中、右三支肝静脉汇合入下腔静脉。从肋间观察肝静脉最佳。将探头向被检查者右侧移动（图3-22C），显示胆囊体和胆囊底。胆囊充盈时为椭圆形无回声结构，位于肝脏后方。右肾位于胆囊深方。肾皮质回声与肝脏相似，肾锥体呈低回声，肾窦呈高回声。动态扫描肝脏时，可观察到高回声韧带。

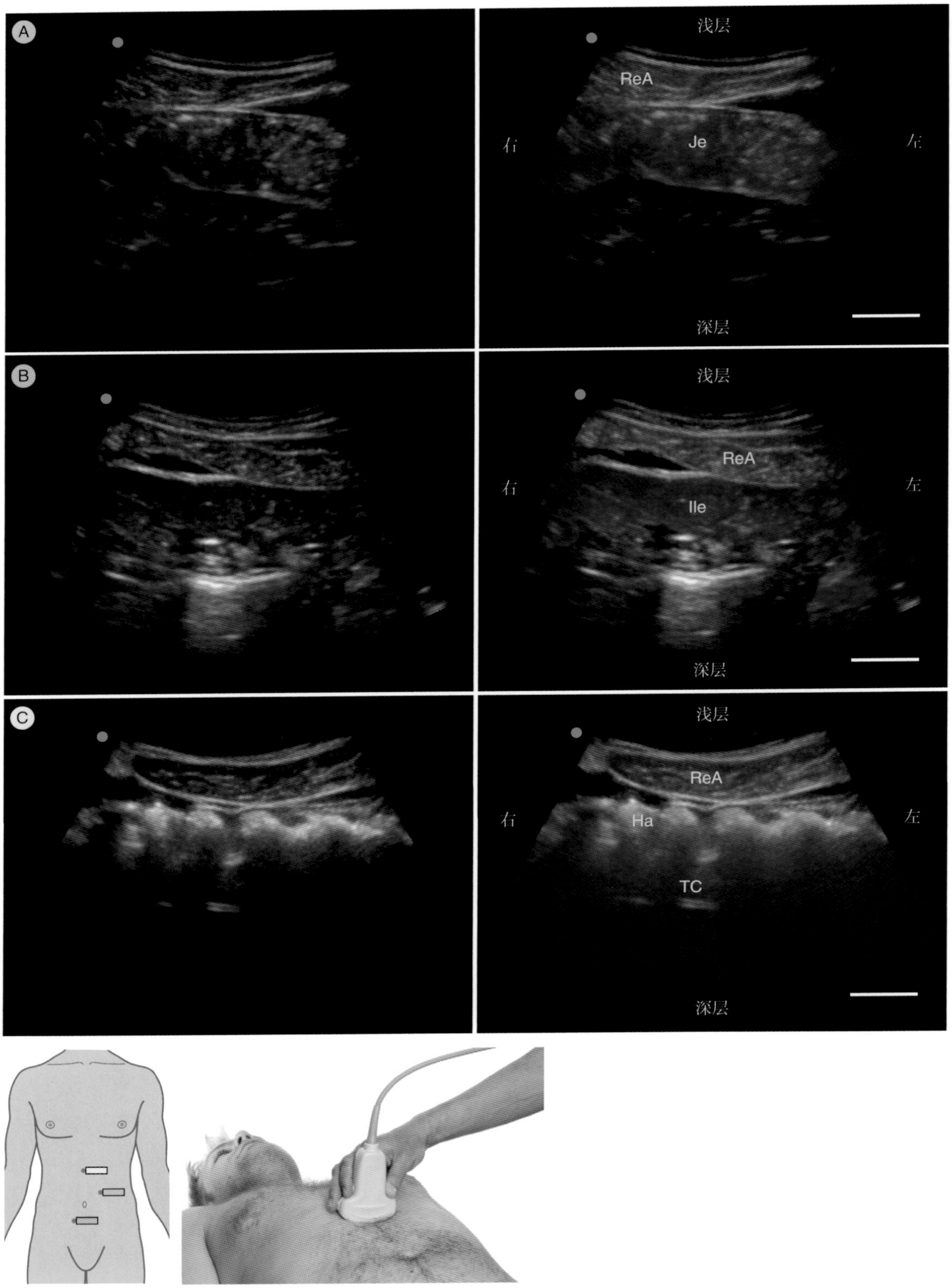

图3-21　空肠（A）、回肠（B）和横结肠（C）超声图像
Ha：结肠袋；Ile：回肠；Je：空肠；ReA：腹直肌；TC：横结肠。标尺=2cm。

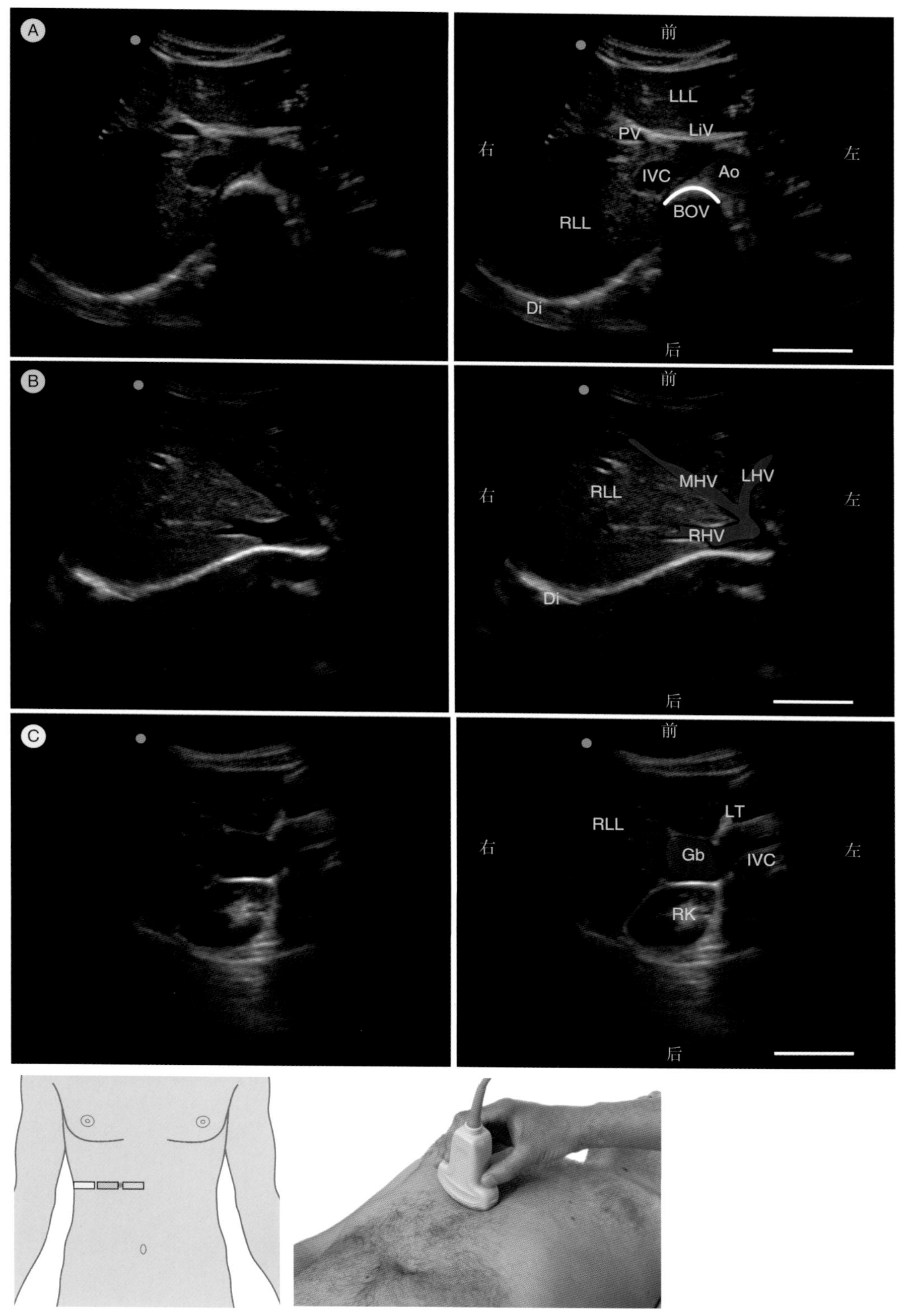

A：左叶；B：右叶；C：胆囊。

图3-22　肝脏超声图像

Ao：主动脉；BOV：椎体；Di：膈肌；Gb：胆囊；IVC：下腔静脉；LHV：肝左静脉；LiV：静脉韧带；LLL：肝左叶；LT：肝圆韧带；MHV：肝中静脉；PV：门静脉；RHV：肝右静脉；RK：右肾；RLL：肝右叶。标尺=4 cm。

肾脏

检查体位

被检查者取仰卧位或左、右侧卧位。深吸气有助于显示肾脏。

探头

使用凸阵探头，深度10～15cm。

探头位置

探头放置于左、右腋中线偏后方（7cm），最下位的肋间隙或深吸气时肋下缘处（图3-23）。冠状切面是观察双肾的最佳切面。倾斜探头可减少肋骨导致的声影。适度加压有利于图像显示。

图像特征

冠状切面可清晰显示肾脏内部结构（图3-23）。高回声的纤维囊包绕肾脏。肾皮质及其延续的肾柱呈等回声。肾柱之间为低回声的肾锥体。肾锥体延续为高回声的肾窦。离开肾脏的肾盂和输尿管腔呈无回声，输尿管壁呈线样高回声。输尿管离开肾脏后向下（声像图右侧）走行。

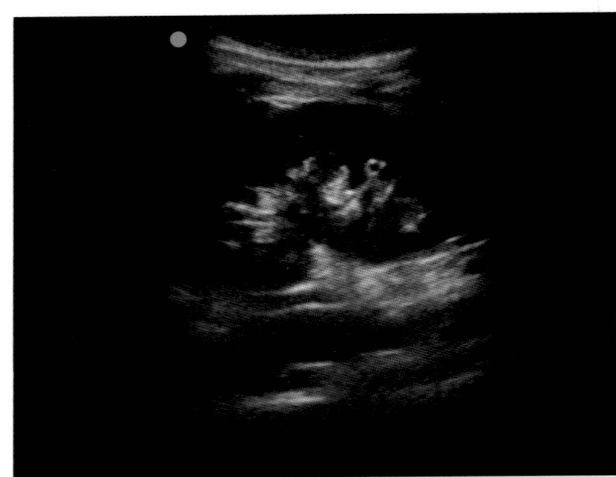

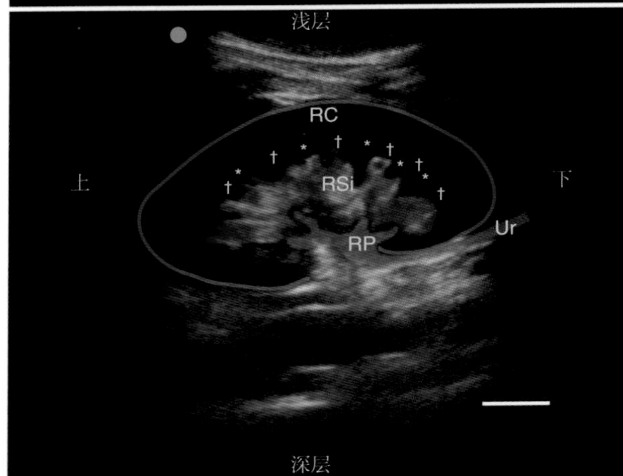

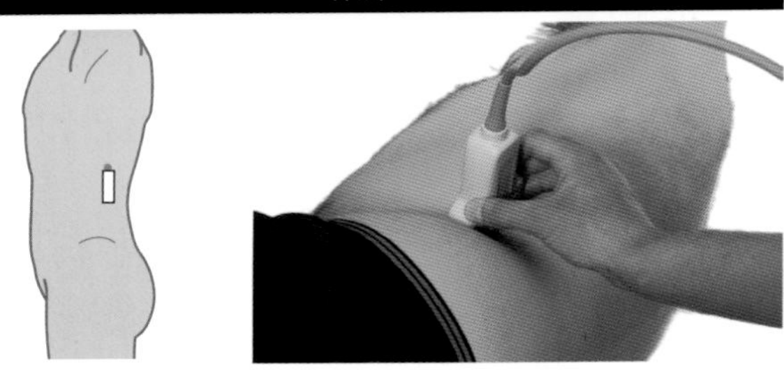

图3-23　左肾超声图像
*：肾锥体；†：肾柱；RC：肾皮质；RP：肾盂；RSi：肾窦；Ur：输尿管。标尺=2cm。

脾脏

检查体位

被检查者取仰卧或右侧卧位。深吸气有助于显示脾脏。

探头

使用凸阵探头，深度12～15cm。

探头位置

探头斜切，放置于左腋中线偏后方（5cm）最下位的肋间隙处（图3-24）。脾脏位于左肾前外侧。

图像特征

横切面上脾脏呈楔形等回声结构（图3-24）。脾血管分支经脾内侧的脾门进入实质内。血管壁呈高回声。脾脏后方是左肾。

胰腺

检查体位

被检查者取仰卧位。深吸气有助于显示胰腺。

探头

使用凸阵探头，深度8～15cm。

探头位置

探头横切面放置于前正中线胸骨剑突正下方（图3-25）。在胸骨下方2～4cm幽门平面处扫查胰腺。

图像特征

胰腺位于肝左叶深方和主动脉浅方，呈斑点状稍高回声结构。横切面可以观察钩突、胰体和向左侧延伸的胰尾（图3-25）。胰体深方是无回声的脾静脉。

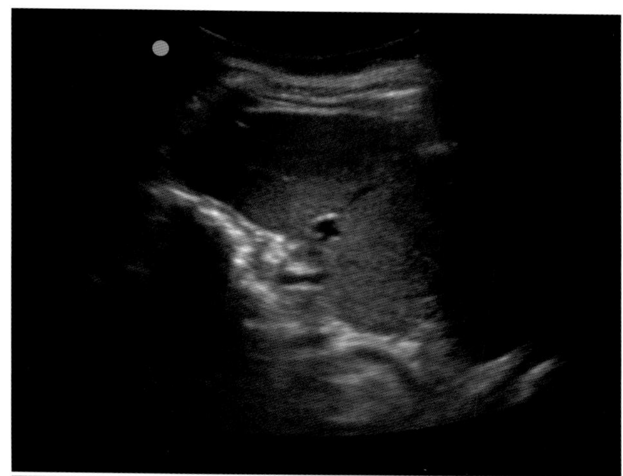

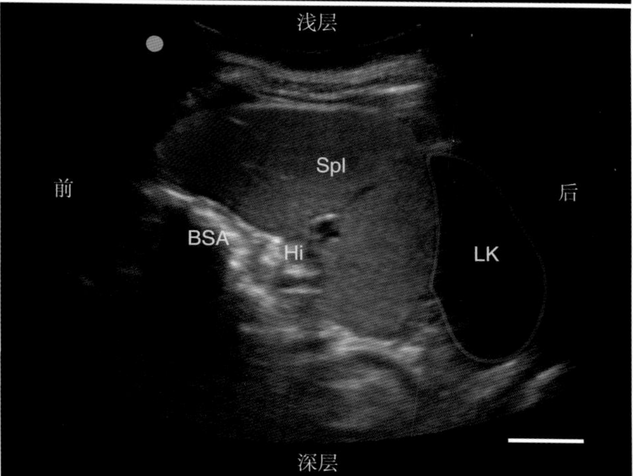

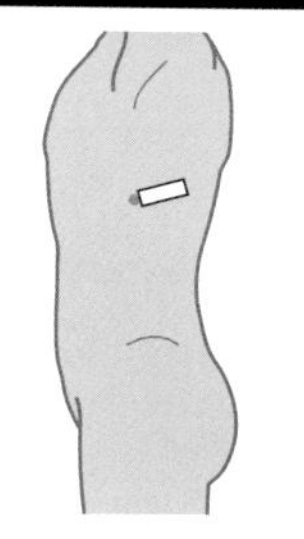

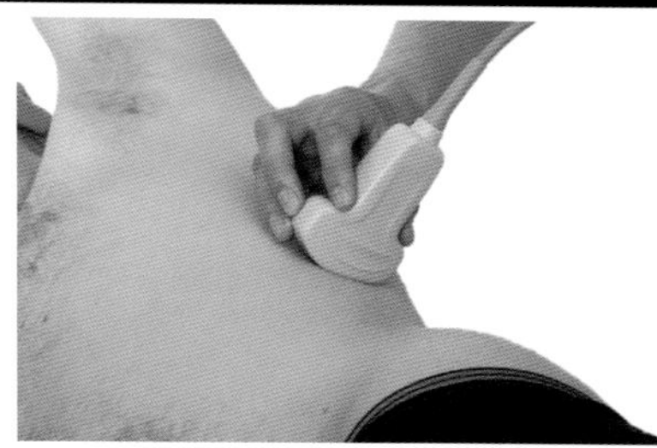

图3-24 脾脏超声图像
BSA：脾动脉分支；Hi：脾门；
LK：左肾；Spl：脾。标尺=2cm。

血管

检查体位

被检查者取仰卧位。

探头

使用凸阵探头，深度10～15cm。

探头位置

探头横切面放置于前正中线胸骨剑突下方，获得主动脉和下腔静脉短轴图像（图3-26）。向下扫查可连续追踪腹主动脉全程。

图像特征

腹主动脉和下腔静脉短轴呈两个无回声圆环。腹主动脉位于椎体的正前方（图3-26），下腔静脉的左侧（声像图右侧）。血管壁均呈高回声。沿血管长轴向足端扫查可分别显示动脉的分支和静脉的属支。左肾静脉在幽门平面下方，起自左肾，经过腹主动脉前方，汇入下腔静脉（图3-26）。左肾静脉深方，右肾动脉自腹主动脉发出后进入右肾。左肾静脉浅方是管壁呈高回声的肠系膜上动脉短轴切面。该切面还可显示门静脉和脾静脉。下腔静脉右侧是呈等回声结构的肝脏。

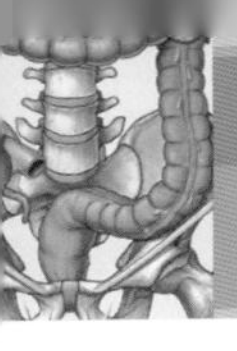

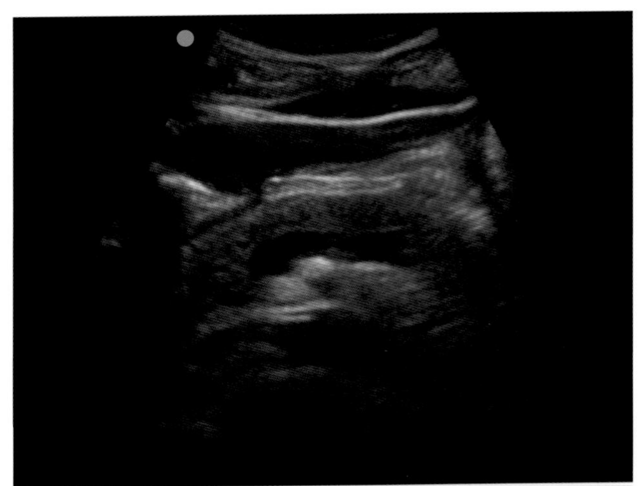

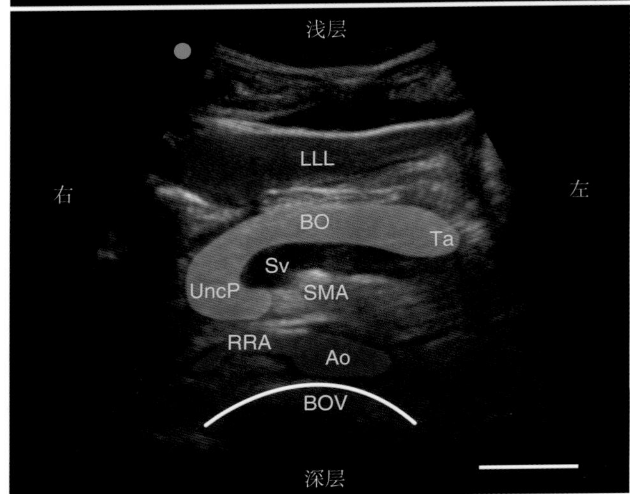

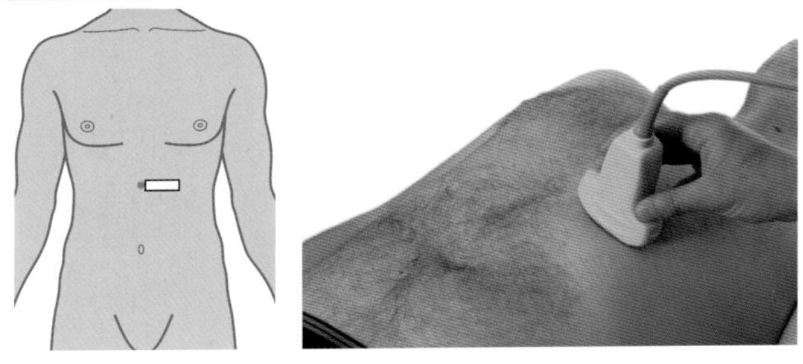

图3-25 胰腺超声图像

Ao：主动脉；BO：胰体；BOV：椎体；LLL：肝左叶；RRA：右肾动脉；SMA：肠系膜上动脉；Sv：脾静脉；Ta：胰尾；UncP：钩突。标尺=3cm。

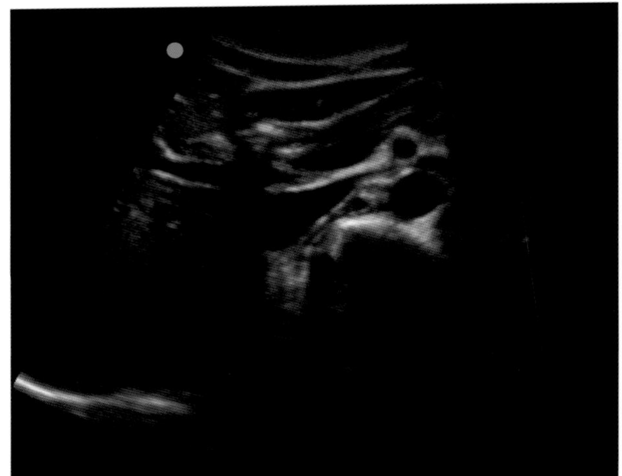

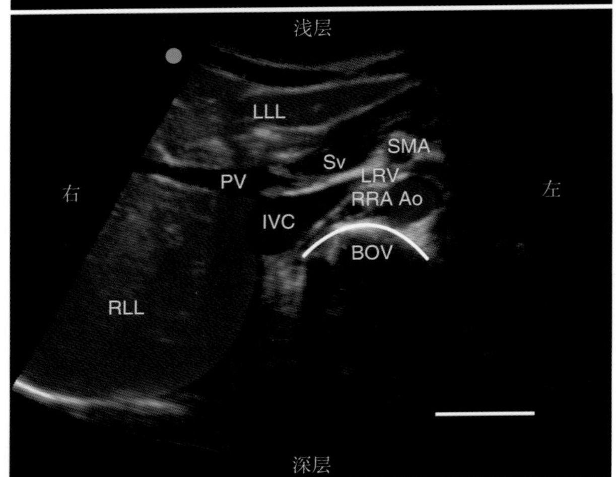

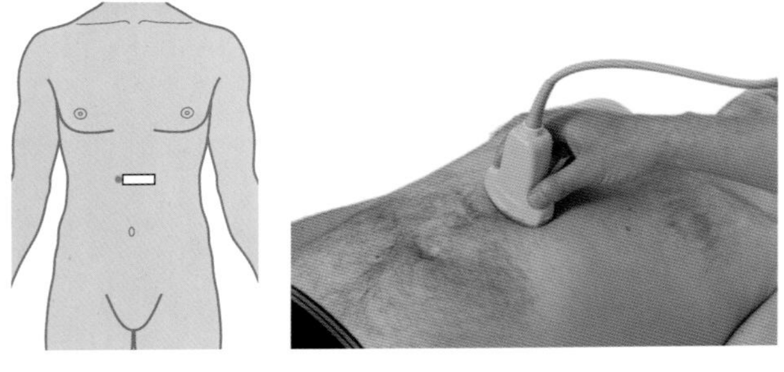

图3-26 腹主动脉和左肾静脉水平毗邻结构的超声图像

Ao：主动脉；BOV：椎体；IVC：下腔静脉；LLL：肝左叶；LRV：左肾静脉；PV：门静脉；RLL：肝右叶；RRA：右肾动脉；SMA：肠系膜上动脉；Sv：脾静脉。标尺=3cm。

临床应用

超声可用于诊断和监测各种腹部疾病，如囊肿、肿瘤、血管瘤、转移瘤和脓肿。超声还可用于评估感染、脂肪沉积，以及诸如肝瘀血导致的脏器肿大。超声引导下可进行穿刺活检。超声还可评估外伤时腹腔脏器受损的程度。多普勒超声用于评估血管病变，如腹主动脉瘤、管腔狭窄和血栓。表3-2是超声能诊断或监测的腹部病变概览。

表3-2 超声能诊断的腹部病变

内脏	病变
肝脏	肝硬化、门静脉高压、门静脉或肝静脉血栓、脂肪肝
胆囊	胆囊结石、胆囊炎
胰腺	胰腺炎
肾脏	多囊肾、肾积水、输尿管结石
胃肠道	阑尾炎、憩室炎

汇总清单

- 腹部四分法和九分法
- 胃肠道体表投影
- 腹腔脏器体表投影：肝脏、肾脏、胰腺和脾脏
- 主动脉和下腔静脉体表投影
- 腹部肌群超声成像
- 胃、小肠和大肠超声成像
- 肝脏、胆囊、脾脏和肾脏超声成像
- 腹部血管超声成像

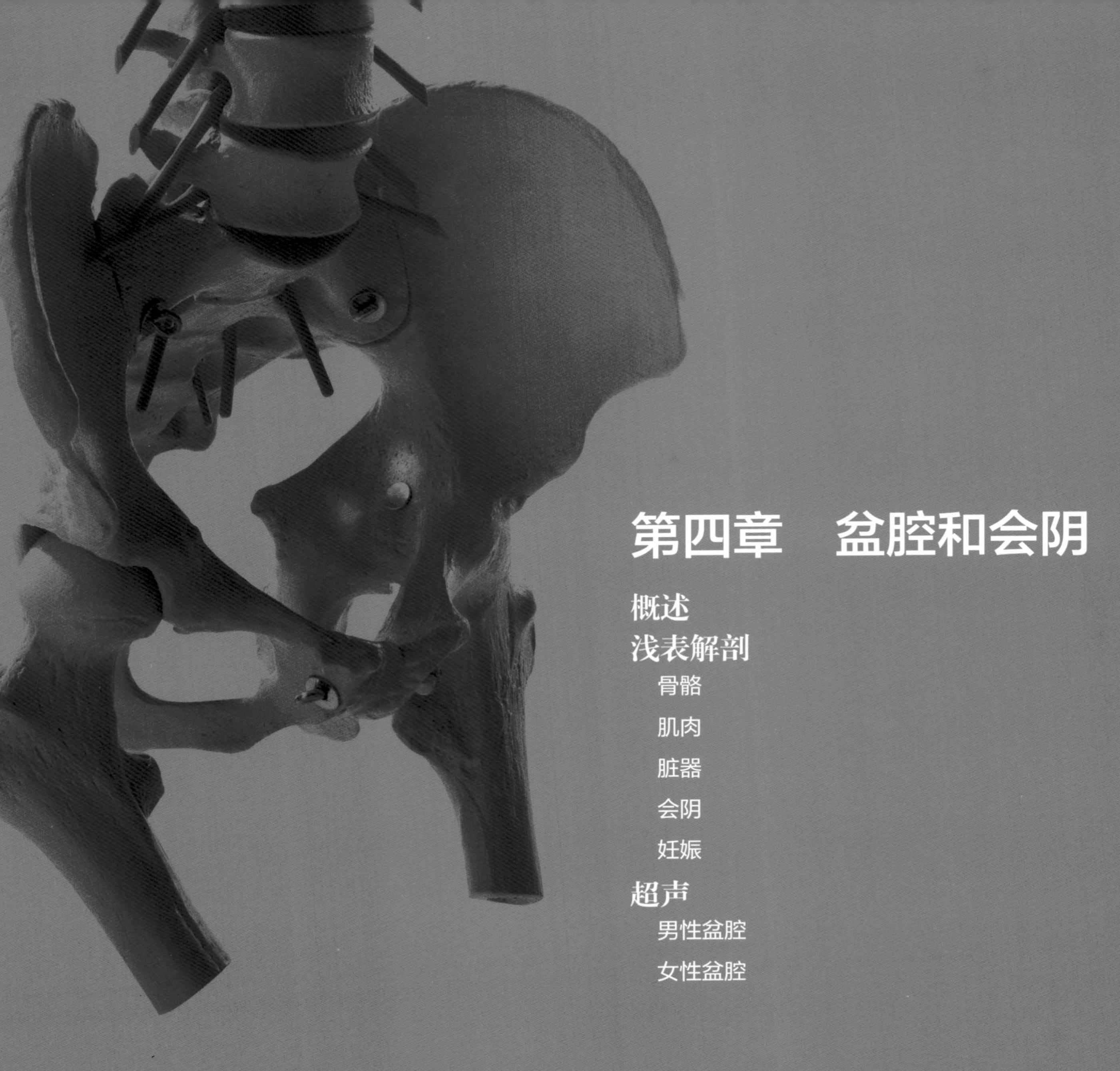

第四章　盆腔和会阴

概述

盆部是连接腹腔和臀部、下肢的结构，内含碗状骨架。其中盆腔以盆膈为底，以肌肉为前界，由骨盆组成侧壁及后壁。盆部骨骼包括骶骨、髂骨、坐骨和耻骨，脏器则有乙状结肠、直肠、子宫、卵巢、阴道、输尿管远段、膀胱、精囊和前列腺，是消化、泌尿和生殖系统的组成部分。盆腔是子宫肌瘤、前列腺增生等疾病和孕期产检的关键检查部位，除经腹前壁检查外，还可经直肠和经阴道超声进行检查。

浅表解剖

骨骼

骨盆由耻骨、髂骨、坐骨和骶骨组成，其中前三者统称髋骨（骨盆带）。耻骨位于骨盆前方，上缘为耻骨梳（又称耻骨肌线），两侧耻骨于前正中线形成耻骨联合，耻骨联合两侧的耻骨结节是重要的体表标志。髂骨位于骨盆外上方，前端的骨性突起称髂前上棘，两侧的髂嵴向内延伸至骶髂关节（图4-1），内上方圆钝的骨嵴为弓状线。坐骨位于骨盆后下方，后端有两个大小不等的骨性突起，较大的为坐骨结节，较小的为坐骨棘。两者之间的坐骨大切迹和坐骨小切迹分别由韧带封闭构成坐骨大孔和坐骨小孔，其内有供应会阴、臀部和下肢的神经血管走行。坐骨棘向内突出，是分娩过程中重要的触诊标志，可了解胎头下降情况及产程，还是阴部神经阻滞等局部麻醉操作的定位标志。髂骨、耻骨和坐骨共同形成髋臼。骶骨位于后正中线上，由5块骶椎融合而成，前端的隆凸称岬，于臀沟可触及骶椎后方的棘突。尾骨以骶尾关节上接骶骨，通常由3～5块尾椎构成，位于臀沟末端、肛门后方，较难触及。

骨盆以骶岬、弓状线和耻骨肌线（耻骨梳）的连线为界，分为上方的假骨盆和下方的真骨盆（又称大骨盆和小骨盆，图4-2）。其中假骨盆（大骨盆）为腹腔的一部分，真骨盆位于骨盆上口下方，为狭义上盆腔。骨盆上口又称骨盆入口，是耻骨联合上缘经两侧髂前上棘向后延伸至骶岬的连线。在解剖位上，髂前上棘与耻骨联合上缘位于同一垂直面。骨盆入口平面与水平面形成50°～60°的倾斜角，骨盆出口倾斜角较小，为10°～15°。会阴部是位于前方的耻骨联合下缘、后方的尾骨和两侧坐骨结节之间的菱形区域，向前以耻骨弓为界，向后达尾骨尖。

肌肉

骨盆肌肉参与下肢运动，保护盆、腹腔脏器和协同增加腹内压。其中闭孔内肌和梨状肌参与盆壁的组成，肛提肌和尾骨肌统称盆膈，参与盆底的组成，这些肌肉均无法经体表触及（表4-1）。腹前壁肌群见第三章，髋关节肌群见第七章。

脏器

盆腔脏器是消化、泌尿和生殖系统的组成部分，检查时应注意盆腔是膨隆还是平坦，双侧是否对称，皮肤表面是否有手术后的瘢痕。

盆腔脏器包括：

- 乙状结肠
- 直肠和肛管
- 膀胱
- 卵巢
- 子宫
- 阴道
- 前列腺和精囊

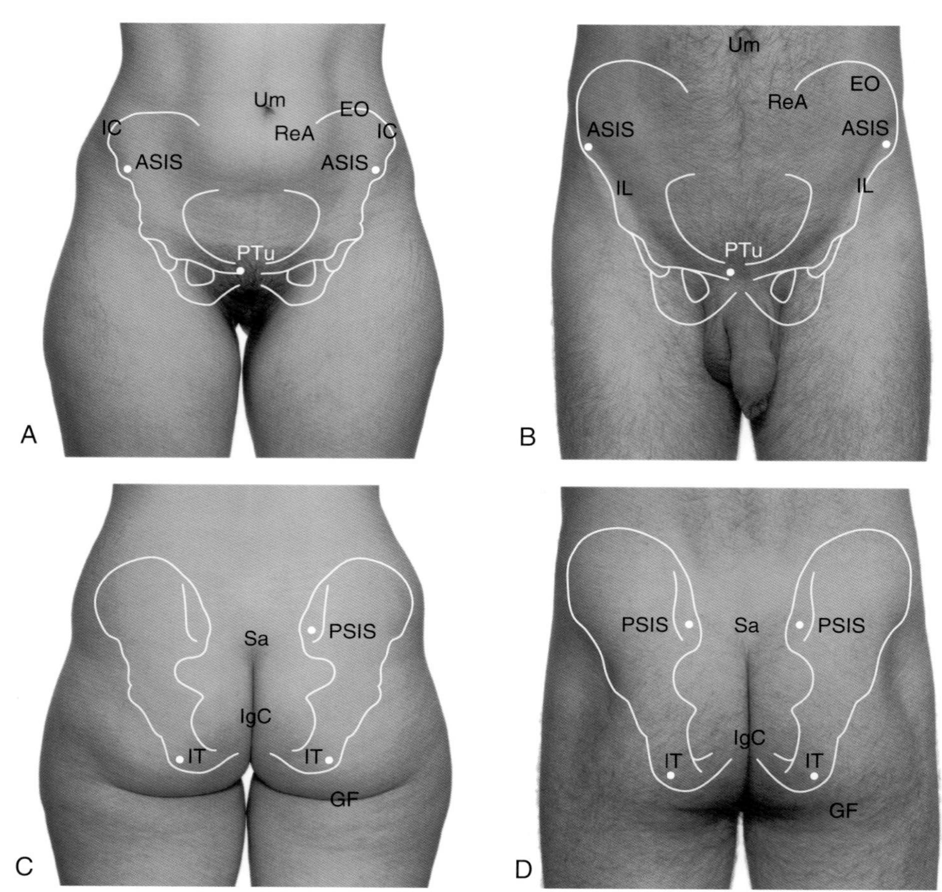

A：女性前面观；B：男性前面观；C：女性后面观；D：男性后面观。

图4-1　骨盆骨骼的体表投影

ASIS：髂前上棘；EO：腹外斜肌；GF：臀下横纹；IC：髂嵴；IgC：臀裂；IL：腹股沟韧带；IT：坐骨结节；PSIS：髂后上棘；PTu：耻骨结节；ReA：腹直肌；Sa：骶骨；Um：脐。

练习（图4-1）

骨盆前壁：

- 于前正中线沿腹白线向下轻轻触诊，定位耻骨结节。
- 向外侧触诊髂骨的骨性突起，即髂前上棘。
- 分别将两手的指尖置于髂前上棘和耻骨结节上，比较坐位和站位时骨盆的位置。

骨盆后壁：

- 在后正中线触诊腰椎棘突。
- 触诊髂嵴并向外追踪其走行。
- 于髂嵴和第12肋骨之间，棘突外侧约5cm处触诊腰方肌。
- 坐在椅子上，双手掌心向上置于臀下，触诊坐骨结节。

乙状结肠

乙状结肠位于左侧腹股沟区上方，长短不一，呈“S”形走行，沿左侧盆壁下降，随后穿过盆腔延续为直肠（图4–3），内含粪便时更易于经前壁触诊。

直肠

直肠起自第3骶椎水平（图4–3），于肛门直肠交界处延续为肛管，向后借疏松结缔组织与骶骨前表面相连，主要由盆膈支撑直肠及其内容物。直肠有数处弯曲，其中位于肛门直肠交界处的弯曲称直肠会阴曲，系由吊带样排列的耻骨直肠肌收缩所致，对控制排便起重要作用。直肠指检可用于盆腔脏器的触诊。检查时嘱被检查者取左侧卧位，检查者右手戴手套，示指伸入直肠进行触诊。伸入后首先评估肛门括约肌张力，男性可触及前方的前列腺，女性可触及子宫和增大的卵巢，此外还可判断有无直肠息肉或肿瘤等病变。

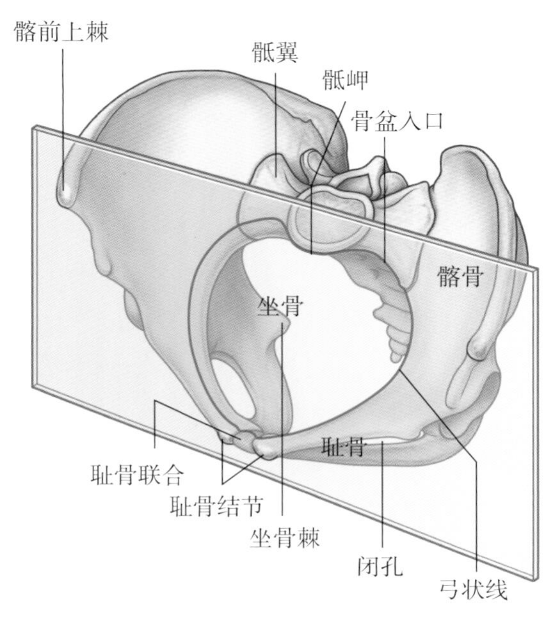

图4-2　骨盆

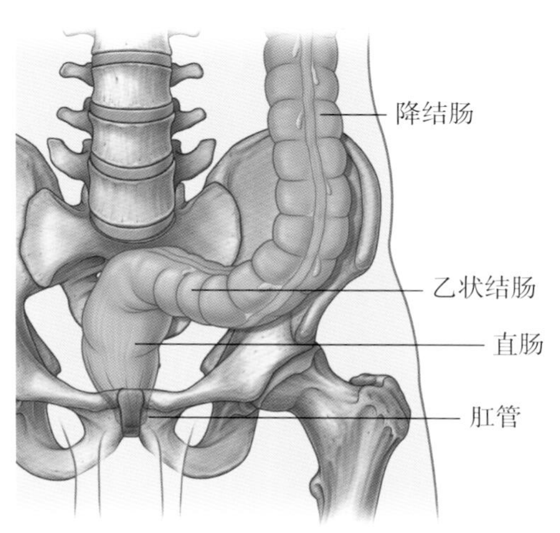

图4-3　乙状结肠和直肠

表4-1　盆壁和盆底肌群

肌肉	起点	止点	神经支配	功能
闭孔内肌	闭孔膜内面及周围骨面	股骨大转子内侧面	L5、S1的闭孔内肌支	髋关节伸展时外旋、髋关节屈曲时外展
梨状肌	骶骨前面	股骨大转子	S1、S2的分支	髋关节伸展时外旋、髋关节屈曲时外展
肛提肌	骨盆壁上闭孔内肌筋膜附着处的连线	会阴膜、会阴体	S4和直肠下神经（S2～S4阴部神经）的分支	盆底肌（支撑盆腔脏器，加固骨盆括约肌）
尾骨肌	坐骨棘、骶棘韧带	尾骨、骶骨	S3、S4前支的分支	协同肛提肌，形成盆底肌

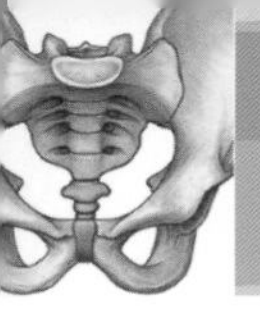

膀胱

膀胱是腹膜后的肌性囊袋状器官，也是位置最靠前的盆腔脏器，排空时位于盆腔内，充盈时可达腹腔，最高点位于耻骨联合和脐水平之间，同时覆盖其表面的腹膜也随之升高，于膀胱前方形成无腹膜覆盖区。因此临床上无法经尿道导尿时，可避开腹膜，在耻骨联合上方2.5cm处穿刺入膀胱进行导尿。

卵巢

卵巢呈卵圆形，长3～4cm，其内含不同发育阶段的卵泡。卵巢向前通过卵巢系膜连于子宫阔韧带的后上面，矢状位则位于髂内、外动脉之间，两侧与盆腔腹膜相邻，输卵管伞覆盖卵巢后外侧。排卵期卵母细胞由卵巢表面释放至腹腔后，通常随即进入输卵管伞端。排卵前或囊肿导致卵巢增大时，卵巢可降至直肠子宫陷凹（道格拉斯陷凹）。

子宫

子宫是厚壁肌性器官，未育（未曾分娩）时位于盆腔内，长约7.5cm，厚1～2cm，最宽约5cm，孕期子宫增大可达腹腔。以子宫外侧的输卵管开口为界，位于开口上方的部分为子宫底，下方为子宫体，子宫体末端为子宫颈（图4-4）。

子宫阔韧带由腹膜自子宫侧缘向盆壁延伸构成，覆盖子宫，包绕输卵管、子宫圆韧带及子宫神经血管束。正常情况下子宫呈前倾前屈位，即子宫体、子宫底相对宫颈前屈，子宫相对阴道长轴前倾（图4-5），后倾后屈时则朝向直肠。其中，子宫前倾、前屈程度随膀胱充盈而减小或因分娩发生变化。正常情况下子宫位于盆腔内，可经双合诊触及。检查时，检查者右手戴手套，示指和中指伸入阴道，拇指指向耻骨，判断子宫是前倾或后倾，接着用阴道内手指轻轻抬起子宫。同时检查者左手置于耻骨联合与脐连线的中点，轻轻按压，双手联合触诊子宫。子宫位置因膀胱的充盈程度而异，因此没有特定的体表标志。

阴道

阴道为壁薄的纤维肌性管道，自子宫颈向前下方延伸，上端是包绕宫颈的阴道部，向下开口于阴道前庭，两者之间的环形间隙称阴道穹隆。经阴道触诊时，检查者右手戴手套，示指和中指伸入阴道，拇指指向耻骨，环指与小指屈曲，触诊阴道内有无结节。向前可触诊膀胱。触诊宫颈时应注意

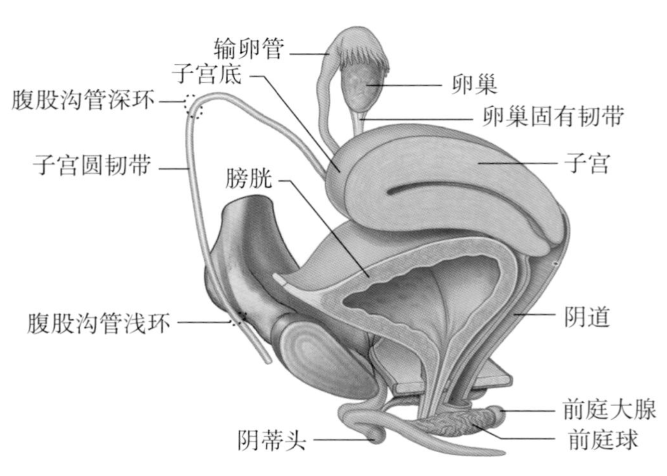

图4-4　女性生殖系统

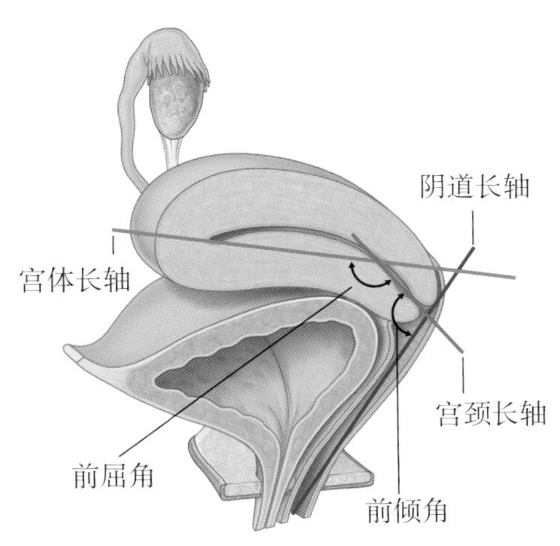

图4-5　子宫前倾前屈角

观察其形态和大小，轻轻摆动宫颈可触及阴道穹隆。超声可用于生殖器官的检查（见第64页的临床应用）。

前列腺和精囊

前列腺位于膀胱的正下方，包绕尿道前列腺部，由腺体（约占2/3）和平滑肌构成，由峡部在前方分为左、右两叶。精囊是一对位于输精管外侧的囊状腺体，由迂曲的管道组成（图4-6）。直肠指检可触及前列腺后表面。

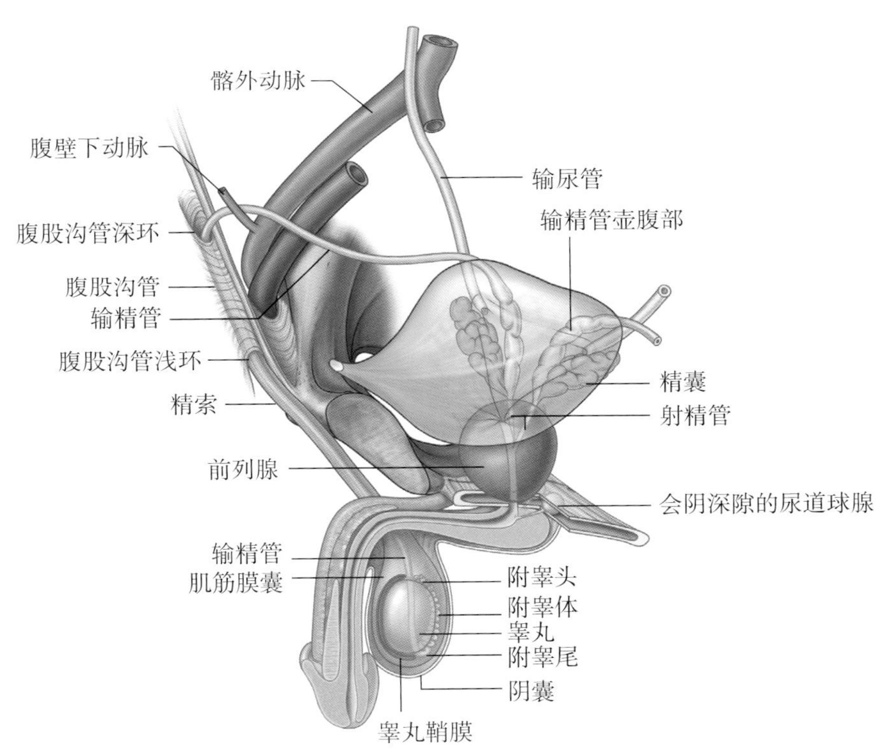

图4-6　前列腺和精囊

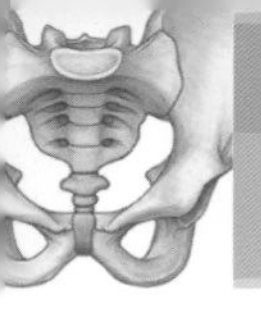

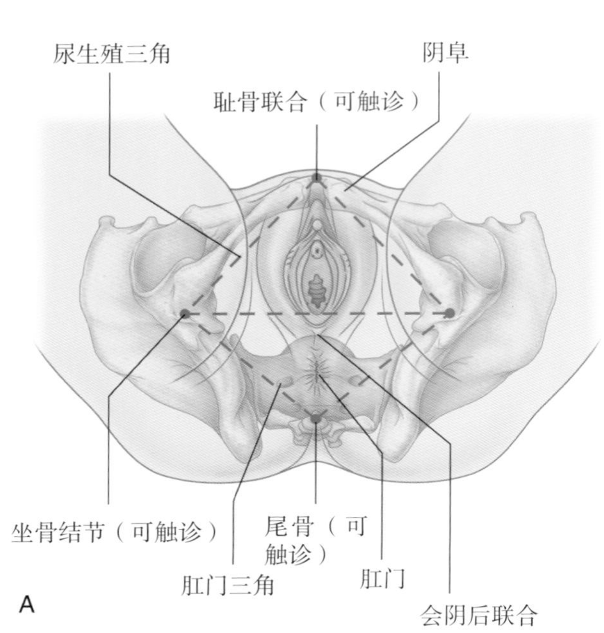

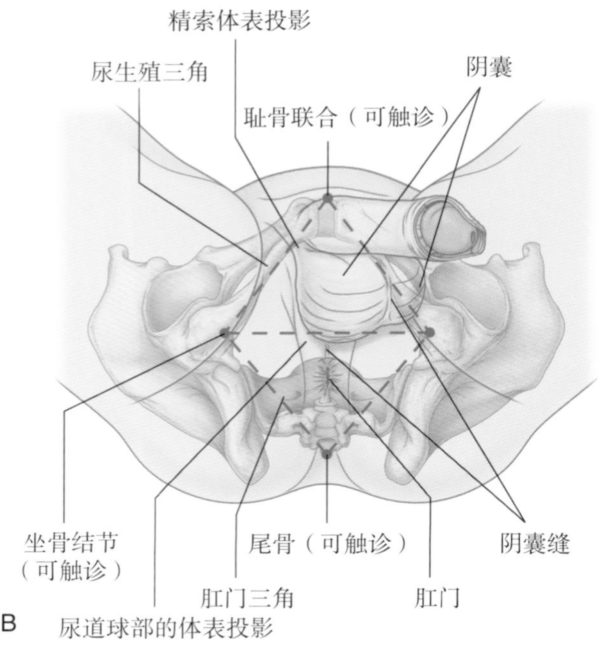

A：女性会阴；B：男性会阴。
图4-7

会阴

会阴是位于大腿上方与骨盆出口之间的菱形区域，前界为耻骨联合下缘，后界为尾骨，两侧以坐骨结节为界，内有肛门和外生殖器（图4-7）。通常以两侧坐骨结节连线为界，将会阴分为前方的尿生殖三角和后方的肛门三角。其中尿生殖三角由尿生殖膈封闭，女性有阴道、尿道穿过，男性有尿道穿过。尿生殖膈和坐骨耻骨支是外生殖器的勃起组织和肌肉的关键附着点。会阴体为致密的结缔组织，其中线是外生殖器、会阴和肛门括约肌的肌纤维汇聚点，可在男性阴囊后缘和肛门之间（图4-8）、女性的坐骨结节和阴道之间触及（图4-9）。

肛门三角以尾骨尖和肛门间的肛尾韧带为界，分为两侧的坐骨肛门窝（又称坐骨直肠窝），窝内富含脂肪组织及支配或供应会阴、外生殖器的神经血管束。

盆膈为封闭盆底的肌层，其主要功能是支撑盆

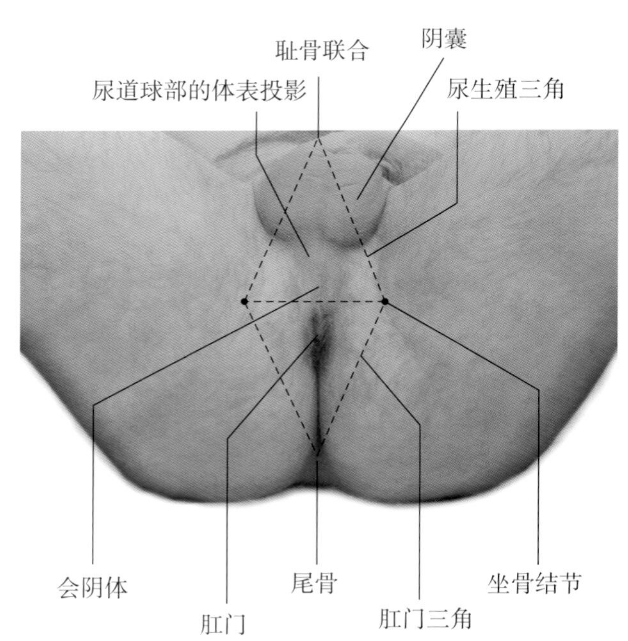

图4-8　男性会阴的体表投影

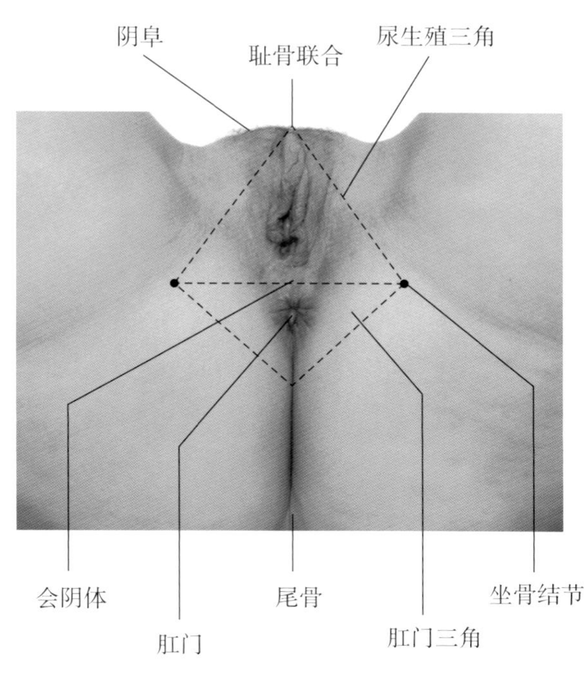

图4-9　女性会阴的体表投影

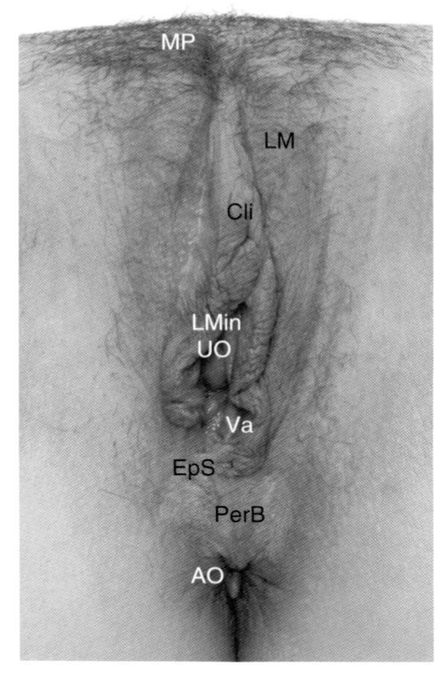

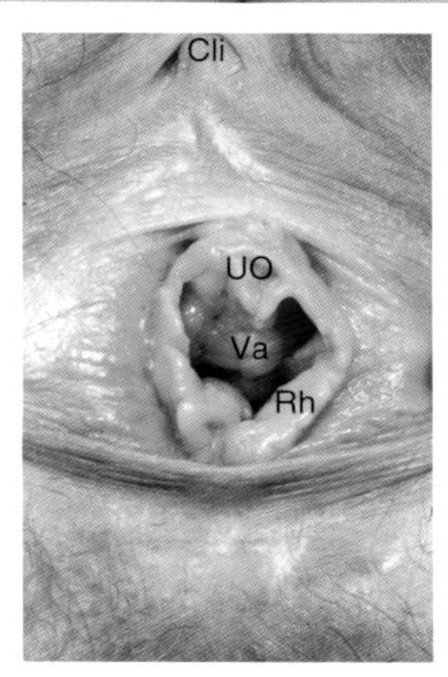

A：女性外生殖器浅表解剖；B：内面观。
图4-10
AO：肛门；Cli：阴蒂；EpS：会阴侧切瘢痕；LM：大阴唇；LMin：小阴唇；MP：阴阜；PerB：会阴体；Rh：处女膜痕；UO：尿道口；Va：阴道。

腔脏器，可有效抵抗腹肌收缩（如咳嗽、排便和分娩）所致的盆腔内压力升高，其体表为与外生殖器有关的结构。

女性外生殖器

阴阜是耻骨联合前方的皮肤隆起，青春期后逐渐被阴毛覆盖，阴阜皮下富含脂肪，绝经后减少。女阴是指女性的外生殖器，其中大阴唇为一对生长毛发的皮肤皱襞，向前与阴阜相连，向后止于阴道口和肛门之间，大阴唇内侧的区域称女阴裂。小阴唇为大阴唇内侧一对菲薄的皮肤皱襞，表面光滑无毛湿润，呈粉红色，基底部含有勃起组织。阴道前庭是位于两侧小阴唇内侧的裂隙，湿润无毛，其内包括尿道外口、阴道口及前庭大腺导管开口，其中位置最前的是尿道外口。阴蒂是位于尿道外口前上方的勃起组织，由头、体及两侧的阴蒂脚组成，部分阴蒂头由小阴唇前缘所构成的阴蒂包皮所覆盖（图4-10）。阴道口外观随年龄变化，经阴道分娩亦可改变。部分或完全封闭阴道口的黏膜为处女膜，破裂后可见处女膜痕。如前所述，临床上检查者可用右手示指、中指经阴道触诊盆腔脏器。

男性外生殖器

阴茎

阴茎分为头、体、根三部分，解剖位呈直立状。阴茎体由三条被筋膜包绕的勃起组织组成，

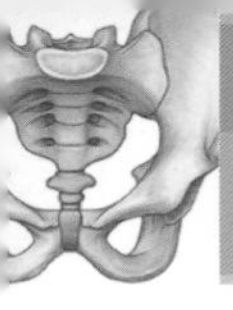

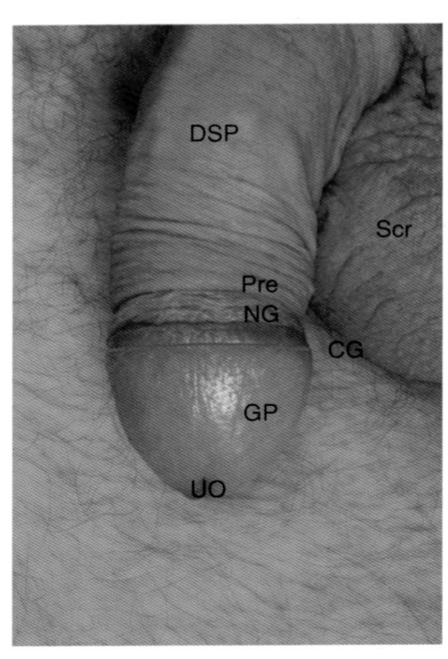

图4-11　阴茎背侧浅表解剖（未做包皮环切术）
CG：冠状沟；DSP：阴茎背侧面；GP：阴茎头；NG：阴茎颈；Pre：包皮；Scr：阴囊；UO：尿道外口。

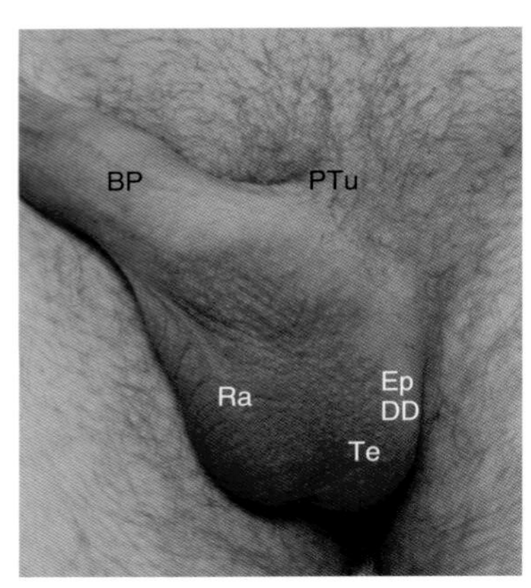

图4-13　阴囊和睾丸体表投影
BP：阴茎体；DD：输精管；Ep：附睾；PTu：耻骨结节；Ra：阴囊缝；Te：睾丸。

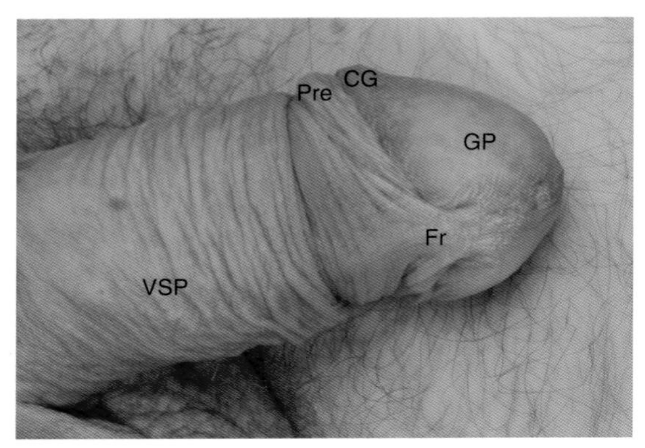

图4-12　阴茎腹侧浅表解剖
CG：冠状沟；Fr：包皮系带；GP：阴茎头；Pre：包皮；VSP：阴茎腹侧面。

即一条尿道海绵体和两条紧密结合的阴茎海绵体。其中尿道海绵体位于阴茎腹侧，包绕尿道海绵体部，远端膨大为阴茎头，边缘为冠状沟（图4-11）。阴茎皮肤较薄，色素沉着较深，富有伸展性，在阴茎颈前方形成双层环形皱襞包绕阴茎头，称包皮或包茎，借包皮系带附着于阴茎腹侧的头、体交界处（图4-12）。阴茎头及冠状沟的皮肤与皮下的纤维鞘膜紧密结合。阴茎检查包括皮肤、包皮和阴茎头，需判断是否有感染、异常分泌物、炎症、瘢痕或肿瘤。检查尿道外口时检查者用示指和拇指夹住被检查者阴茎头，轻轻按压。

阴囊

阴囊是位于阴茎后方的肌性囊袋，容纳睾丸，表皮粗糙可见皱褶，由结缔组织构成的阴囊中隔将其分为左、右两腔（图4-13），分别容纳左、右睾丸及其附属结构。阴囊壁较薄，有助于睾丸温度保持在稍低于体温的水平。视诊时可见阴囊表面肉膜平滑肌纤维收缩引起的阴囊局部微小运动，起上提睾丸使其靠近身体以升高温度或保护作用，并非提睾反射。

睾丸

睾丸呈卵圆形，其内有许多盘曲的精曲小管，精子在精曲小管产生后进入附睾。附睾延续为输精管。视诊和触诊阴囊有无肿胀或肿块，有助于判断是否存在鞘膜积液（睾丸周围积液）或睾丸肿瘤。触诊时检查者使用示指、中指和拇指进行睾丸触诊，同时还需触诊睾丸后上方呈索状结构的附睾。

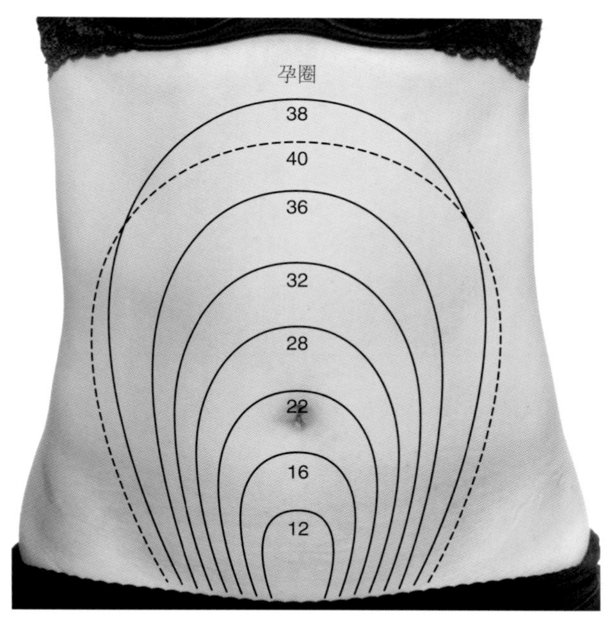

图4-14 妊娠期子宫底高度的体表投影

妊娠

女性在妊娠期间会产生许多变化，可引起部分浅表器官的外观改变，如乳房增大、乳晕色素沉着加深。检查时乳房变得更为敏感，于妊娠晚期还可分泌初乳。乳房、臀部和腹部的皮肤膨胀，从而出现妊娠纹（膨胀纹）。同时腹白线对应的皮肤也出现色素沉着，称黑线。

腹部的变化往往是最明显的，妊娠12周时子宫底位于耻骨联合上方，24周时达脐水平，36周时到达剑突水平（图4-14）。随着子宫体积增大，腹腔脏器被推移至两侧。此外，子宫圆韧带的拉伸使部分孕妇产生向大阴唇放射的疼痛。

正常情况下，前倾位的子宫位于人体重心的前方，孕妇增大的子宫可引起人体重心前移，进而导致身体姿势改变。腹前壁肌群则随子宫的增大而被动向两侧伸展，以腹直肌为著，腹白线暂时性的增宽为胎儿触诊提供了空间。通常孕18周左右母亲即可感觉胎动，孕24周时医护人员亦可触及孕妇的胎动。触诊胎头和胎背的位置有助于定位胎心听诊部位。妊娠晚期，腰椎前凸随重心的变化而加重。

妊娠期血容量增多，阴道充血呈蓝色。妊娠晚期，胎儿体积增大，压迫静脉系统导致盆腔充血，使既往难以观察到的浅表静脉显露。

孕妇长时间仰卧还会压迫腹主动脉和下腔静脉，导致管腔内压力增高，动静脉血流量减少。

临床应用

良性前列腺增生

良性前列腺增生是伴随年龄增长出现的前列腺增大，可经直肠触及，触诊时还需注意是否向直肠内突出，表面是否有质硬的不规则结节。

会阴侧切/会阴撕裂

分娩时会阴侧切可扩大阴道口直径，有助于减少出血和会阴的恢复。通常自阴道口向右外侧切开。会阴撕裂则主要发生在中线上。两者均需要在局部麻醉下行手术缝合。

超声

男性盆腔

检查体位

被检查者取仰卧位，适当充盈膀胱有助于更好地显示膀胱。建议被检查者检查前一小时饮水约500mL。

探头

使用凸阵探头，深度12～15cm。扫查髂外血管和精索时深度4～10cm。扫查浅表结构可用线阵探头。

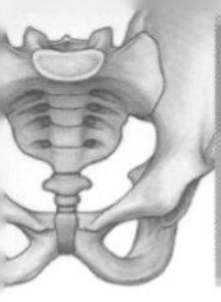

探头位置

将探头置于耻骨联合上方进行横切和纵切扫查，适度倾斜探头以优化图像。扫查前列腺时向下倾斜探头。扫查髂血管时，将探头置于前正中线左、右侧。扫查过程中可轻度施压。

图像特征

纵切面

腹直肌位于图像顶部（图4-15A），其深面充盈的膀胱呈气球状，占据屏幕的大部分区域。组成膀胱壁的逼尿肌呈稍高回声，膀胱腔呈无回声。膀胱下方（屏幕右侧）可见突向膀胱的前列腺，等回声的实质被高回声的包膜包绕。尿道自膀胱穿过前列腺后1/3，呈管状高回声。精囊位于膀胱后方，大小不一，表现为沿膀胱后壁走行的低回声锥形结构，包膜呈高回声。上述结构并非完全位于前正中线，需要稍微向左、右倾斜探头。精囊底部可见汇入尿道的线性高回声，即射精管。探头位于前正中线时，还可看到细小的管状低回声结构，即输精管。精囊后方（屏幕底部），可以观察到直肠壶腹部，直肠前壁呈高回声，直肠腔由于气体的存在呈低回声。

横切面

膀胱位于腹直肌深面，充盈时呈矩形（图4-15B）。膀胱后外侧可见左、右两个类圆形的精囊短轴切面，输精管位于精囊的内侧。探头稍向下倾斜，膀胱深方可见低回声的前列腺，尿道在前列腺中央穿过。前列腺深面（屏幕底部）是呈高回声的直肠前壁。

探头向外侧平移可见位于膀胱左侧或右侧的髂血管短轴（图4-15C）。膀胱部分充盈时，膀胱壁的逼尿肌因未被拉伸，容易辨别，表现为稍高回声（屏幕右侧）。右侧的髂外血管管壁呈高回声，管腔内呈无回声。采用多普勒技术可证实是否是血管并区分动静脉。精索呈中等回声，位于髂外血管浅方，其内可见低回声的输精管和睾丸血管。屏幕左侧可见穿过腹股沟管的精索长轴。腹外斜肌覆盖于精索顶端，构成腹股沟管的前壁。髂外血管外侧可见髂肌短轴。髂外血管和髂肌深面的线状高回声是髂嵴的骨面。

女性盆腔

检查体位

被检查者取仰卧位，适当充盈膀胱可更好地显示膀胱。充盈的膀胱还可将肠管从子宫周围推移开，建议被检查者检查前一小时饮水约500mL。

探头

使用凸阵探头，深度12～15cm。

探头位置

探头放置于脐与耻骨联合连线中点处。可采取矢状面或横切面扫查。适当倾斜探头以优化图像，扫查整个盆腔。向左右两侧倾斜、摆动或滑动探头，以显示两侧卵巢。探头外缘轻微向头侧倾斜有助于卵巢的显示。卵巢位置存在解剖学差异，有时难以定位。探头左右摆动时还可显示两侧髂血管。将探头移向耻骨并向下倾斜可能显示盆底（部分被检查者中）。扫查时需适当加压探头。

图像特征

纵切面

腹直肌位于屏幕顶端（图4-16A）。充盈的膀胱呈气球状，占据屏幕的大部分区域。子宫位于膀胱深方，呈倒置的梨形，长6～10cm。正常前倾、前屈位的子宫贴着膀胱壁弧形向上走行，而后倾、后屈位的子宫则背离膀胱弧形向下走行。超声可显示子宫肌层（肌壁）和子宫内膜（内层）。子宫肌层呈等回声，子宫内膜回声随月经周期变化。月经期和卵泡早期（第1～8天）呈线性高回声。卵泡

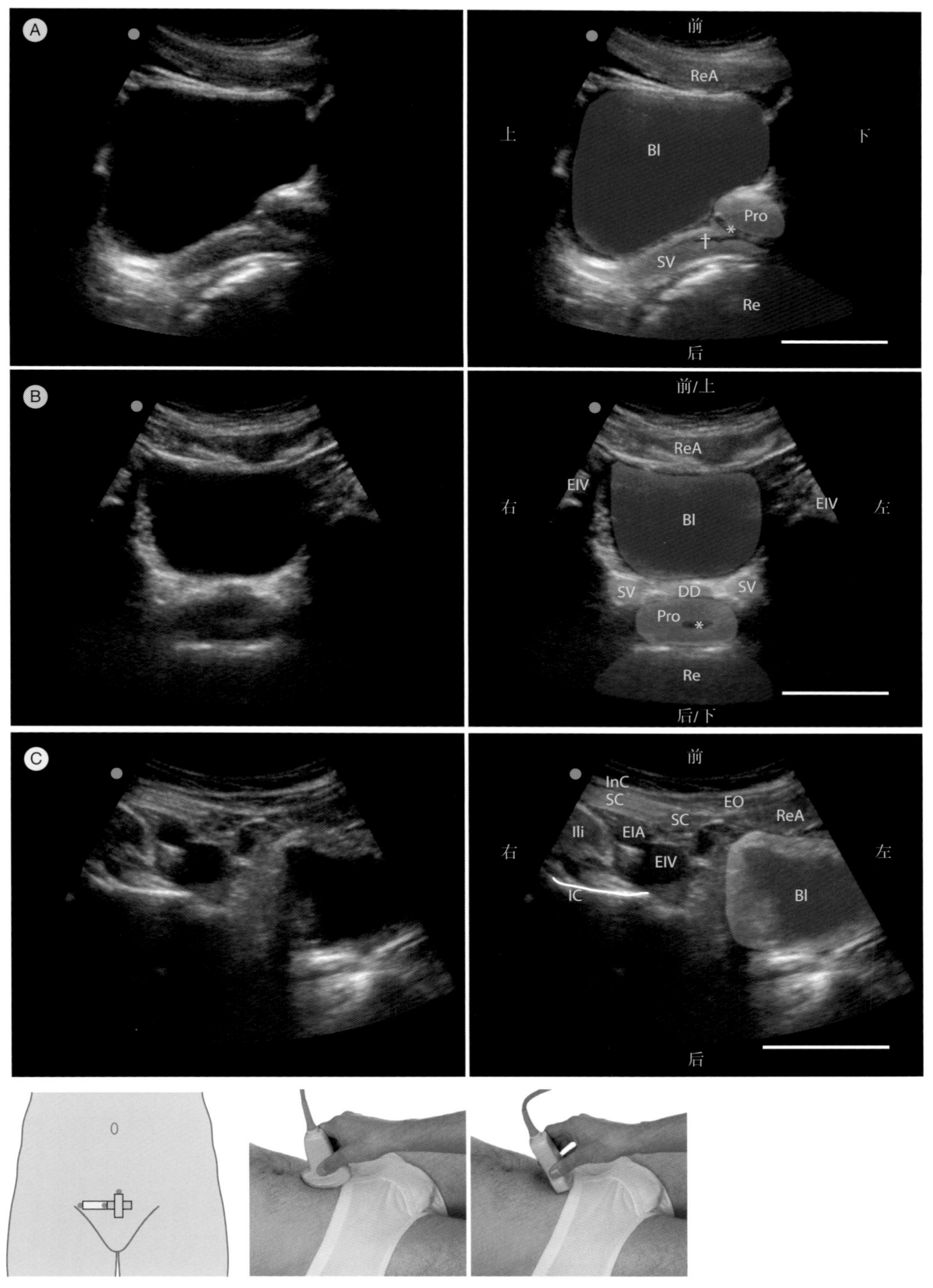

A：纵切面；B：横切面且探头向下倾斜；C：前正中线右侧横切面。

图4-15　男性盆腔超声图像

†：射精管；*：尿道；Bl：膀胱；DD：输精管；EIA：髂外动脉；EIV：髂外静脉；EO：腹外斜肌；IC：髂嵴；Ili：髂肌；InC：腹股沟管；Pro：前列腺；Re：直肠；ReA：腹直肌；SC：精索；SV：精囊。标尺=3cm。

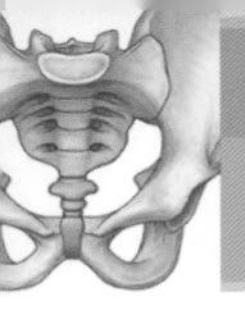

晚期（第9～14天）呈三线征：功能层呈低回声，基底层呈高回声，前后壁功能层的贴合面呈高回声。黄体期（第15～28天）子宫内膜最厚，回声较肌层明显增高。未接受激素替代治疗的绝经期子宫内膜很薄。宫颈位于子宫最下端，呈圆柱状，与阴道融为一体。阴道与宫颈相延续，走行于膀胱后下方（屏幕上为水平方向）。与阴道中央的高回声气体线相比，阴道肌层回声稍低，其顶端膨大的盲端是阴道穹隆。回肠位于子宫的后上方，可蠕动，呈不均质回声，易与子宫区别。子宫和阴道深方（屏幕底部）是直肠或乙状结肠。乙状结肠和回肠会影响子宫和卵巢的显示，尤其是绝经后卵巢萎缩时。肠壁呈高回声，而肠腔由于气体的存在表现为无回声。子宫与直肠间的无回声子宫直肠陷凹可隐约显示。超声难以显示输尿管全程，彩色多普勒技术可显示尿液从输尿管末端进入膀胱的过程。

横切面

膀胱后上方可见椭圆形、等回声的子宫短轴（图4-16B）。左右摆动或滑动探头显示双侧卵巢，通常呈杏仁状，长约3cm，宽1～2cm，回声较低，其内可见无回声卵泡。输卵管自子宫前外侧延伸至卵巢，管腔呈低回声。子宫阔韧带包绕子宫、输卵管及卵巢，呈高回声线状，是识别上述结构的重要标志。在子宫和卵巢附近可见蠕动的回肠。子宫后方还可看到乙状结肠或直肠前壁的线状高回声。

探头向下倾斜并向耻骨滑动，即可显示盆底结构（图4-16C）。腹直肌位于屏幕顶端，其深面依次为类矩形的膀胱阴道短轴。其中阴道腔呈线状高回声，周围环绕低回声为主的肌层。阴道深方为类圆形的肛门括约肌，其中央的黏膜呈高回声，往外依次为环形低回声的肛门内括约肌、等回声的肛门外括约肌。肛管两侧的肛提肌（此处指耻骨直肠肌）呈带状等回声，交汇于肛门括约肌深面。坐骨直肠窝位于肛提肌外侧，内含脂肪，回声不均。

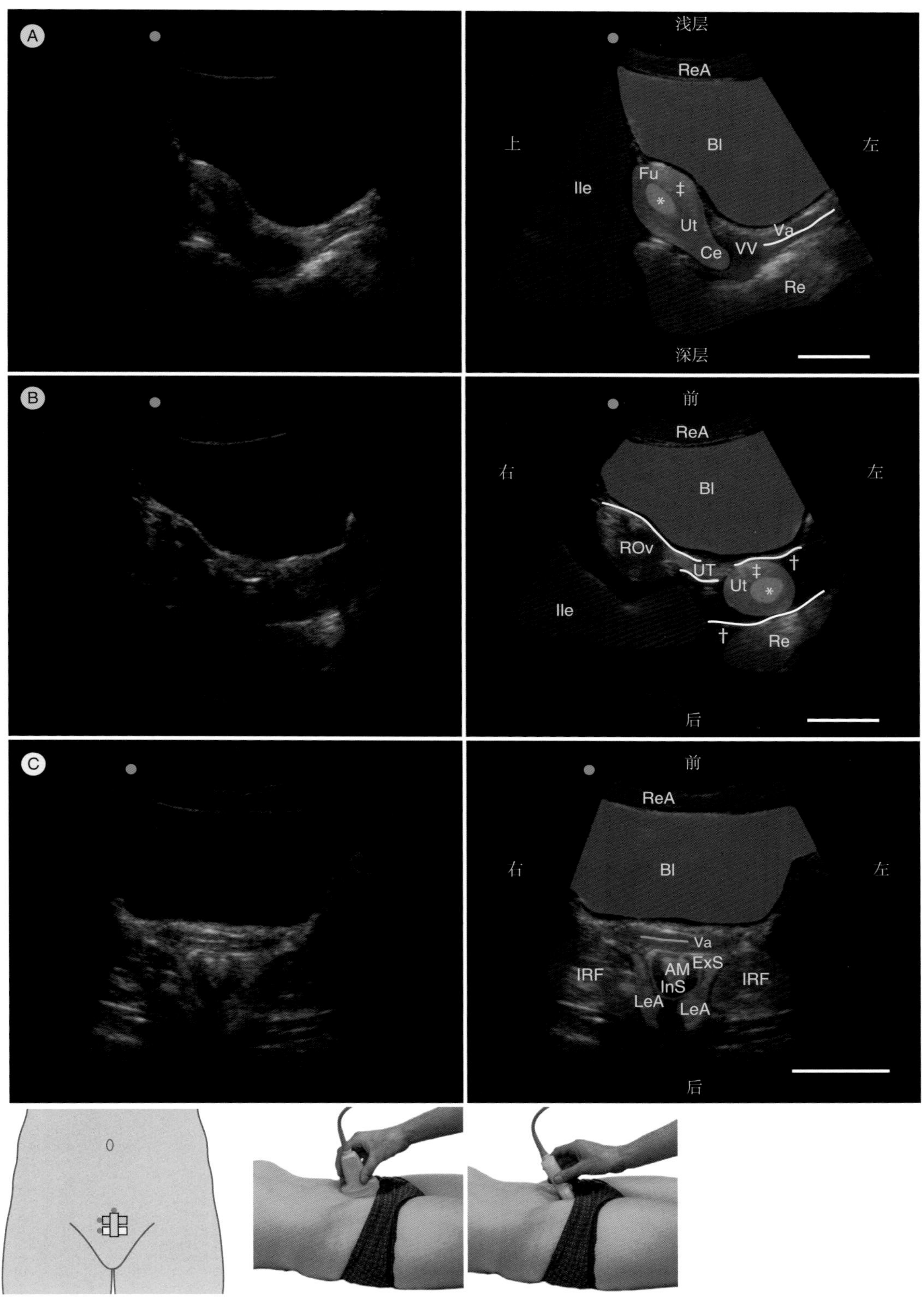

A：纵切面；B：前正中线右侧横切面；C：横切面且探头向下倾斜。

图4-16　女性盆腔超声图像

†：子宫阔韧带；*：子宫内膜；‡：子宫肌层；AM：肛门黏膜；Bl：膀胱；Ce：子宫颈；ExS：肛门外括约肌；Fu：子宫底；Ile：回肠；InS：肛门内括约肌；IRF：坐骨肛门窝；LeA：肛提肌；Re：直肠；ReA：腹直肌；ROv：右侧卵巢；UT：输卵管；Ut：子宫；Va：阴道；VV：阴道穹隆。标尺=3cm。

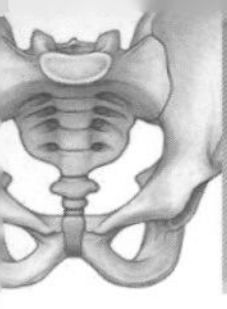
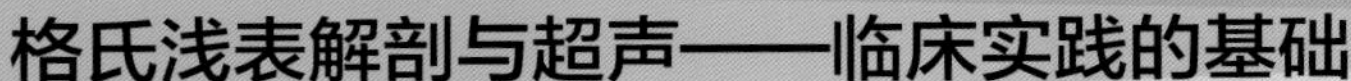

临床应用

超声是男性和女性盆腔的重要检查手段，B超和多普勒超声可用于生殖道、膀胱和肠管的检查。除经腹超声外，还可经直肠检查前列腺和直肠，经阴道检查子宫、宫颈和卵巢。此外，盆腔超声还可监测导管的置入及评估宫内节育器的位置。

临床上，经阴道超声是检查子宫和卵巢的首选检查方法，可用于卵巢和输卵管囊肿、炎性肿胀、良恶性肿瘤，以及内膜增厚、内膜息肉等疾病的诊断。

超声也可评估脏器体积的大小，如临床常见的良性前列腺增生。

经腹B超是孕期评估胎儿生长和胎龄的金标准（图4-17）。此外也可用于胎盘植入及结构发育异常的诊断，如无脑儿、脑积水、脊柱裂、心脏结构异常和唇腭裂等。孕早期超声测量胎儿颈项透明层（颈后皮下组织内积液）厚度是筛查21-三体综合征（又称唐氏综合征）的常规方法。表4-2是超声能诊断或监测的盆腔病变的概览。

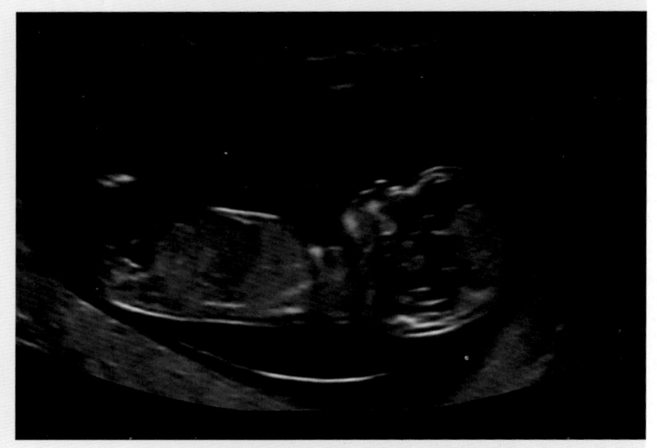
图4-17　孕12周超声图像

表4-2　超声能诊断的盆腔病变概览

器官	病变
膀胱	尿闭症（尿潴留）、膀胱结石
前列腺	良性前列腺增生、前列腺癌
睾丸	睾丸癌、睾丸鞘膜积液、睾丸扭转
子宫	子宫内膜息肉、子宫内膜癌、子宫肌瘤
卵巢	卵巢囊肿、多囊卵巢
输卵管	异位妊娠、盆腔炎症导致的输卵管积水及积脓
宫颈	宫颈癌、纳氏囊肿

汇总清单

- 骨盆骨骼体表投影
- 盆腔脏器体表投影
- 女性生殖器体表投影
- 男性生殖器体表投影
- 男性盆腔超声成像
- 女性盆腔超声成像

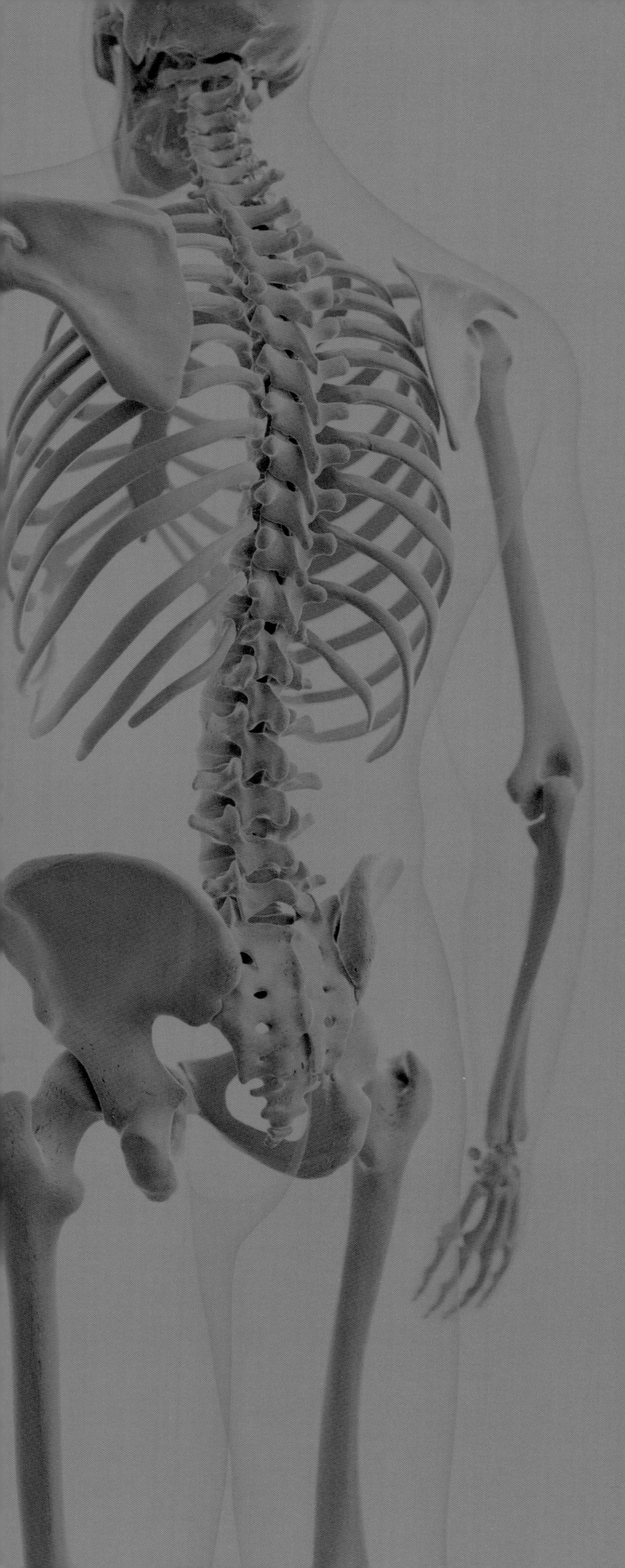

第五章　背　部

概述

浅表解剖

生理曲度

骨骼

韧带

关节

肌肉

运动

椎管和脊神经

超声

概述

背部由肌肉骨骼和神经系统组成，包括脊柱，共同构成躯干的后部。脊柱包含椎管，椎管内有脊髓和马尾。四肢通过胸肌和骨盆肌束与脊柱相连接。肋骨和颅底均与脊柱相关节。背部分为五个区域：颈、胸、腰、骶、尾。临床上，背部触诊是体格检查的重要部分，用在如背部疼痛和椎间盘突出症等疾病的检查中。

浅表解剖

生理曲度

背部通过脊柱将身体的重量分配到下肢以支撑身体。第一和第二生理曲度（胸、骶曲和颈、腰曲）的存在更利于体重的支撑。生理曲度分别称为后凸和前凸（图5-1）。脊柱胸、骶曲凹面朝前，这种曲度始于胚胎期，成为胸段和骶段的曲线。脊柱颈、腰曲凹面朝后，其发展始于个体学会抬头和坐立时，是颈段和腰段的曲线。生理曲度的最大功效是使人体重力线处于垂直。正常脊柱无侧弯，且脊柱中线两侧的肌群比例相等。当观察到脊柱侧弯时，称为脊柱侧凸。脊柱过度后弯，多发生于胸段，称为脊柱后凸。脊柱过度前弯，多发生在腰段，称为脊柱前凸。老年人椎体高度降低的主要原因是骨质疏松和椎间盘水分减少。

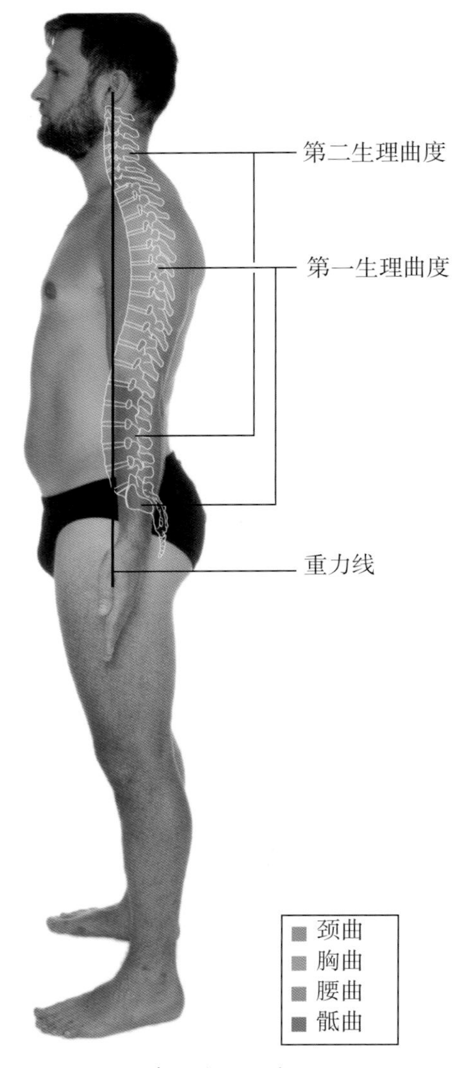

图5-1　脊柱生理曲度

练习（图5-1）

背部侧面观：

- 观察第一和第二生理曲度。

骨骼

椎骨对保护脊髓非常重要。33块椎骨由7块颈椎、12块胸椎、5块腰椎、5块骶椎（融合）和3～4块尾椎组成。椎骨分为典型椎骨和非典型椎骨。典型的椎骨（图5-2）有椎体和椎弓。椎弓和椎体共同环绕脊髓起保护作用。椎体是脊柱的主要承重结构。椎体尺寸从颈椎到腰椎逐渐增加，反映了躯干

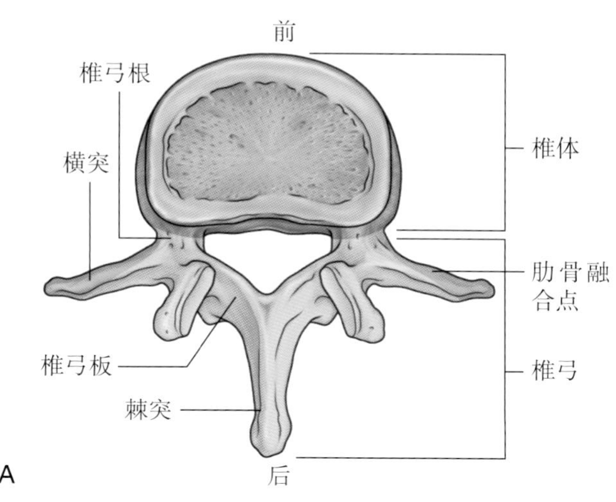

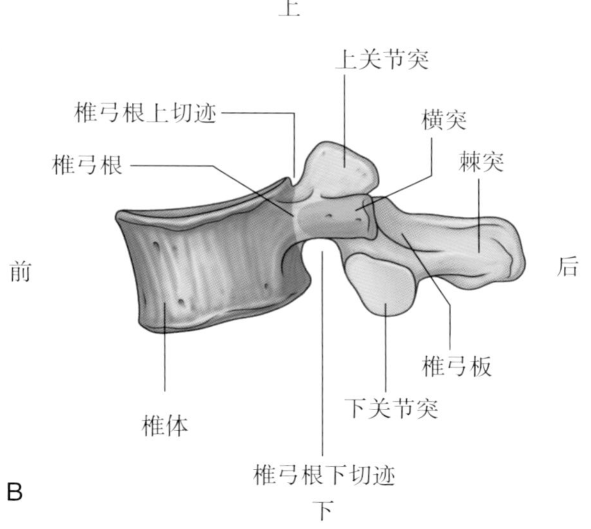

A：上面观；B：侧面观。
图5-2　典型椎骨

重量的累积增加效应。椎弓根连接锥体与横突，椎弓板与横突相连，两侧椎弓板向后方汇合并突起形成棘突。在背部中线处，尤其是脊柱弯曲时很容易触诊到棘突。横突在胸段难以触诊。腰段横突可以从中线外侧3～4cm处触及。当椎体互相叠加时，其两侧的空隙即椎间孔，是成对的脊神经离开椎骨的唯一通道。非典型椎骨包括第一和第二颈椎（寰椎和枢椎），以及骶、尾椎。

每个曲段的椎骨都有其特殊的特征。

寰椎与颅底相关节形成寰枕关节。寰椎没有椎体，因此也没有相对应的椎间盘。寰椎由前弓和后弓形成一个完整的骨性环。寰椎的横突很容易在乳突下方触诊到。第二颈椎（枢椎）的齿突突入寰椎形成寰枢关节，由寰椎横韧带固定。寰椎和枕骨髁之间的关节（寰枕关节）做点头运动，寰枢关节做旋转运动，如摇头说不。

颈椎椎体是所有椎骨中最小的。颈椎的所有横突都有横突孔，椎动脉在此穿过。可以触诊颈椎呈分叉状的棘突。

随着上半身体重的增加，胸椎椎体的尺寸也逐渐增加。胸椎最显著的特征是其上下关节面和横突关节面均与肋骨相关节。胸椎棘突很容易触诊。

体重向下传导使腰区受力最大，因此腰椎在所有椎骨中椎体最大，其横突和棘突相对短粗。腰椎椎骨构成腹后壁的支架。腰椎棘突虽然可以触诊，但生理性腰曲增加了触诊难度。因此当患者向前弯腰，即腰椎屈曲时，便于触诊棘突（图5-3）。

骶骨由5块骶椎相互融合而成。骶前孔和骶后孔是脊神经前支和后支穿行的通道。

韧带

椎骨靠韧带连接（图5-4）。前、后纵韧带连接脊柱长轴。前纵韧带起于颅底，止于骶骨，位于椎体和椎间盘的前面。后纵韧带位于椎管内椎体的后面。黄韧带位于相邻的椎板之间，以防止相邻椎体在屈曲时分离。棘上韧带位于从C7到骶骨的棘突顶端，可以触诊。棘上韧带上缘呈扇形展开形成项韧带。项韧带在矢状面上呈三角形，附着于颅底和每个颈椎棘突的顶端。项韧带可对抗颈部的屈曲，并为邻近的肌肉组织提供附着点。位于棘突之间的是棘间韧带，最终与棘上韧带和黄韧带融合。

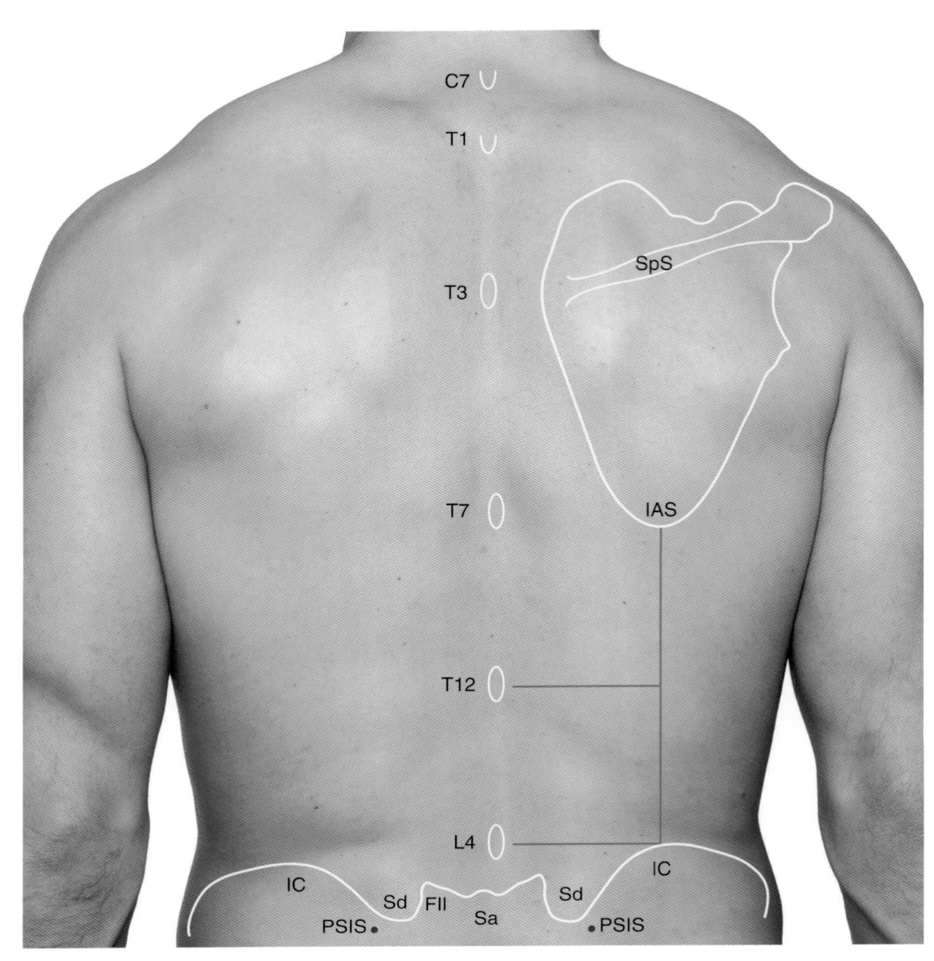

图5-3 背部骨骼体表投影

FII：髂筋膜；IAS：肩胛下角；IC：髂嵴；PSIS：髂后上棘；Sa：骶骨；Sd：骶骨窝；SpS：肩胛冈。

练习（图5-3）

背部

触诊棘突

• 颈段：从颅底开始向下移行至C7。在枕骨下方1～2cm处触诊枢椎棘突，它是上颈区最大的可触诊棘突。寰椎后结节因位置太深，通常无法触诊。C7棘突最为显著，当颈部弯曲时，C7很容易触诊，是临床上非常重要的解剖标志。

• 胸段：C7下方可触诊T1，其余胸椎棘突能否被触诊与皮下组织厚度有关。T3位于肩胛冈水平，T7位于肩胛下角水平，T12位于肩胛下角与髂嵴连线中点水平，其外侧可触诊第12肋骨。

• 腰段：L4位于髂嵴最高点水平，在L4棘突上下分别触诊L3和L5棘突。

• 骶段：S2棘突位于骶骨窝和髂后上棘水平。

• 尾段：尾骨可在臀裂处的骶骨底触诊。

韧带

• 触诊位于棘突之上的棘上韧带。

• 颈椎屈曲后触诊项韧带。

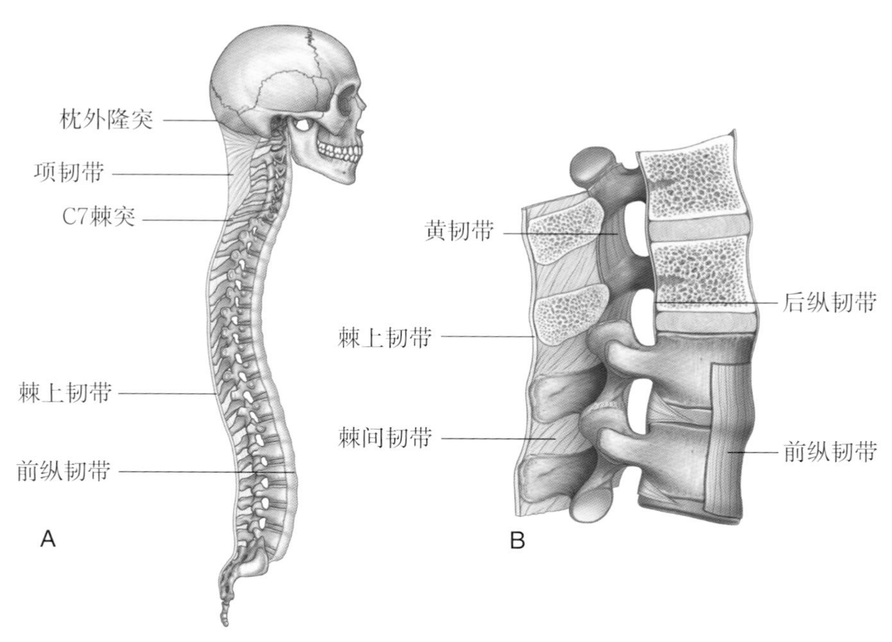

A：脊韧带；B：脊韧带放大区。
图5-4

关节

脊柱由五组关节组成：椎体关节、椎弓关节、颅椎关节、胸肋关节和骶髂关节。椎体关节指椎间关节和非椎间关节（仅颈椎）。椎间关节是次生软骨，由椎间盘组成（图5-5）。椎间盘由外部的纤维环和内部果冻样髓核组成。在运动过程中充当减震器。椎间盘不能触诊，但它们在临床上很重要，因为椎间盘突出（纤维环撕裂导致的髓核脱出）可压迫脊髓或神经根。椎弓关节是指位于上下关节突之间（图5-5）的关节突关节（小关节）。关节突关节在临床上与背痛有关。颅椎关节由寰枕和寰枢两个关节组成。胸肋关节指肋骨头和胸椎体之间的关节。肋横突关节指肋骨结节和胸椎横突之间的关节。骶髂关节指骶骨和髂骨之间的关节。

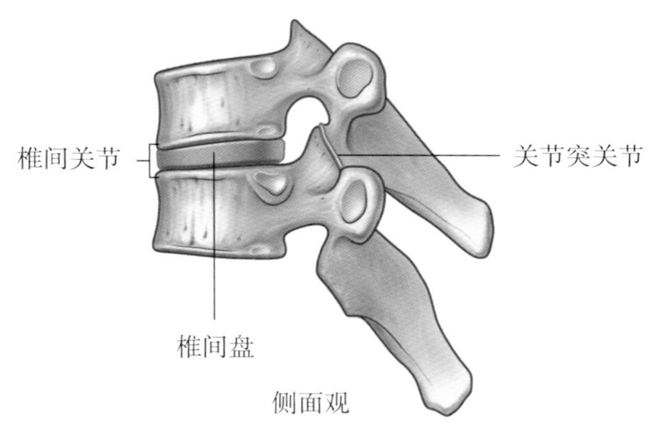

图5-5 胸椎间关节

肌肉

背部有三层肌肉：浅层、中层和深层。这些肌肉协助运动，并支撑附肢骨及中轴骨。部分肌肉被覆胸腰椎筋膜。

浅层

浅层肌群是外层肌肉，包括斜方肌、背阔肌、肩胛提肌、大菱形肌和小菱形肌（表5-1），连接背部和上肢，参与上肢（附肢骨骼）的运动。斜方肌起于颈椎和胸椎棘突，止于肩胛冈，以上是触诊斜方肌的部位。背阔肌起于胸腰椎棘突，向上止于上肢，以上是触诊背阔肌的部位（图5-6）。

中层

中层肌群也被认为是外层肌肉，包括上后锯肌和下后锯肌，附着于肋骨和脊柱。它们是辅助呼吸的肌肉，在体表无法触及（表5-2，图5-7）。

深层

深层肌群是内在肌肉，从浅到深分别是棘横突肌、竖脊肌和横突棘肌（表5-3），负责脊柱的运动，维持姿势，并保持头、颈及脊柱稳定。在这些肌肉的深层有几组小肌群，分别是肋提肌、棘间肌和横突间肌。

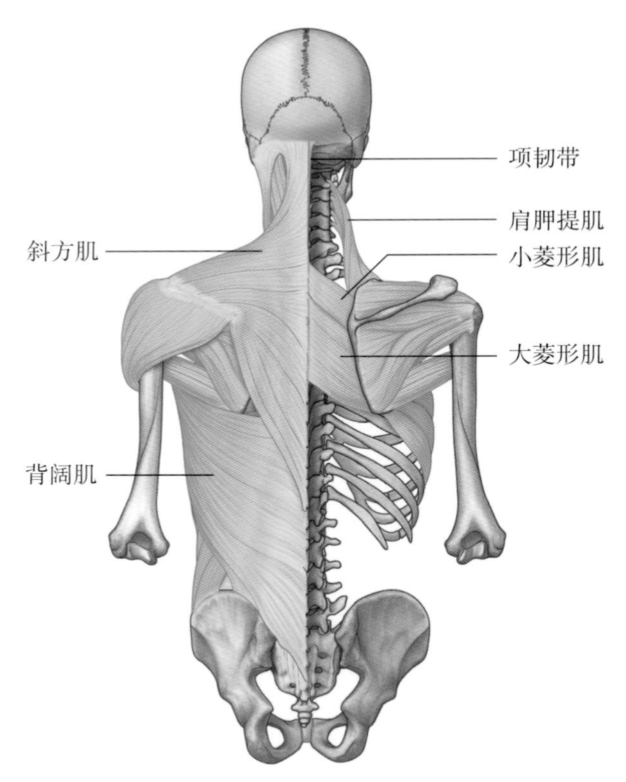

图5-6　背部浅层肌群
斜方肌和背阔肌；大菱形肌、小菱形肌和肩胛提肌位于上背部斜方肌深方。

表5-1　背部浅层（附）肌群

肌肉	起点	止点	神经支配	功能
斜方肌	枕外隆突、C7～T12棘突	锁骨、肩峰、肩胛冈	运动副神经[11]；本体感觉C3、C4	协助旋转肩胛骨：上束肌肉上抬肩胛骨，中束肌肉内收肩胛骨，下束肌肉下拉肩胛骨
背阔肌	T7～L5棘突、骶椎棘突、髂嵴和第10～12肋骨	肱骨结节间沟内侧嵴	胸背神经（C6～C8）	外展、内收、内旋肱骨
肩胛提肌	C1～C4横突	肩胛骨内侧缘上部	C3～C4和肩胛背神经（C4、C5）	上抬肩胛骨
大菱形肌	T2～T5棘突	肩胛骨内侧缘	肩胛背神经（C4、C5）	内收和上抬肩胛骨
小菱形肌	项韧带、C7和T1棘突	肩胛冈以上的肩胛骨内侧缘	肩胛背神经（C4、C5）	内收和上抬肩胛骨

表5-2　背部中层（呼吸）肌群

肌肉	起点	止点	神经支配	功能
上后锯肌	C7～T3棘突和棘上韧带	第2～5肋骨上缘	肋间神经前支（T2～T5）	上抬第2～5肋骨
下后锯肌	T11～L3棘突和棘上韧带	第9～12肋骨下缘	肋间神经前支（T9～T12）	下拉第9～11肋骨

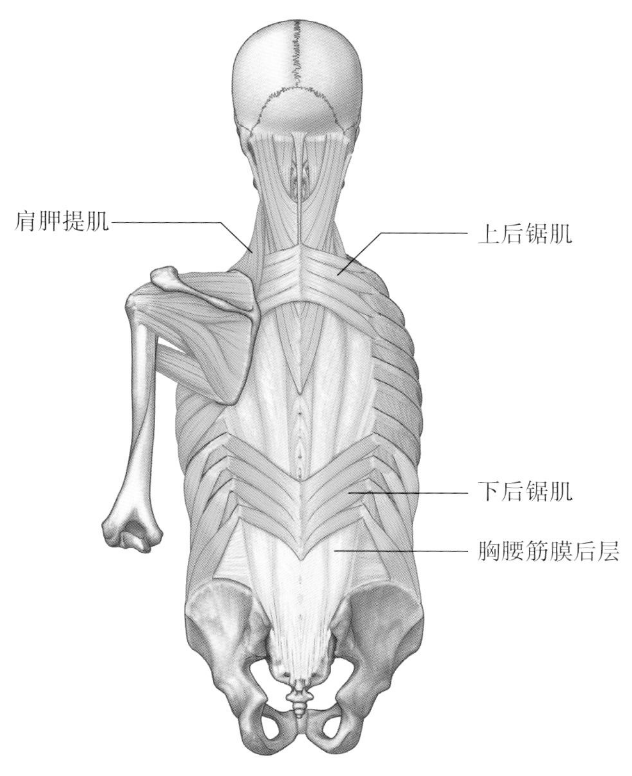

图5-7　背部中层肌群

棘横突肌群位置相对表浅，颈部轻度屈曲时触诊头夹肌。竖脊肌群在中线处触诊，尤其是髂肋肌和最长肌。在腰部触诊多裂肌，但并非所有的深层肌肉都能触诊（图5-8，图5-9）。

枕下三角

枕下肌是位于颈部枕下三角区的一组小肌肉，包括头后大直肌、头后小直肌、头下斜肌和头上斜肌，附着于寰椎、枢椎和颅底之间（图5-10）。枕下三角的内侧界是头后大直肌，外侧界是头上斜肌，下界是头下斜肌。枕下三角内有许多结构，包括椎动脉、枕下静脉丛和C1后支（枕下神经）。见表5-4，图5-11。

运动

脊柱的运动包括矢状面的屈和伸、冠状面的侧屈和旋转。单个椎体间的运动主要由关节突关节的形状和方向决定。颈椎关节的上斜面可做屈、伸、旋转和侧屈的动作。胸椎关节的近垂直斜面限制了屈、伸，但可以做侧屈和旋转动作。腰椎关节的形状限制了旋转运动，可做一定程度的屈、伸动作。虽然单个椎骨之间的运动很小，但纵观脊柱全长，每个椎体之间小小的移动最终放大，尤其在颈段，椎体运动幅度很大。寰枕关节处颈椎屈、伸幅度最大，寰枢关节处颈椎旋转幅度最大。从C2到C7，颈椎屈曲幅度逐渐增加，至C4～C5水平后，颈椎屈曲幅度逐渐减小。

椎管和脊神经

椎骨叠加后包绕的空间形成贯穿脊椎全长的椎管，椎管内有脊髓和马尾。脊髓起于枕骨大孔，是延髓的延续。脊髓在颈曲和腰曲膨大，与支配四肢的脊髓区域相对应。成人脊髓终止于脊髓圆锥，脊髓圆锥位于L1、L2椎体间的椎间盘处（图5-12）。脊髓圆锥下方的腰椎、骶椎和尾椎的背侧和腹侧神经根离开脊髓形成马尾，位于蛛网膜下腔内。背侧和腹侧神经根融合形成脊神经，从相应的椎间孔穿出。

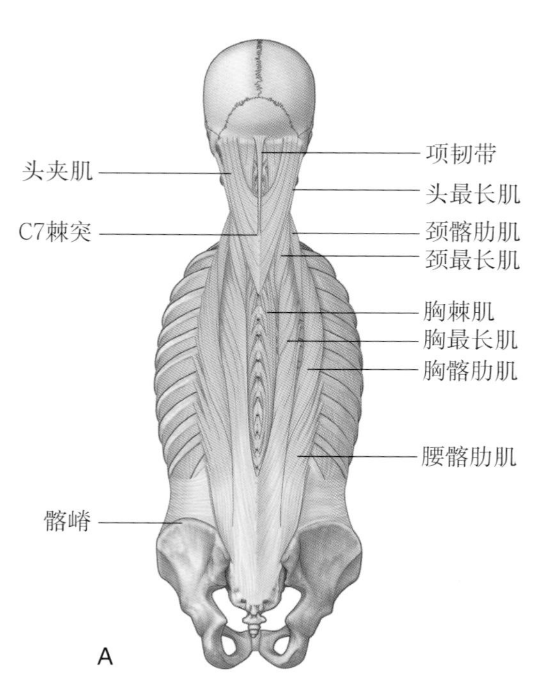

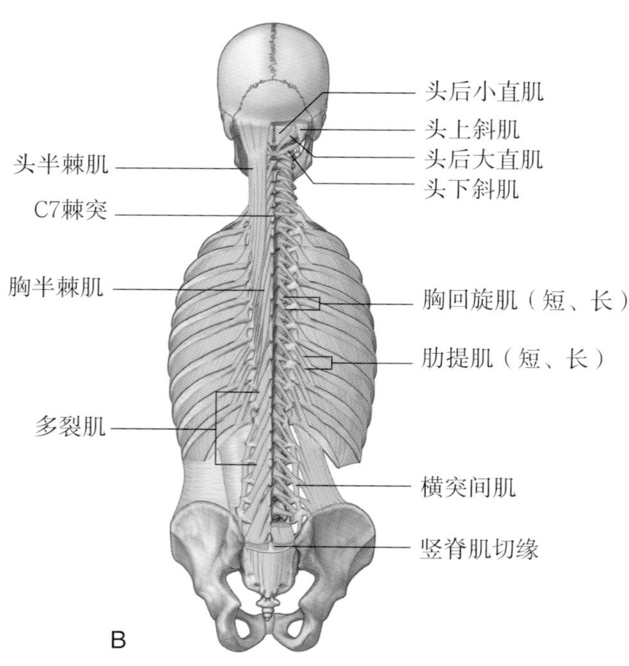

A：竖脊肌群；B：横突棘肌群。
图5-8　背部深层肌群

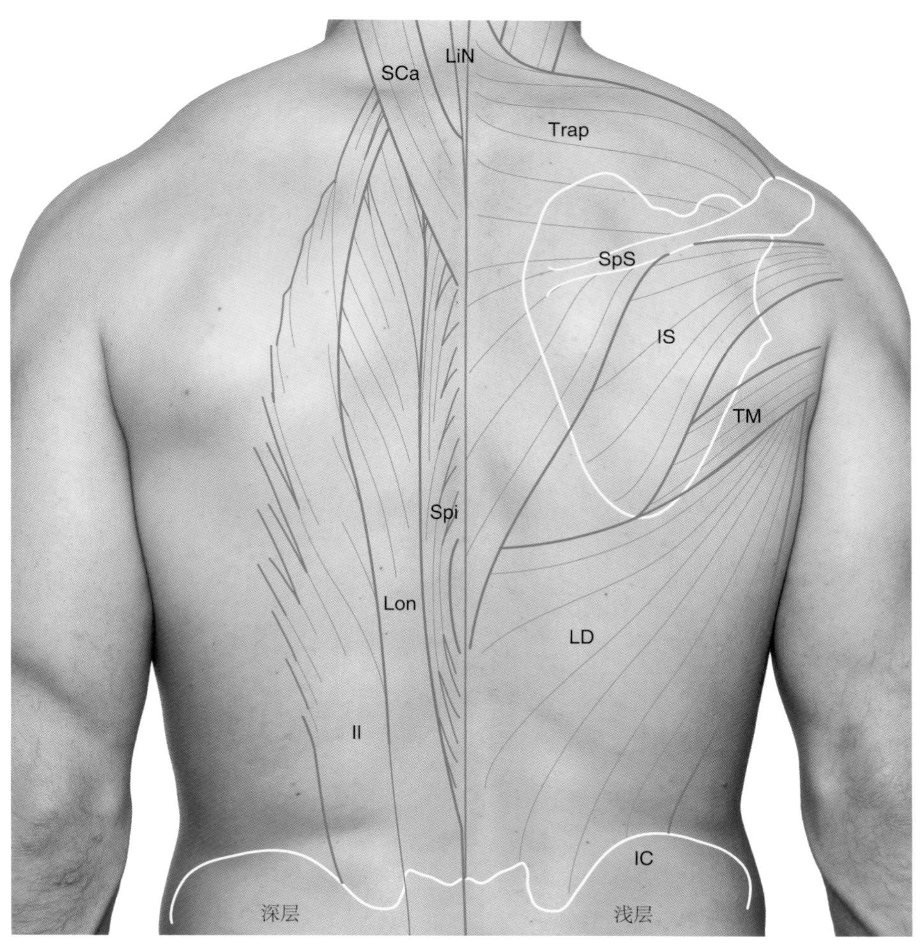

图5-9 背部肌群体表投影

IC：髂嵴；Il：髂肋肌；IS：冈下肌；LD：背阔肌；LiN：项韧带；Lon：最长肌；SCa：头半棘肌；Spi：棘肌；SpS：肩胛冈；TM：大圆肌；Trap：斜方肌。

练习（图5-9）

背部：

• 在背部右侧画斜方肌。从枕外隆突沿中线向下画一条线至T12棘突水平。在T12水平，沿外上方画线至斜方肌在肩胛冈和肩峰的止点处，继续沿内上方画线，终止于枕外隆突外侧2～3cm处。

• 在背部右侧画背阔肌。从T5棘突沿外上方画线至肱骨结节间沟内侧嵴，该线向下延续至髂嵴。

• 在背部左侧画头夹肌。在颈段，于后正中线外侧5cm可触及头夹肌。从枕外隆突外侧5cm开始，沿着肌肉走行向下画线，止于后正中线T4水平。

• 在背部左侧画竖脊肌。从紧邻棘突外侧的中线开始画棘肌，棘肌外侧是最长肌，在肋骨角水平是髂肋肌。

表5-3　背部深层肌群

<table>
<tr><th>肌肉</th><th>起点</th><th>止点</th><th>神经支配</th><th>功能</th></tr>
<tr><td colspan="5">棘横突肌群</td></tr>
<tr><td>头夹肌</td><td>项韧带、C7～T4棘突</td><td>乳突，上项线下方颅骨</td><td>C4～5颈神经后支</td><td>协同：头颈部外展；单独：头部旋转至一侧</td></tr>
<tr><td>颈夹肌</td><td>T3～T6棘突</td><td>C1～C3横突</td><td>C6～8颈神经后支</td><td>协同：颈部外展；单独：头部旋转至一侧</td></tr>
<tr><td colspan="5">竖脊肌群</td></tr>
<tr><td>髂肋肌（腰、胸、颈）</td><td>骶骨、肋骨角</td><td>肋骨角、C4～C7横突</td><td rowspan="3">对应的脊神经后支</td><td rowspan="3"></td></tr>
<tr><td>最长肌（胸、颈、头）</td><td>T1～L5横突、C4～C7关节突</td><td>C2～C6横突</td></tr>
<tr><td>棘肌（胸、颈、头）</td><td>T10～L2棘突</td><td>T1～T8和C2棘突</td></tr>
<tr><td colspan="5">横突棘肌群</td></tr>
<tr><td>半棘肌（胸、颈、头）</td><td>C7～T10横突</td><td>C2～T4棘突</td><td rowspan="3">对应的脊神经后支</td><td rowspan="3">外展、侧屈和旋转</td></tr>
<tr><td>多裂肌</td><td>骶骨、L1～L5乳突、T1～T12横突、C4～C7关节突</td><td>C2～L5棘突</td></tr>
<tr><td>回旋肌</td><td>L1～L5横突、T1～T12横突、C1～C7关节突</td><td>胸椎棘突</td></tr>
</table>

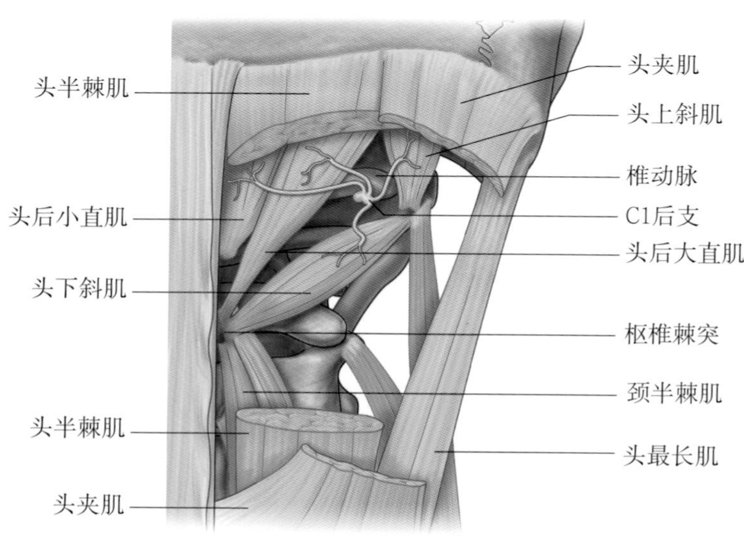

图5-10　枕下三角

表5-4　枕下肌群

肌肉	起点	止点	神经支配	功能
头后大直肌	枢椎棘突（C2）	枕骨下项线下外侧	C1、C2后支	头外展；脸转向肌肉同侧
头后小直肌	寰椎后结节（C1）	枕骨下项线下内侧	C1、C2后支	头外展
头上斜肌	寰椎横突（C1）	枕骨	C1后支	头外展并弯向同侧
头下斜肌	枢椎棘突（C2）	寰椎横突（C1）	C2后支	脸转向肌肉同侧

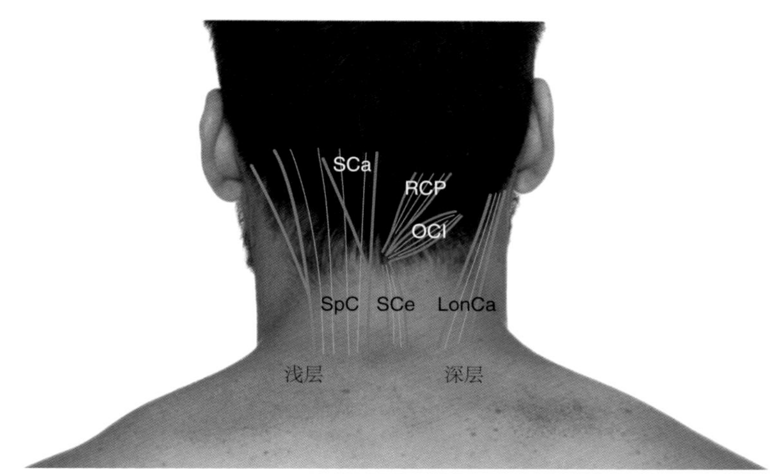

图5-11　颈后肌群体表投影
LonCa：头最长肌；OCI：头下斜肌；RCP：头后直肌；SCa：头半棘肌；SCe：颈半棘肌；SpC：头夹肌。

练习（图5-11）

颈后：

• 触诊枕骨。颅骨后方向下移动触诊枕外隆突，项区外侧是乳突。

• 触诊颈椎小关节，位于颈椎棘突外侧2cm处，斜方肌深方的小圆顶状突起。

颈部活动范围测试：

• 颈部屈伸活动测试。让被检查者保持肩部不动，尽量抬高和降低下巴。

• 颈部旋转活动测试。让被检查者保持肩部不动，尽量向左和向右转动脖子。

• 侧向屈曲活动测试。让被检查者保持肩部不动，耳朵接触同侧肩膀，正常倾斜角度约45°。

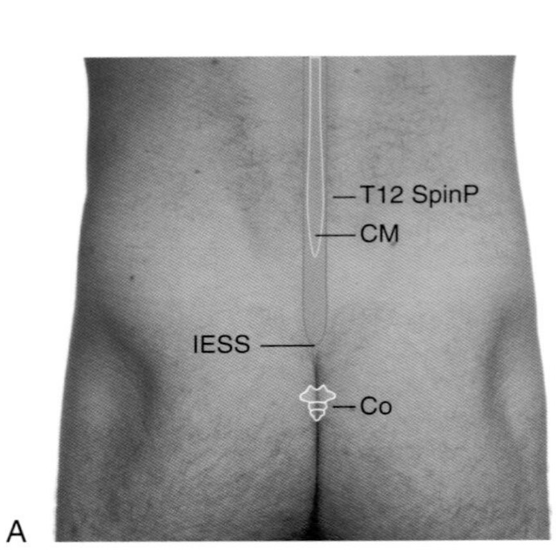

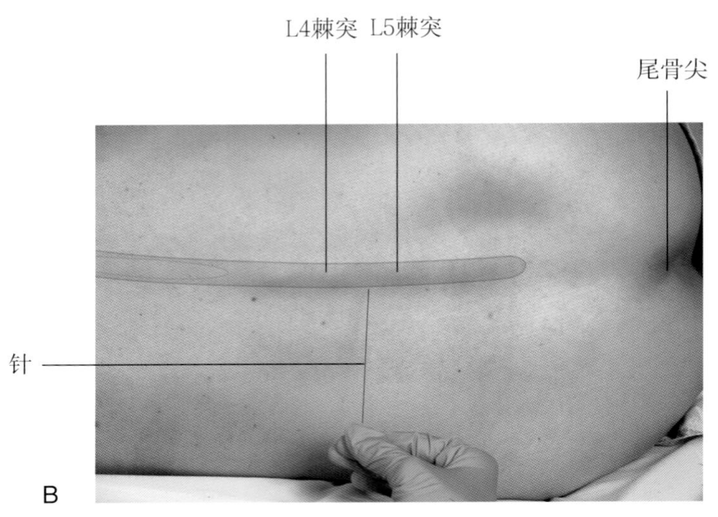

A：男性模特；B：显示腰椎穿刺部位。

图5-12　脊髓和蛛网膜下腔体表投影

CM：脊髓圆锥；Co：尾骨；IESS：蛛网膜下腔终点；SpinP：棘突。

31对脊神经与胚胎期椎体发育阶段一致。每一对从相对应的椎间孔分别发出。脊神经在颈段8对，胸段12对，腰段5对，骶段5对，尾段1对（图5-13）。脊神经出椎间孔后分成前后支。后支细小，位于后部，支配背部深层肌肉和相应区域的皮肤感觉。后支发出的内侧支支配关节突关节。粗大的前支绕过躯干从前面穿出，支配体壁肌肉和四肢神经丛。

临床应用

背部体表特征是胸腹部脏器定位，以及脊神经阻滞（局部或区域麻醉）时脊神经定位的标志，对于腰椎穿刺时脊髓终端的定位也非常重要。

腰痛临床症状复杂，分为特异性和非特异性两大类，影响日常工作且治疗费用大，已成为主要的社会经济问题之一。大多数患者为无明确病因的非特异性腰痛。这类患者中的大部分可能是肌肉劳损引起。非特异性腰痛分为急性、亚急性或慢性（症状持续时间超过3个月）。大部分患者均为症状持续时间少于2周的急性腰痛。只有10%的腰痛患者可以确定具体病因，如神经的机械卡压、炎症、感染、肿瘤、类风湿性关节炎或骨质疏松症。脊神经或神经根的机械卡压通常是髓核突出、椎管狭窄（椎管变窄）和椎体滑脱（椎骨向前或向后移动）导致。通常患者描述放射到下肢的疼痛（坐骨神经痛），以及下肢无力和麻木。这类患者绝大多数为慢性腰痛，症状持续时间超过3个月。腰痛的准确评估和诊断取决于对脊柱和下肢的全面检查，包括关节运动、肌肉压痛、肌肉力量、肌痛点、皮肤和皮神经定位等，所有这些检查都有赖于对浅表解剖知识的掌握。

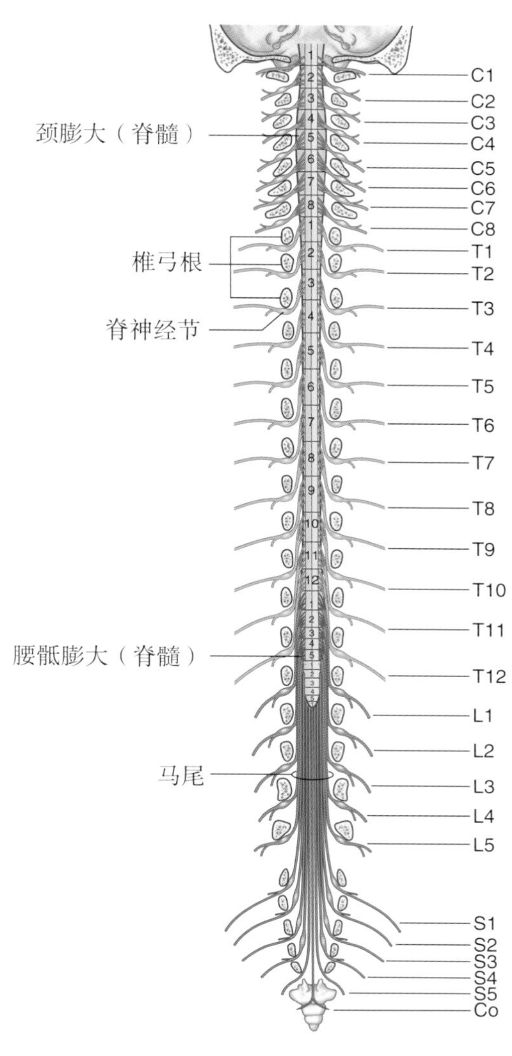

图5-13 椎管内脊神经走行

超声

检查体位

检查时被检查者背对检查者，坐于凳上或俯卧。背部屈曲使椎板和椎管间隙增大以利于检查。

探头

使用线阵或凸阵探头。探头的选择取决于要检查的背部区域和肌肉厚度。凸阵探头适用于显示深部结构。线阵探头深度2～6cm，凸阵探头深度6～12cm。

探头位置

探头紧邻棘突外侧放置，沿脊柱向头侧或足侧扫查，横切面观察短轴图，纵切面观察长轴图。探头呈纵切面置于椎弓板上，稍向内侧偏移，可更好地显示椎弓板和椎管间隙。旋转探头，在横切面上显示椎管。

图像特征

颈部

上颈部横切面显示颈椎后表面，呈高回声（图5-14）。其显著特征包括C2～C7棘突呈分叉状及椎板结构。覆盖于棘突上的项韧带呈一条纵行颈部的厚的高回声带。外侧可显示短横突。从C7水平向头侧的寰椎方向扫查，可显示几层肌肉：最表层是斜方肌上束，斜方肌上束朝向枕骨逐渐变薄；斜方肌深面是头夹肌；头夹肌深面是头半棘肌和颈半棘肌。每块肌肉都被清晰可辨的高回声肌筋膜包绕。多裂肌位于椎板附近、棘突和关节突之间。

胸部

探头置于T3～T6棘突中线外侧，横切面显示胸椎后表面和肩胛骨内侧缘（图5-15A）。浅层的斜方肌和深层的菱形肌位于上述骨性标志之间。探头置于肋间隙时可观察肋间肌。胸膜位于肋间肌深方，呈线样略强回声。肺组织含气体，声波全反射，表现为多重混响伪像。在纵切面上，肋骨表面呈短弧形高回声（图5-15B）。

探头置于下胸椎棘突外侧，横切面显示胸椎后表面（图5-16A）。棘上韧带是项韧带的延续，

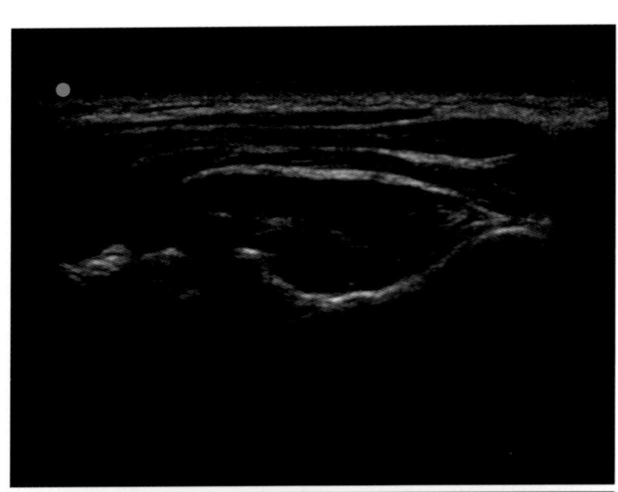

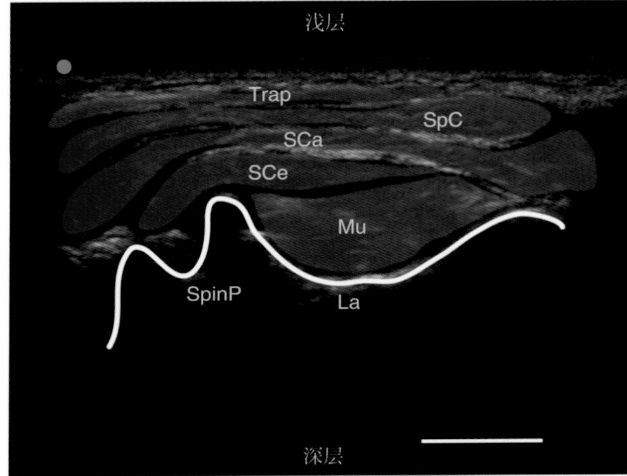

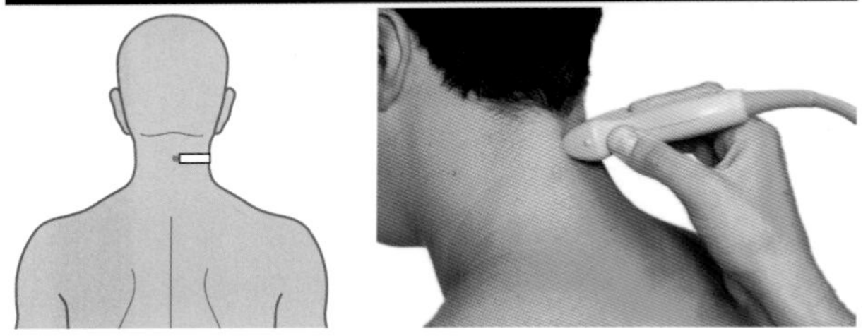

图5-14　项区右侧C5水平超声图像
La：椎弓板；Mu：多裂肌；SCa：头半棘肌；SCe：颈半棘肌；SpC：头夹肌；SpinP：棘突；Trap：斜方肌。标尺=1 cm 。

表现为棘突表面的高回声弧。肋骨角后表面位于横突外侧，表现为高回声斜线。竖脊肌群坐落于椎旁沟内，从内到外分别是胸棘肌、胸最长肌和胸髂肋肌。三块肌肉中胸棘肌最小，紧邻胸椎棘突。胸最长肌紧邻胸椎横突，胸髂肋肌覆盖于肋骨角的后表面。竖脊肌群深面是覆盖于椎弓板上的多裂肌。

探头呈纵切面置于椎弓板上，稍向内侧偏，显示椎弓板和椎管间隙（图5-16B），椎弓板表现为一排排弧形高回声。椎弓板之间的水平线分别是黄韧带、后硬脊膜和后纵韧带。黄韧带呈稍厚带状回声。位于黄韧带和后硬脊膜之间的低回声窄沟是硬膜外腔。脊髓被硬脊膜包绕，超声对脊髓细微结构的分辨率有限。

腰部

探头横切面显示腰椎后表面（图5-17A）。棘突表面是棘上韧带。背部深层肌群位于横突表面。横突内侧是多裂肌。多裂肌在腰区最厚，呈特征性的三角形。多裂肌外侧是竖脊肌群。范围最广的是紧邻横突的胸最长肌和覆盖于肋骨上的腰髂肋肌。探头呈纵切面置于椎弓板上，稍向内侧偏，显示椎弓板和椎管间隙（图5-17B）。该切面的图像与胸部显示图像相同。在高回声椎弓板之间，黄韧带、后硬脊膜和后纵韧带呈一条条纵行线。位于黄韧带和后硬脊膜之间的低回声窄沟是硬膜外腔。

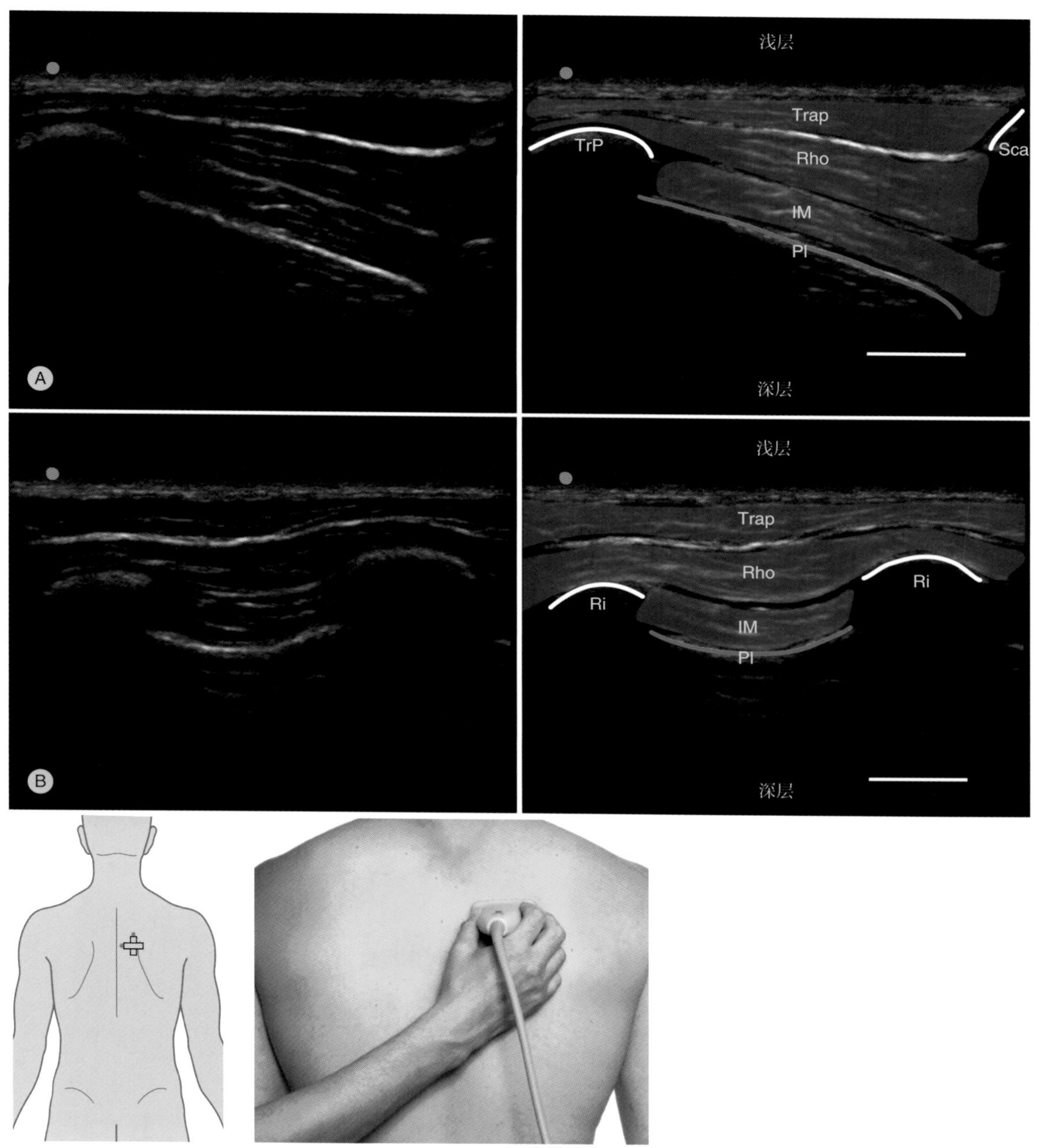

A：横切面；B：纵切面。
图5-15 胸背部右侧中段超声图像
IM：肋间肌；Pl：胸膜；Rho：菱形肌；Ri：肋骨；Sca：肩胛骨；Trap：斜方肌；TrP：横突。标尺=1 cm。

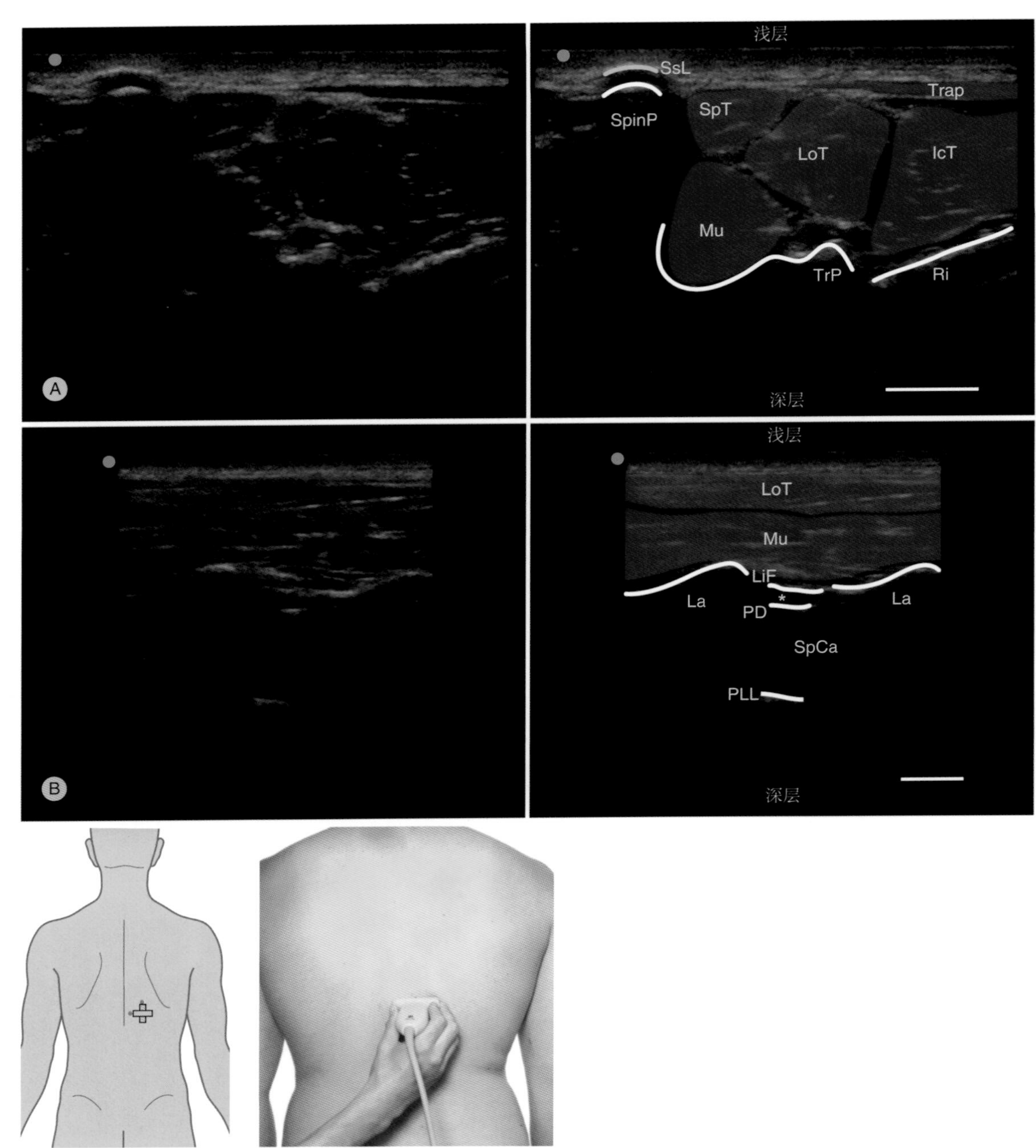

A：横切面；B：纵切面。

图5-16　胸背部右侧T10水平超声图像

*：硬膜外腔；PLL：后纵韧带；IcT：胸髂肋肌；La：椎弓板；LiF：黄韧带；LoT：胸最长肌；Mu：多裂肌；PD：后硬脊膜；Ri：肋骨；SpCa：椎管；SpinP：棘突；SpT：胸棘肌；SsL：棘上韧带；Trap：斜方肌；TrP：横突。标尺=1 cm。

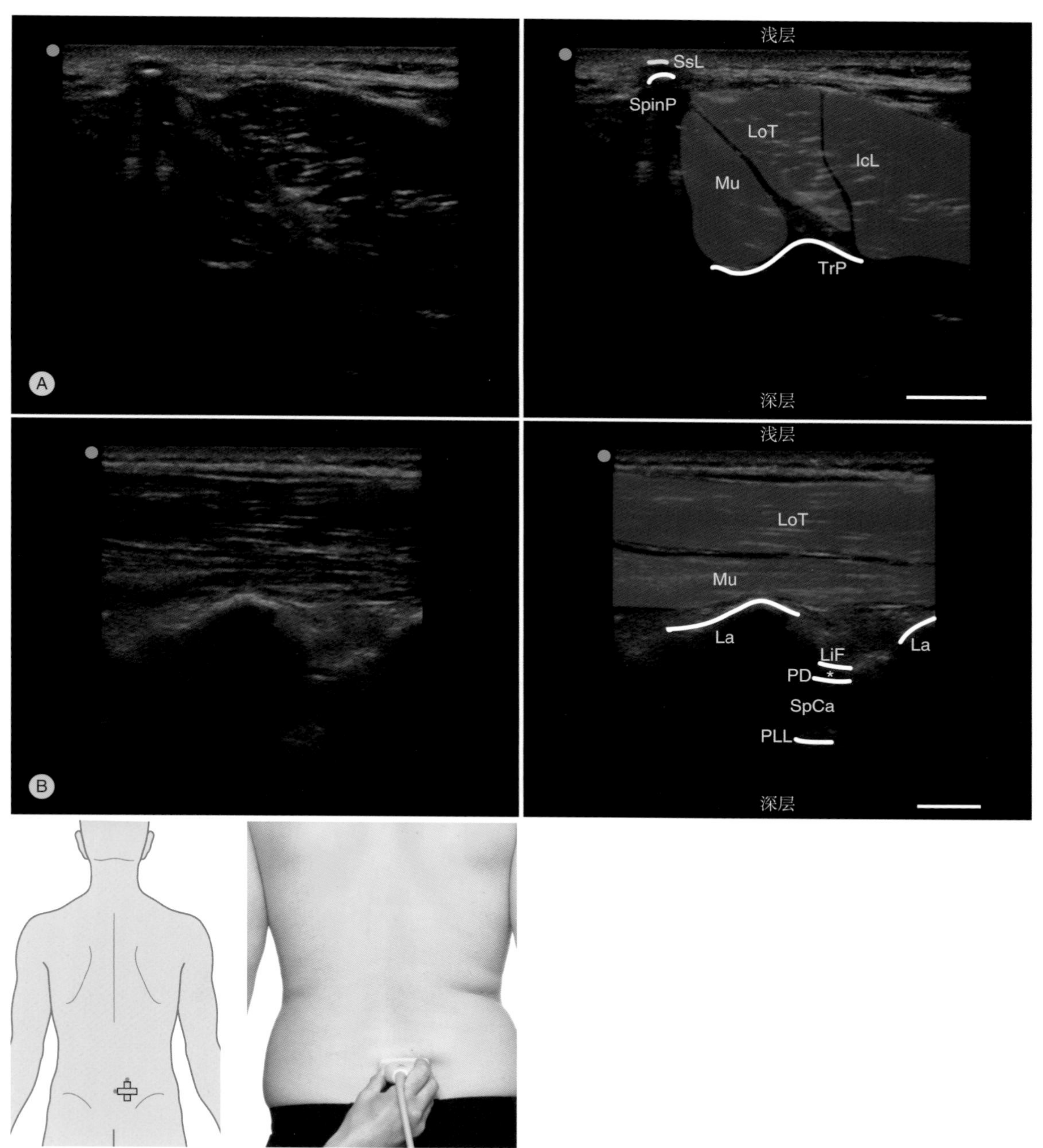

A：横切面；B：纵切面。

图5-17 腰背部右侧L4水平超声图像

*：硬膜外腔；PLL：后纵韧带；IcL：腰髂肋肌；La：椎弓板；LiF：黄韧带；LoT：胸最长肌；Mu：多裂肌；PD：后硬脊膜；SpCa：椎管；SpinP：棘突；SsL：棘上韧带；TrP：横突。标尺=1 cm。

临床应用

超声图像质量的改善使得超声在麻醉和疼痛管理领域中的应用日益广泛，如硬膜外穿刺和鞘内注射等操作的引导。通常情况下，脑脊液内给药操作需要掌握浅表解剖和触诊棘突等骨性标志的能力。然而有些患者，如肥胖等，骨性标志往往很难辨认。此时，超声成为引导硬膜外注射和硬膜外导管置入的重要工具。超声引导下神经阻滞的方法在缓解分娩、腹部手术或神经根性疼痛中特别重要。超声也常用于背部疼痛治疗时小关节周围注射的引导，以及难以辨认体表标志的腰椎穿刺引导。事实证明，使用超声可以减少穿刺次数。最近，超声还用于检测腰痛患者背部深层肌肉厚度变化，并作为评估脊柱侧凸（脊柱曲线侧偏）的工具。

汇总清单

- 背部骨骼体表投影
- 背部肌肉体表投影
- 背部生理曲度
- 背部运动
- 背部肌肉超声成像

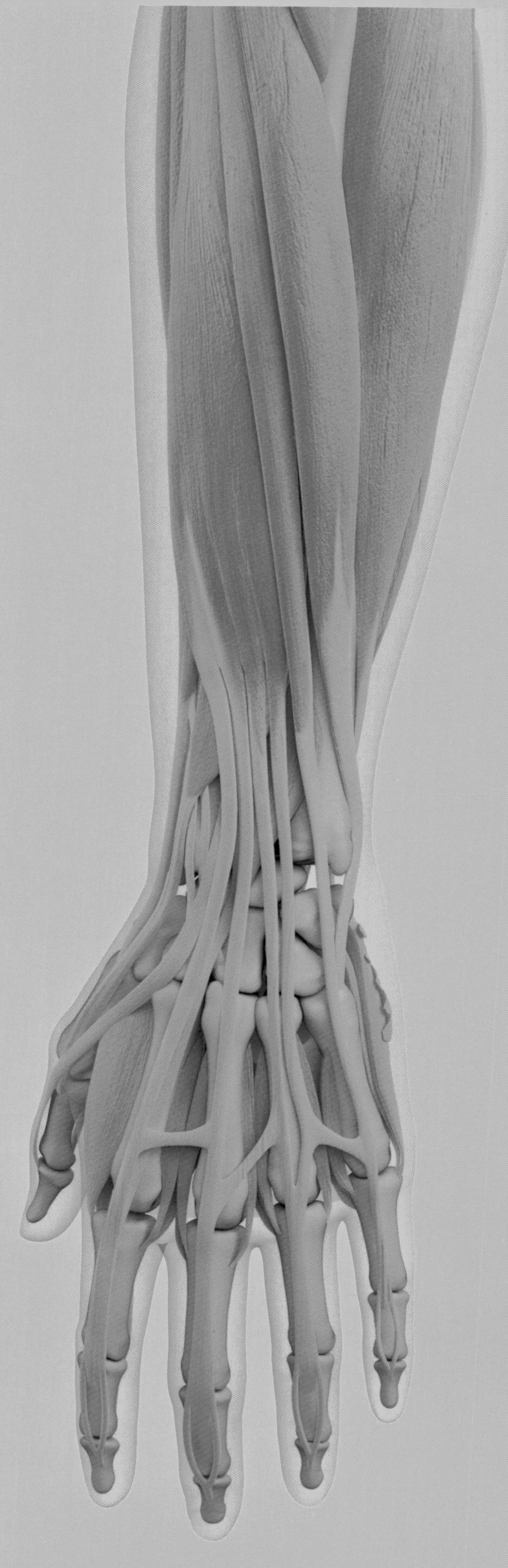

第六章　上　肢

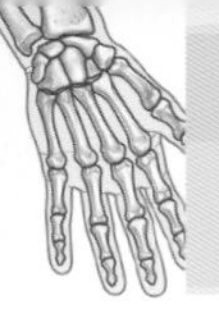

概述

上肢在盂肱关节处与肩胛带相关节，其主要功能是机械操控物体。上肢表面轮廓由肌肉、骨性标志、浅表组织和明显的血管走行（尤其是浅静脉）构成。上肢骨骼包括肩胛骨、锁骨、肱骨、桡骨、尺骨、腕骨、掌骨和指骨，分为四个区域：肩部、上臂、前臂和手。上臂和前臂被筋膜间隔分隔成不同的肌筋膜室，每一肌筋膜室容纳一组功能相关的肌肉群。掌握上肢的体表标志对于骨折、周围神经损伤和运动损伤的诊治具有重要意义。

浅表解剖

肩部

骨骼

肩部骨骼有肩胛骨、锁骨和肱骨。锁骨与肩胛骨共同构成肩胛带。肩胛带通过起自脊柱，止于肩胛骨和肱骨的背部浅层肌群与躯干相连。

锁骨呈横“S”形，其内侧向前凸起，外侧向后凹陷，全长都能被触诊。锁骨内侧端与胸骨构成胸锁关节，外侧端与肩峰构成肩锁关节（图6-1）。两个关节均可触诊。锁骨通过喙锁韧带维持上肢与躯干之间的稳定。喙锁韧带无法触诊。

肩胛骨是位于胸廓后方的三角形扁骨，有清晰的外侧缘、内侧缘和上缘，以及位于上下两端的肩胛上角和肩胛下角。其内侧缘和外侧缘可在体表触诊，而上缘难以触诊。肩胛骨上缘、锁骨外侧下方的钩状突起，称为喙突，可以触诊。肩胛冈是走行于肩胛骨背面的横行骨嵴，向外移行为肩峰。胸廓后方触诊肩胛冈，盂肱关节上方触诊肩峰。肩胛冈上、下方的区域分别是冈上窝和冈下窝（图6-2）。连接喙突与肩峰的喙肩韧带与喙突、肩峰构成喙肩弓，在喙突和肩峰的骨性标志之间触诊喙肩弓。

盂肱关节是肩部的主要关节，由肩胛骨的关节盂与肱骨头组成（见下文盂肱关节部分）。肱骨大结节及覆盖其上的三角肌形成肩部的圆隆外观。上臂侧面触诊肱骨大结节。上臂外旋，在上臂前面，肱骨大结节的内侧触诊肱骨小结节。上臂内收，肩锁关节下方是位于大、小结节之间的结节间沟（肱二头肌沟，图6-3）。结节间沟的近心端可以触诊。

肌肉

肩部的浅层肌肉是斜方肌和三角肌（表6-1，图6-4）。斜方肌是三角形片状肌肉，起自棘突，止于肩胛冈和锁骨远端，容易触诊。同样，三角肌也容易触诊。斜方肌深面是肩胛提肌和小、大菱形肌（表6-1，图6-4）。大菱形肌在斜方肌下束和肩胛骨内侧缘最下部触诊。

肩袖肌群包绕盂肱关节，由冈上肌、冈下肌、小圆肌、肩胛下肌组成，起自肩胛骨，止于肱骨大结节或小结节（表6-2，图6-5）。当上臂抗阻力外旋时，冈下肌和小圆肌在肩胛冈下方沿着肩胛骨外侧缘触诊，其他肩袖肌群则不易触诊。大圆肌位于小圆肌下方，上臂外展内旋时，在肩胛骨外侧缘和肱骨之间触诊大圆肌。

盂肱关节

盂肱关节是球窝关节，活动范围大，可做上臂的屈、伸、外展、内收、内旋、外旋和回旋动作。活动范围大的主要原因是大的肱骨头和浅的关节盂相关节。

关节盂形状和周围韧带的存在，使上臂外展的最大限度是90°（图6-6，图6-7）。若要使上臂高于头部，则需通过肩胛骨的旋转带动关节盂向上旋转，来增加上臂外展的角度。触诊肩胛冈和肩胛下角的位置变化感受肩胛骨的旋转。

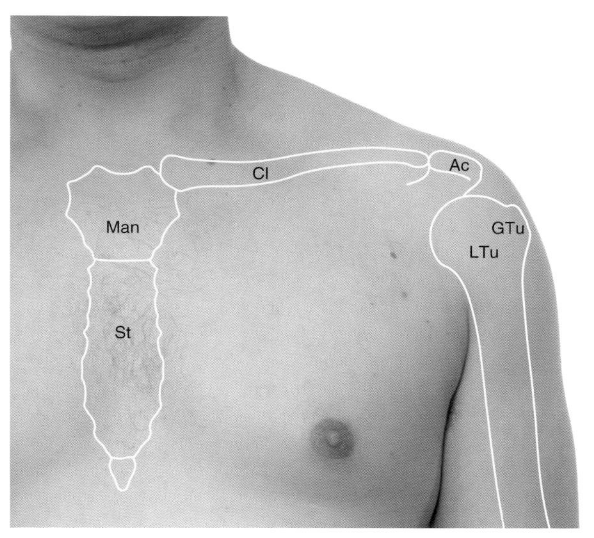

图6-1　肩部体表投影
Ac：肩峰；Cl：锁骨；GTu：大结节；LTu：小结节；Man：胸骨柄；St：胸骨。

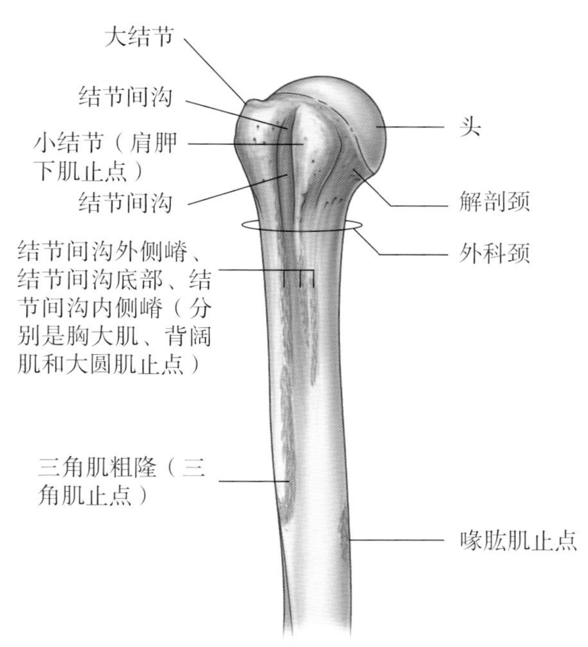

图6-3　右侧肱骨近端

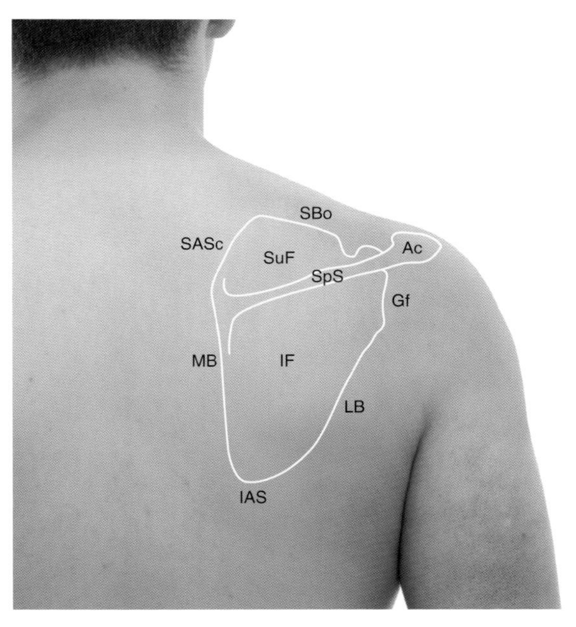

图6-2　肩胛骨体表投影
Ac：肩峰；Gf：关节盂；IAS：肩胛下角；IF：冈下窝；LB：外侧缘；MB：内侧缘；SASc：肩胛上角；SBo：上缘；SpS：肩胛冈；SuF：冈上窝。

练习（图6-1和图6-2）

侧面：

• 上臂位于身体一侧，轻度外旋，触诊位置更靠前的肱骨小结节。

• 触诊肱骨干远端1/2，其近端因三角肌包绕，无法触诊。

胸前：

• 触诊锁骨全长。

• 锁骨内侧末端触诊胸锁关节。肩膀上抬（耸肩）、下降（拉伸）或内收，感受胸锁关节活动。

• 锁骨外侧末端触诊肩锁关节。外展上臂至头部上方，感受肩锁关节活动。

• 触诊肩峰和喙突，喙突位于锁骨外侧末端的下方。

胸后：

• 第7肋水平定位肩胛下角，第2肋水平定位肩胛上角，分别画点。从肩胛下角开始，触

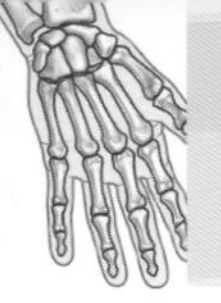

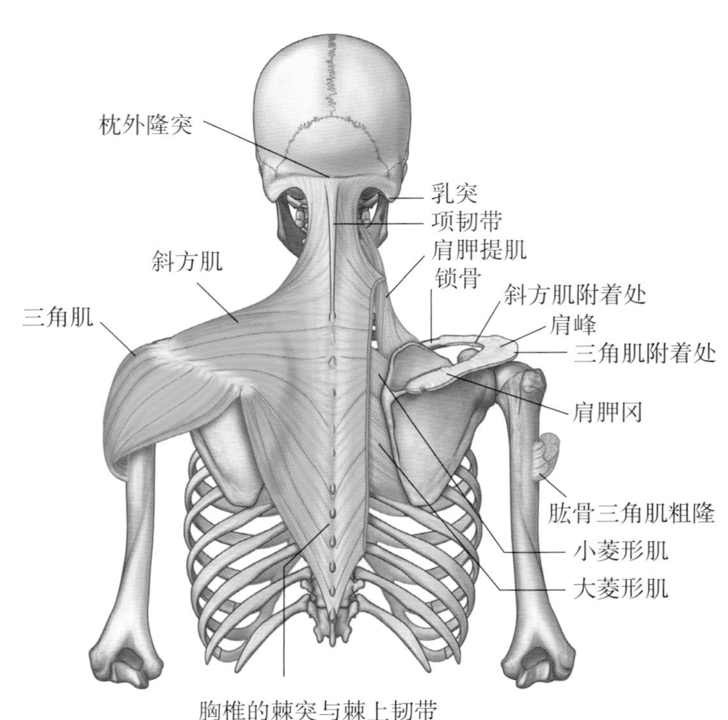

图6-4　斜方肌和三角肌附着处

表6-1　肩部肌群

肌肉	起点	止点	神经支配	功能
斜方肌	枕外隆突、项韧带、C7～T12棘突	肩胛冈、肩峰、锁骨中外1/3处	副神经和C3～C4前支	肩胛骨上抬、下降、内收和旋转
三角肌	肩胛冈、肩峰、锁骨中外1/3处	肱骨三角肌粗隆	腋神经（C5、C6）	上臂外展、屈曲和伸展
肩胛提肌	C1～C4横突	肩胛上角	C3～C4前支和肩胛背神经（C5）	肩胛骨上抬
小菱形肌	C7～T1棘突	肩胛骨内侧缘	肩胛背神经（C4、C5）	肩胛骨上抬和内收
大菱形肌	T2～T5棘突			

表6-2　肩胛区肌群

肌肉	起点	止点	神经支配	功能
冈上肌	肩胛骨冈上窝	肱骨大结节上部	肩胛上神经（C5、C6）	上臂外展15°
冈下肌	肩胛骨冈下窝	肱骨大结节中部		上臂外旋
小圆肌	肩胛骨外侧缘	肱骨大结节下部	腋神经（C5、C6）	
大圆肌	肩胛下角	肱骨结节间沟内侧缘	肩胛下神经下支（C5～C7）	上臂内旋和伸展
肩胛下肌	肩胛骨肩胛下窝	肱骨小结节	肩胛下神经上、下支（C5～C7）	上臂内旋

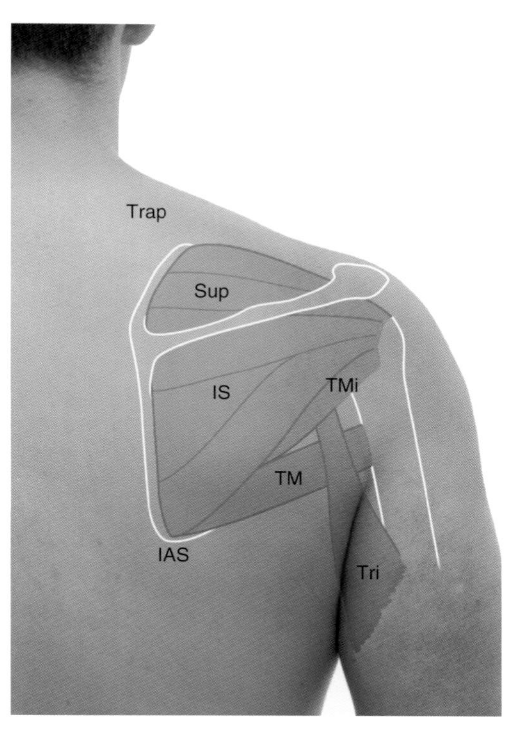

图6-5 肩部肌群体表投影
IAS：肩胛下角；IS：冈下肌；Sup：冈上肌；TM：大圆肌；TMi：小圆肌；Trap：斜方肌；Tri：肱三头肌。

练习（图6-1和图6-2）

诊肩胛骨内侧缘至肩胛上角。沿肩胛骨内侧缘作两点间的连线。

- T3椎体水平，近肩胛骨内侧缘中点触诊肩胛冈。沿肩胛冈走行画线。

腋窝

腋窝是颈、胸部的组织结构进入或离开上肢的门户，由顶、底和四个壁构成。形成腋窝边界的肌肉、骨性标志和皮肤褶皱可被触诊。穿行腋窝的主要结构是腋动脉、腋静脉和臂丛的分支。

腋窝的三角形入口是顶，其前界是锁骨，内侧界是第1肋，后界是肩胛骨上缘。以上骨性标志均可触诊。颈根部斜方肌外侧缘及锁骨后下方触诊第1肋。沿肩胛骨内侧缘，朝肩胛上角走行，定位肩胛骨上缘。腋窝底由皮肤和皮下组织构成。腋窝前壁由胸大肌和胸小肌构成，后壁由大圆肌、背阔肌和肩胛下肌构成，内侧壁由前锯肌构成，以上肌肉均可被触诊。腋窝外侧壁是肱骨干（图6-8，图6-9）。

练习（图6-5）

前面：

- 触诊腋窝入口。腋窝入口的前界是锁骨、内侧界是第1肋、后界是肩胛骨上缘。
- 胸大肌构成腋前壁。用拇指和示指捏起腋前皱褶触诊胸大肌。
- 触诊构成腋后壁的背阔肌和大圆肌。

后面：

- 拇指置于肩胛骨内侧缘，示指和中指置于肩胛骨外侧缘，上臂外展时检查肩胛骨的旋转。
- 肩胛冈下方触诊冈下肌、大圆肌和小圆肌。
- 使用已有的体表标志，沿肩胛骨外侧缘画小圆肌。
- 画大圆肌。大圆肌起自肩胛下角，向外上方延伸，止于结节间沟内侧缘。
- 画冈上肌、冈下肌和小圆肌。三块肌肉均向外侧延伸，止于肱骨大结节。

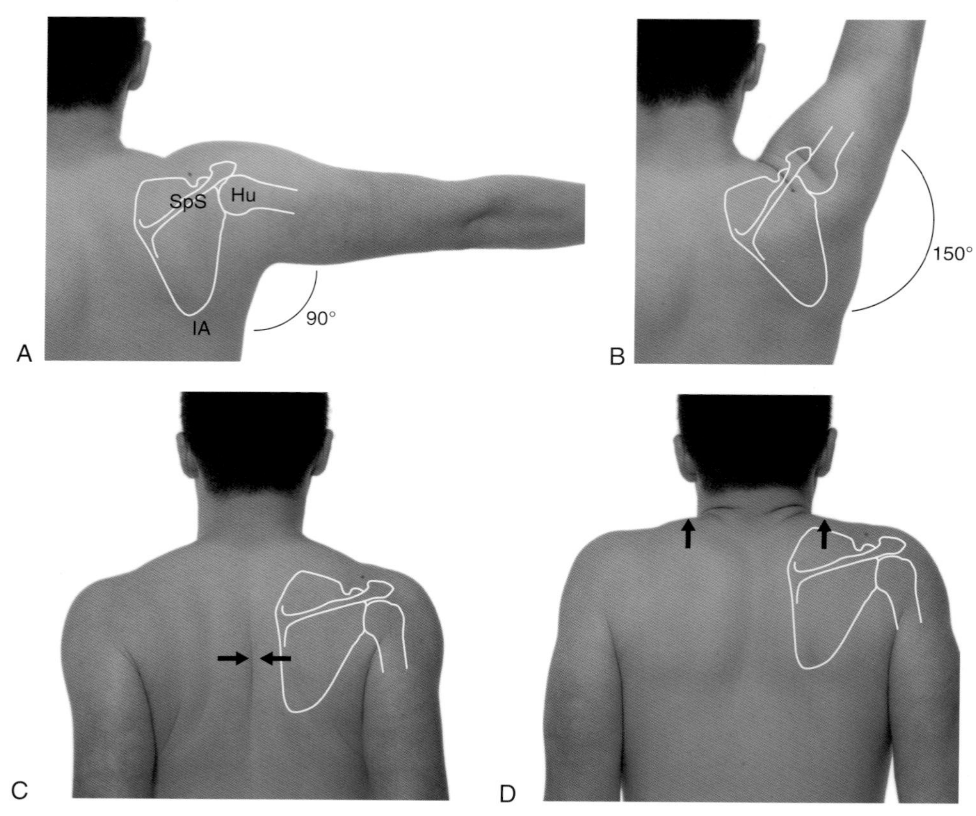

A：外展90°；B：外展150°；C：内收；D：上抬。
图6-6　肩胛骨的运动
Hu：肱骨；IA：肩胛下角；SpS：肩胛冈。

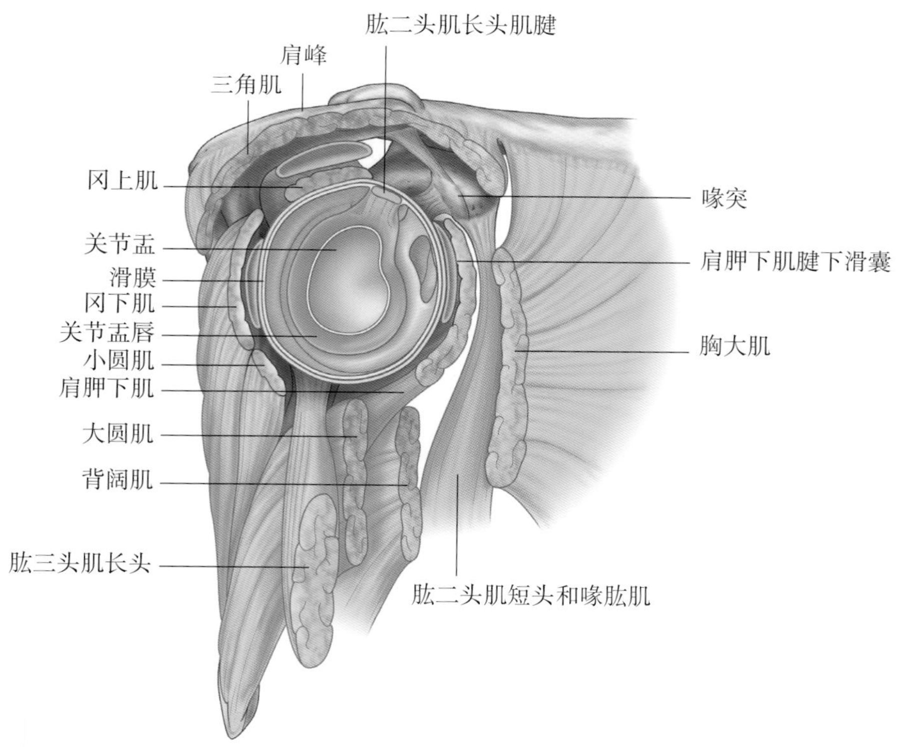

图6-7　右侧盂肱关节侧面图（去掉肱骨显示肩袖肌群）

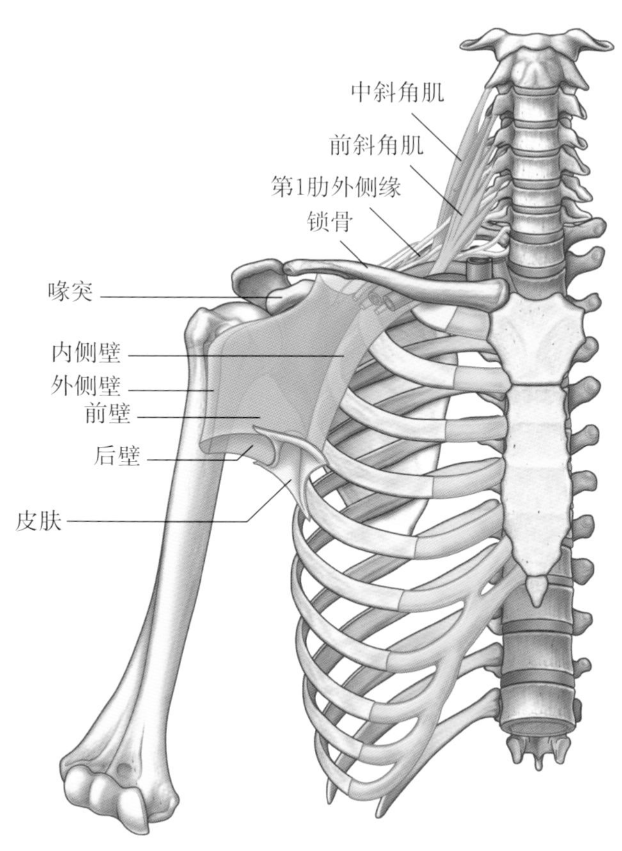

图6-8 腋窝（颈和上臂之间的通路）

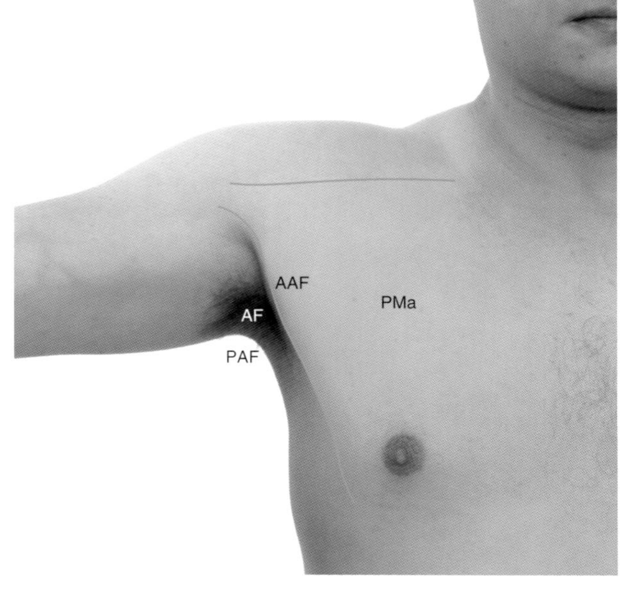

图6-9 腋窝体表投影
AAF：腋前褶皱；AF：腋窝；
PAF：腋后褶皱；PMa：胸大肌。

上臂

骨骼

上臂骨骼是肱骨。肱骨头、肱骨大结节和小结节已在前文介绍（图6-3）。触诊到肱骨大、小结节后，其正下方是肱骨外科颈。肱骨干横截面呈三角形，沿其长轴，可触诊肱骨干。肱骨干后面是桡神经沟，桡神经和肱深动脉在沟内走行，体表无法触诊。上臂中部的肱骨干和肌筋膜，将上臂肌群分为前群和后群。肱骨远端，肘关节内、外侧分别触诊肱骨外上髁和内上髁。在肱骨内、外上髁上方触诊到的骨嵴分别是外侧髁上嵴和内侧髁上嵴。肱骨髁间软骨的两个关节面，肱骨小头（外侧）和肱骨滑车（内侧）不易触诊（图6-10）。

肌肉

前肌群

上臂前肌群包括肱二头肌、喙肱肌和肱肌（表6-3）。肱二头肌在上臂前面形成肌性隆起，尤其当前臂屈曲导致肱二头肌收缩时更为明显（图6-11，图6-12）。上臂外展外旋时，喙肱肌沿连接喙突至肱骨干的斜线走行。肱肌位于肱二头肌深面，紧邻肘部，扁平形，可在肱二头肌的两侧触诊。

后肌群

上臂后肌群唯一的肌肉是肱三头肌（表6-3，图6-11和图6-12）。上臂外展外旋时，可观察到肱三头肌的三个头。长头起自肩胛骨盂下结节，在上臂后外侧和后内侧分别触诊外侧头和内侧头。肱三头肌肌腱止于尺骨鹰嘴。

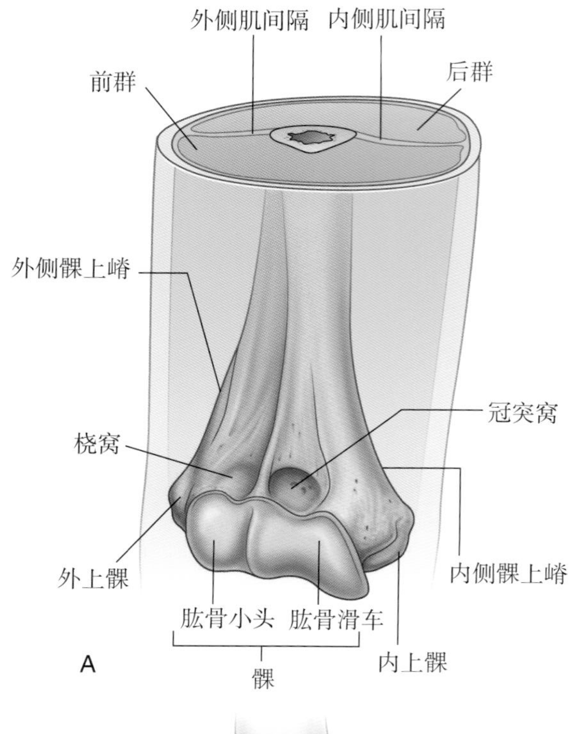

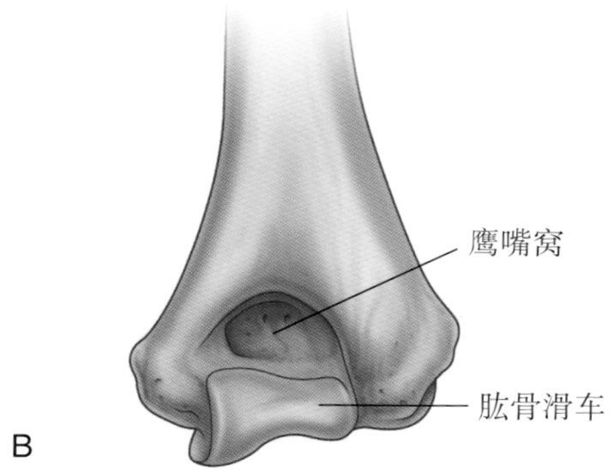

A：前面；B：后面。
图6-10　肱骨远端

肘关节

肘关节由三个关节构成（图6-13）。肱骨滑车与尺骨、肱骨小头与桡骨之间形成铰锁关节，使前臂屈曲和伸展。桡骨小头和尺骨构成的桡尺近端关节是枢轴关节，使前臂旋前和旋后。在肘关节两侧触诊肱骨外上髁和内上髁。分别在肱骨内上髁和尺骨之间、肱骨外上髁和桡骨之间，触诊支撑肘关节的内、外侧副韧带。尺骨鹰嘴是肘后部的骨性标志。肘管是位于尺骨鹰嘴与肱骨内上髁之间的浅沟（图6-14）。肘管是尺神经在肘关节绕行的通道。肘管内压力增加可压迫尺神经，导致肘管综合征。

肘窝

肘窝是肘关节前面的三角形区域。肱骨内、外上髁连线的中点是肘窝中间点。肘窝内侧界是旋前圆肌，外侧界是肱桡肌。前臂近端外侧的明显隆起是旋前圆肌（图6-15）。肘窝内有正中神经和肱动脉走行，肱动脉在肘窝内分为桡动脉和尺动脉。肘窝内的正中神经位于尺动脉内侧，向前臂走行，支配前臂屈肌群。肘关节屈曲，触诊止于桡骨粗隆的肱二头肌肌腱。大部分人的肘正中静脉斜行穿过肘窝。上肢内侧的贵要静脉和上肢外侧的头静脉通过肘正中静脉连接。肘正中静脉是静脉穿刺的重要部位。

表6-3　上臂前后肌群

肌肉	起点	止点	神经支配	功能
喙肱肌	喙突	肱骨中部	肌皮神经（C5～C7）	上臂屈曲
肱二头肌	长头：肩胛骨盂上结节； 短头：喙突	桡骨粗隆	肌皮神经（C5、C6）	前臂屈曲和旋后；上臂屈曲
肱肌	肱骨前面	尺骨粗隆	肌皮神经（C5、C6）	前臂屈曲
肱三头肌	长头：肩胛骨盂下结节； 内侧头和外侧头：肱骨后面	尺骨鹰嘴	桡神经（C6～C8）	上臂和前臂伸展

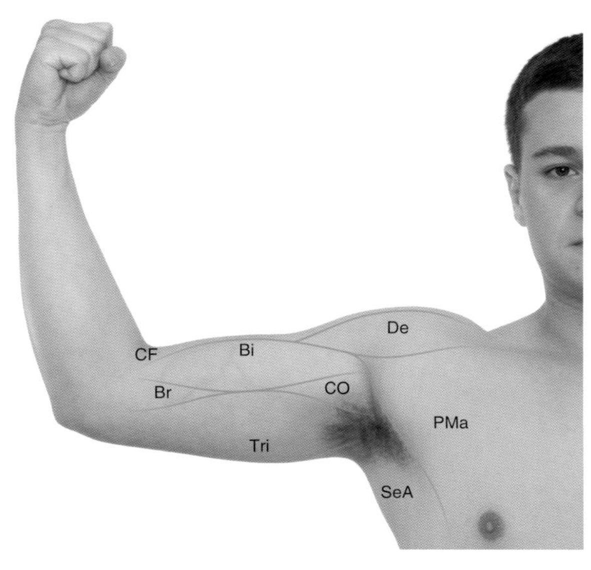

图6-11 上臂前面体表投影
Bi：肱二头肌；Br：肱肌；CF：肘窝；CO：喙肱肌；De：三角肌；PMa：胸大肌；SeA：前锯肌；Tri：肱三头肌。

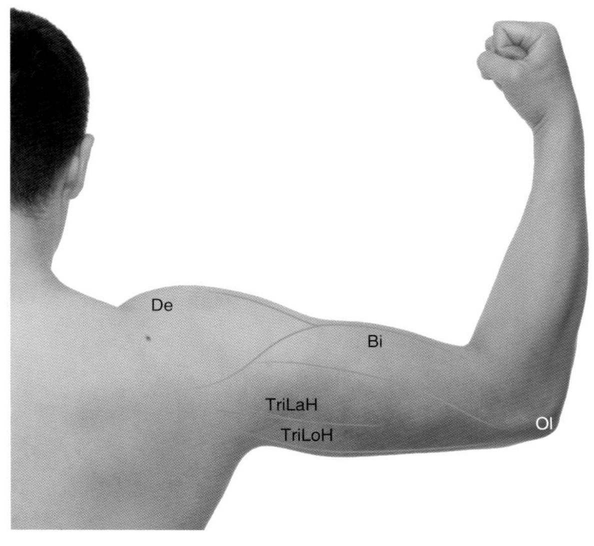

图 6-12 上臂后面体表投影
Bi：肱二头肌；De：三角肌；Ol：尺骨鹰嘴；TriLaH：肱三头肌外侧头；TriLoH：肱三头肌长头。

练习（图6-11和图6-12）

- 上臂外展时触诊三角肌。
- 嘱被检查者抗阻力前臂屈曲，使肱二头肌和肱肌处于等长收缩状态，触诊肱二头肌和肱肌。
- 嘱被检查者抗阻力前臂伸展，使肱三头肌处于等长收缩状态，触诊肱三头肌。定位肱三头肌的长头、内侧头和外侧头。
- 触诊止于尺骨鹰嘴的肱三头肌肌腱。此处位置表浅，用于腱反射检查。

前臂

骨骼

前臂骨骼包括尺骨和桡骨（图6-16）。解剖位时尺骨和桡骨分别位于前臂的内、外侧。桡骨远端膨大，与腕骨近端形成桡腕关节。在前臂远端触诊桡骨，而桡骨干近端被肌肉包绕，无法触诊。桡骨茎突位于前臂外侧近腕关节，易于触诊。跌倒时手掌着地常导致桡骨茎突骨折。尺骨近端在肘关节处膨大为鹰嘴。鹰嘴和尺骨干易于触诊。尺骨茎突为尺骨远端的锥形突起，易于触诊。桡骨和尺骨间有两个关节，分别是桡尺远端关节和桡尺近端关节，使桡骨绕尺骨做旋前和旋后动作，而尺骨保持静止（图6-17）。

肌肉

前肌群

前臂屈肌群分为三层：浅层、中层和深层（表6-4），负责手的屈曲、外展和内收，手指屈曲和前臂旋前。

浅层四块肌肉从外到内依次是旋前圆肌、桡侧腕屈肌、掌长肌和尺侧腕屈肌（图6-18，图6-19A和表6-4）。掌长肌是退化后的遗迹，人群中约

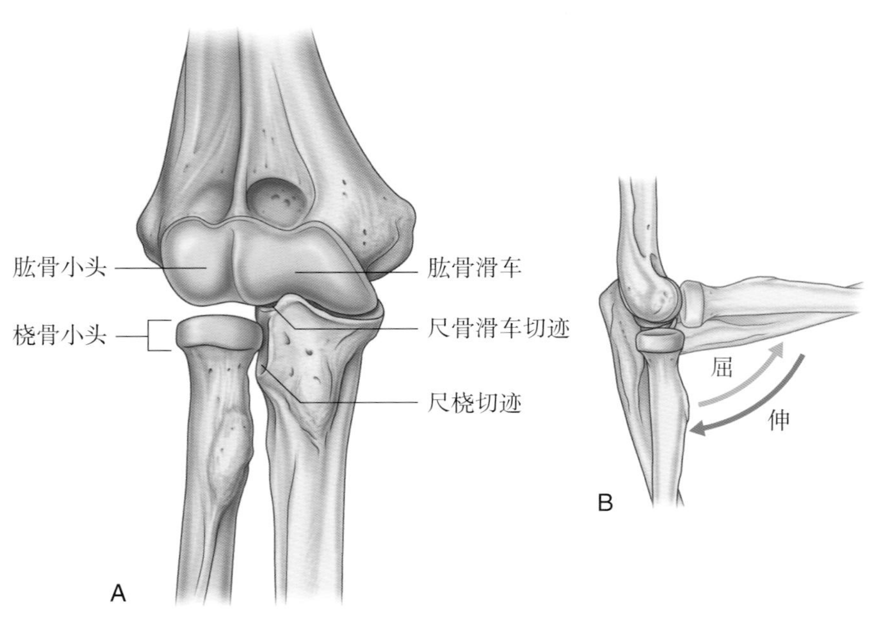

A：骨和关节表面；B：屈和伸。
图6-13　肘关节的组成和运动

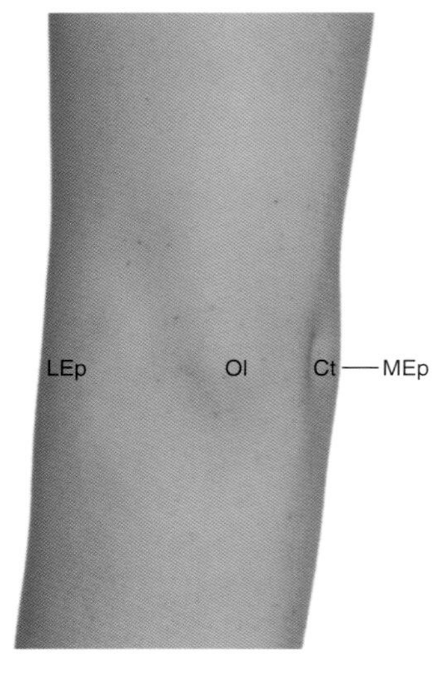

图6-14　肘关节后面体表投影
Ct：肘管；LEp：外上髁；MEp：内上髁；Ol：尺骨鹰嘴。

练习（图6-13和图6-14）

- 肘关节两侧的骨性突起是肱骨内上髁和肱骨外上髁，分别触诊。
- 肘部后外侧触诊桡骨小头。前臂伸展，在肱桡肌隆起和尺骨鹰嘴之间的皮肤凹陷处定位桡骨小头。
- 前臂旋前和旋后时触诊桡骨小头。
- 肘后部触诊尺骨鹰嘴。

15%可缺失。浅层肌群起自肱骨内上髁的屈肌总腱，均可在前臂触诊。做抗阻力旋前动作，辨别斜行止于桡骨中部的旋前圆肌。腕关节抗阻力屈曲和外展时，可见桡侧腕屈肌及其肌腱止于第2、第3掌骨。腕关节抗阻力屈曲，第1指和第5指对合，观察掌长肌肌腱。如果掌长肌没有缺失，则掌长肌肌腱表现为手腕中部近腕横纹的突起。腕关节抗阻力屈曲和内收时，可在前臂内侧触诊尺侧腕屈肌。临床上区分以上肌腱有助于定位桡动脉、尺动脉、正中神经和尺神经。

中层只有指浅屈肌一块肌肉（图6-19B，表6-4）。该肌肉发出4条肌腱，止于第2～5指中节指

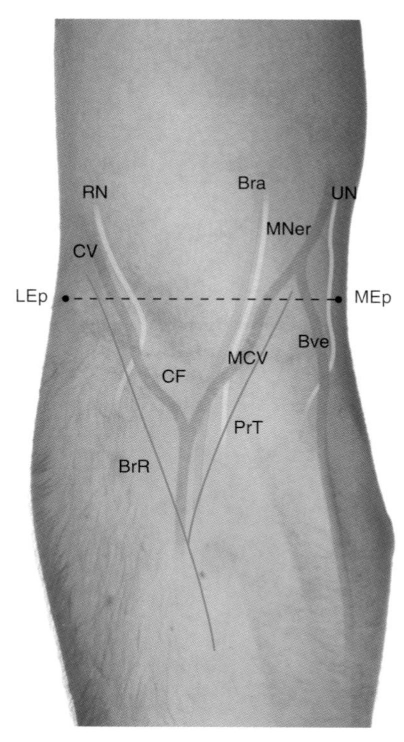

图6-15 肘窝体表投影

Bra：肱动脉；BrR：肱桡肌；Bve：贵要静脉；CF：肘窝；CV：头静脉；LEp：肱骨外上髁；MCV：肘正中静脉；MEp：肱骨内上髁；MNer：正中神经；PrT：旋前圆肌；RN：桡神经；UN：尺神经。

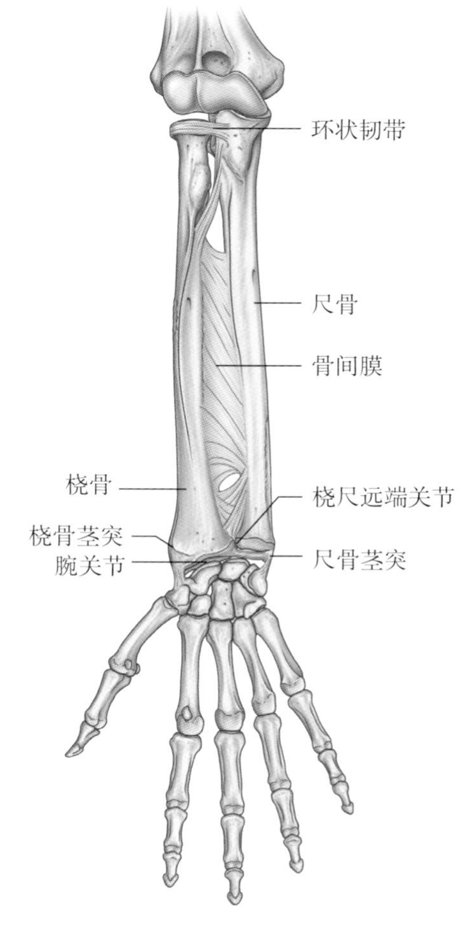

图6-16 桡尺远端关节和骨间膜

练习（图6-15）

上臂处于解剖位：

• 确认肘窝边界。肱骨内上髁和外上髁的连线是肘窝上界，内侧界是旋前圆肌，外侧界是肱桡肌。

• 止血带系于上臂中部（如无止血带，用手握住上臂中部），触诊头静脉、贵要静脉和肘正中静脉。肘正中静脉在肘窝处连接头静脉和贵要静脉。

• 肘关节部分屈曲时，在肘窝内触诊肱二头肌肌腱。

骨。腕关节抗阻力屈曲时，辨识位于浅层肌群深方的部分指浅屈肌腱。

深层三块肌肉分别是指深屈肌、拇长屈肌和旋前方肌。体表无法触诊深层肌肉及其肌腱（图6-19C，表6-4）。

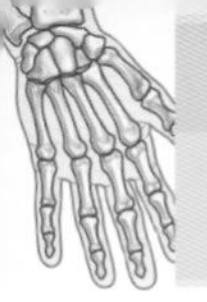

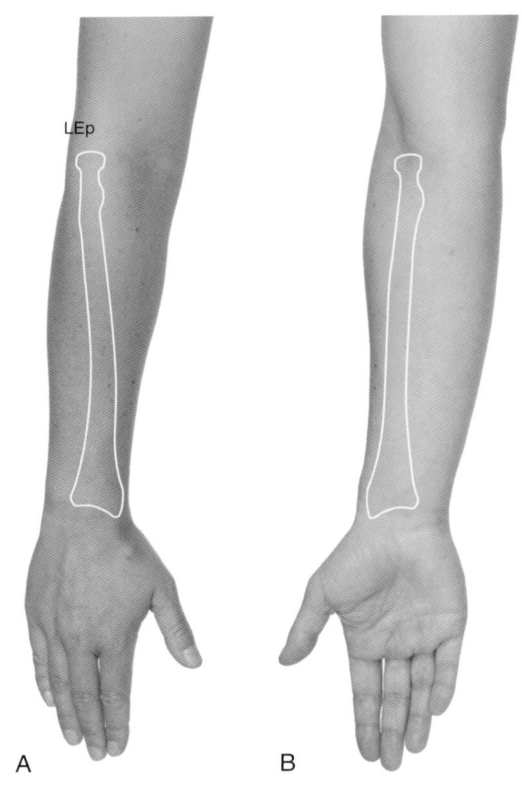

A：旋前；B：旋后。
图6-17
LEp：肱骨外上髁。

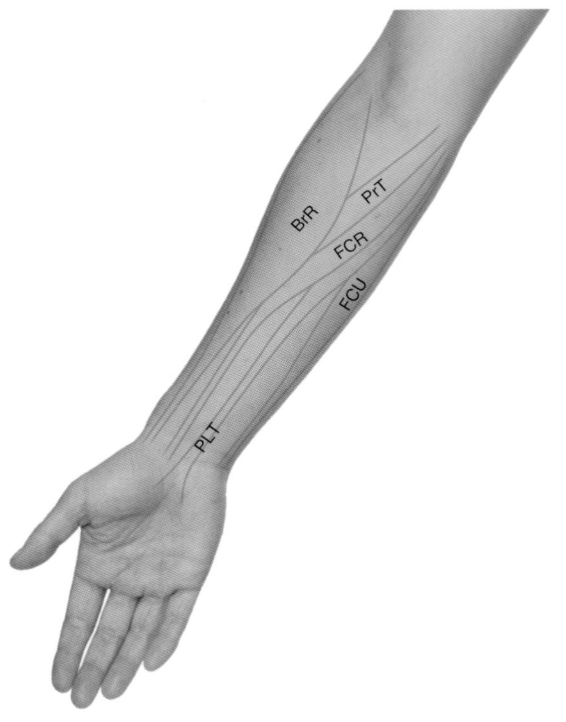

图6-18　前臂屈肌群体表投影
BrR：肱桡肌；FCR：桡侧腕屈肌；FCU：尺侧腕屈肌；PLT：掌长肌腱；PrT：旋前圆肌。

后肌群

前臂伸肌群分为浅层和深层，负责手部的伸展、外展、内收，手指的伸展和前臂旋后。

浅层有七块肌肉，分别是肱桡肌、桡侧腕长伸肌、桡侧腕短伸肌、指伸肌、小指伸肌、尺侧腕伸肌和肘肌（表6-5）。

肱桡肌在前臂前外侧皮下形成一个肌性隆起。肱桡肌的近心端是肘窝的外侧界。桡侧腕长伸肌和桡侧腕短伸肌位于肱桡肌深面。腕关节抗阻力伸展、外展时，在前臂后外侧触诊桡侧腕长伸肌和桡侧腕短伸肌（图6-20）。

指伸肌是第2～5指的主要伸肌。手伸展时于前臂后方触诊指伸肌肌腹。于手背面可见指伸肌的

练习（图6-16和图6-17）

- 触诊尺骨干和尺骨茎突。
- 触诊桡骨干和桡骨茎突。
- 前臂旋前、旋后时，检查桡骨运动。

练习（图6-18）

- 嘱被检查者抗阻力前臂旋前，在等长收缩状态辨认旋前圆肌。
- 嘱被检查者抗阻力手部屈曲、外展，在等长收缩状态辨认桡侧腕屈肌。近腕关节处，触诊桡侧腕屈肌腱。
- 前臂内侧触诊尺侧腕屈肌。
- 近腕关节处辨认指浅屈肌腱，位于桡侧腕屈肌腱深面。
- 画旋前圆肌：起自肱骨内上髁，止于桡骨外侧面。
- 画桡侧腕屈肌：沿前臂下行，止于第2、第3掌骨底。
- 画掌长肌：肌腹小，肌腱延续为掌腱膜。
- 画尺侧腕屈肌：止于豌豆骨。

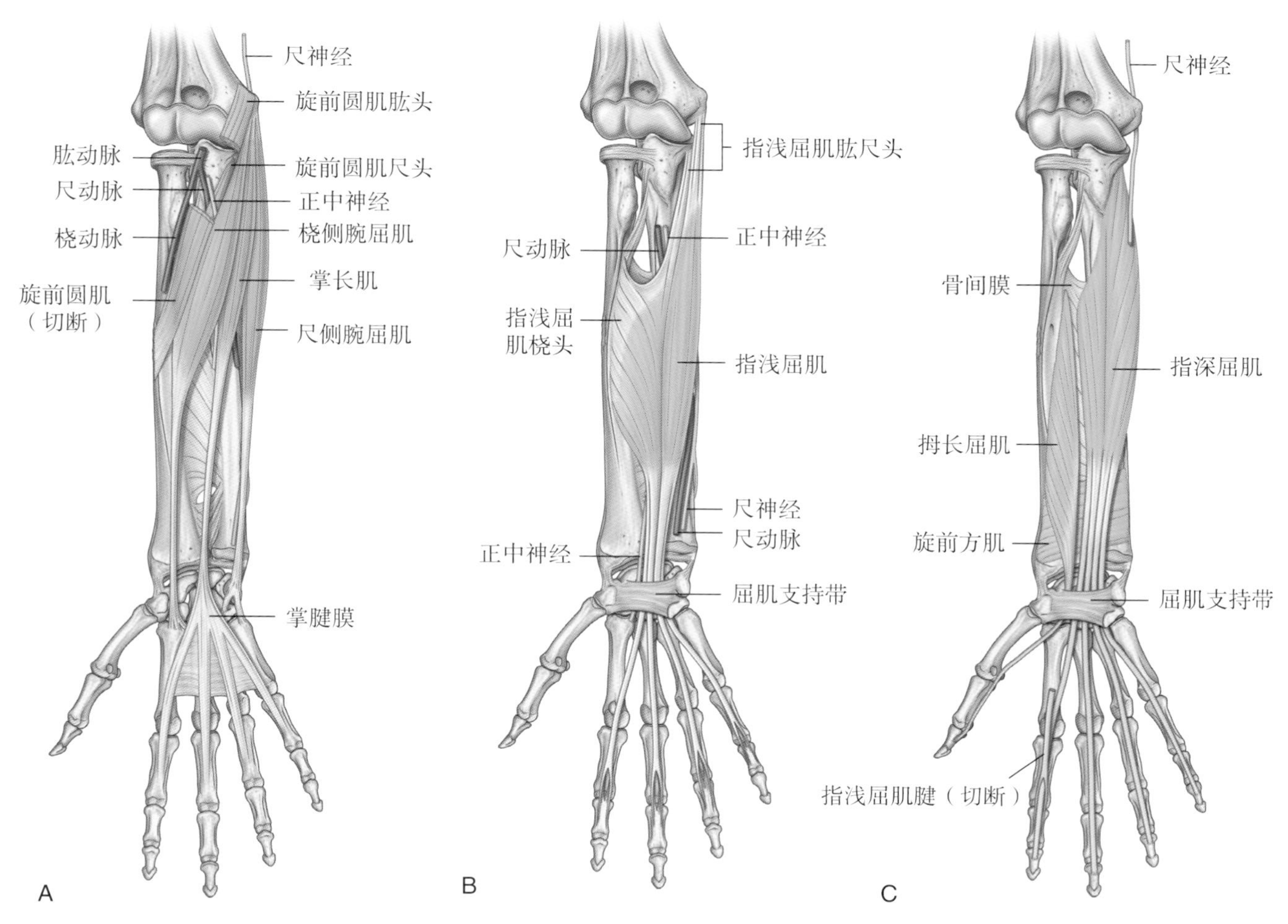

A：前臂肌群浅层；B：前臂肌群中层；C：前臂肌群深层。
图6-19

四条肌腱分别止于第2～5指的中节和远节指骨（图6-21）。小指伸肌不易观察，但在手背内侧，可触诊在第5指上突起的两条肌腱，其中靠外侧的是小指伸肌腱。腕关节抗阻力伸展和内收时，于前臂后内侧触诊尺侧腕伸肌（图6-20）。肘肌是位于肘后三角的短肌，其边界由桡骨小头、肱骨外上髁和尺骨鹰嘴尖构成，易于触诊，是肘关节抽吸术的体表标志。

深层有五块肌肉，分别是旋后肌、拇长展肌、拇短伸肌、拇长伸肌、示指伸肌。以上肌肉在体表无法识别，而三块“露头肌”，拇短伸肌、拇长伸肌和拇长展肌的肌腱可在体表观察到。它们从指伸肌和桡侧腕短伸肌之间露出，形成解剖鼻烟窝的边界（图6-22）。拇指伸展时，鼻烟窝的边界更易于识别。解剖位时，鼻烟窝的外侧界是拇长展肌和拇短伸肌的肌腱，内侧界是止于拇指远节指骨的拇长伸肌腱。

练习（图6-20和图6-22）

- 前臂外侧触诊肱桡肌。
- 嘱被检查者抗阻力手部伸展和外展，使桡侧腕长伸肌处于等长收缩状态，在前臂后外侧触诊。
- 触诊指伸肌。在手背追踪指伸肌四条肌腱分别止于第2～5指。
- 嘱被检查者抗阻力手部伸展和内收，使尺侧腕伸肌处于等长收缩状态进行触诊。
- 画肱桡肌：起自肱骨外上髁上嵴，止于桡骨茎突。
- 画桡侧腕长伸肌和桡侧腕短伸肌：止于第2、第3掌骨底。
- 画指伸肌：四条肌腱分别止于第2～5指。
- 画尺侧腕屈肌：止于第5掌骨底。
- 拇指外展，画解剖"鼻烟窝"边界：外侧界是拇长展肌腱和拇短伸肌腱，内侧界是拇长伸肌腱。
- 触诊位于鼻烟窝内的桡动脉。

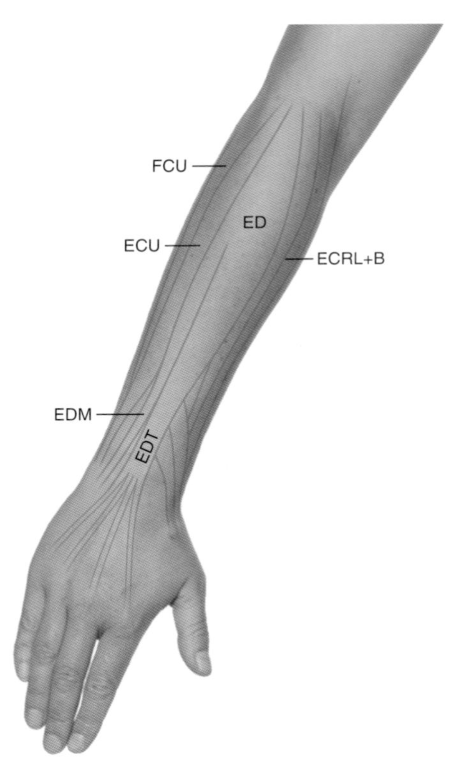

图6-20　前臂伸肌群体表投影
ECRL+B：桡侧腕长伸肌和桡侧腕短伸肌；ECU：尺侧腕伸肌；ED：指伸肌；EDM：小指伸肌；EDT：指伸肌腱；FCU：尺侧腕屈肌。

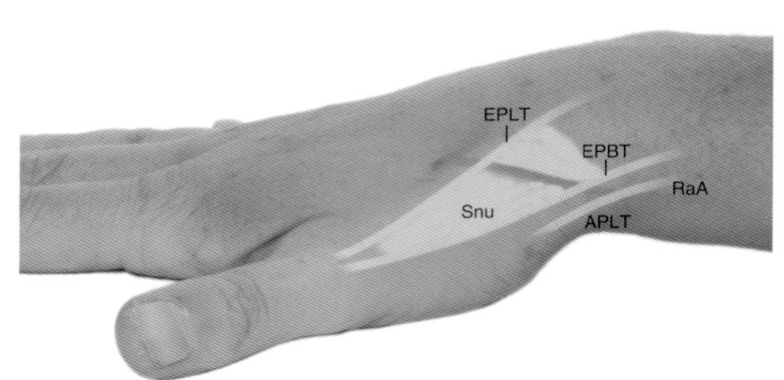

图6-22　解剖鼻烟窝体表投影
APLT：拇长展肌腱；EPBT：拇短伸肌腱；EPLT：拇长伸肌腱；RaA：桡动脉；Snu：鼻烟窝。

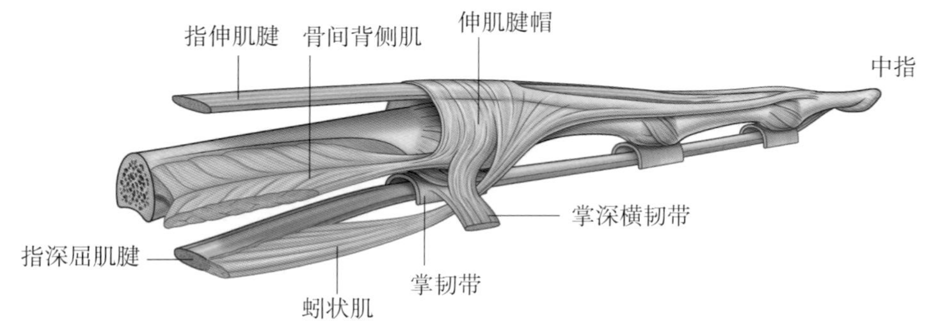

图6-21　伸肌腱帽

表6-4　前臂屈肌群

<table>
<tr><th>肌肉</th><th>起点</th><th>止点</th><th>神经支配</th><th>功能</th></tr>
<tr><td colspan="5">浅层</td></tr>
<tr><td>尺侧腕屈肌</td><td rowspan="3">肱骨内上髁</td><td>豌豆骨、钩骨和第5掌骨底</td><td>尺神经（C7、C8、T1）</td><td>腕关节屈曲和内收</td></tr>
<tr><td>掌长肌</td><td>掌腱膜</td><td>正中神经（C7、C8）</td><td>腕关节屈曲</td></tr>
<tr><td>桡侧腕屈肌</td><td>第2、第3掌骨</td><td rowspan="2">正中神经（C6、C7）</td><td>腕关节屈曲和外展</td></tr>
<tr><td>旋前圆肌</td><td>肱骨内上髁和尺骨冠突</td><td>桡骨干中部</td><td>旋前</td></tr>
<tr><td colspan="5">中层</td></tr>
<tr><td>指浅屈肌</td><td>肱骨内上髁、尺骨冠突和桡骨</td><td>第2～5指中节指骨</td><td>正中神经（C8、T1）</td><td>第2～5指的掌指关节、近端指间关节屈曲；腕关节屈曲</td></tr>
<tr><td colspan="5">深层</td></tr>
<tr><td>指深屈肌</td><td>尺骨和骨间膜</td><td>第2～5指远节指骨</td><td>外侧半由正中神经（骨间前神经）支配，内侧半由尺神经支配（C8、T1）</td><td>第2～5指的掌指关节、近端和远端指间关节屈曲；腕关节屈曲</td></tr>
<tr><td>拇长屈肌</td><td>桡骨和骨间膜</td><td>拇指远节指骨</td><td>正中神经（骨间前神经）（C7、C8）</td><td>拇指的掌指和指间关节屈曲</td></tr>
<tr><td>旋前方肌</td><td>尺骨远端前面</td><td>桡骨远端前面</td><td>正中神经（骨间前神经）（C7、C8）</td><td>旋前</td></tr>
</table>

表6-5　前臂伸肌群

<table>
<tr><th>肌肉</th><th>起点</th><th>止点</th><th>神经支配</th><th>功能</th></tr>
<tr><td colspan="5">浅层</td></tr>
<tr><td>肱桡肌</td><td rowspan="2">肱骨外上髁上嵴</td><td>桡骨远端</td><td>桡神经（C5、C6）</td><td>前臂中立位时，肘关节屈曲</td></tr>
<tr><td>桡侧腕长伸肌</td><td>第2掌骨</td><td>桡神经（C6、C7）</td><td rowspan="2">腕关节伸展和外展</td></tr>
<tr><td>桡侧腕短伸肌</td><td rowspan="3">肱骨外上髁</td><td>第2、第3掌骨</td><td>桡神经深支（C7、C8）</td></tr>
<tr><td>指伸肌</td><td>经伸肌腱帽第2～5指中节和远节指骨</td><td rowspan="3">骨间背侧神经（C7、C8）</td><td>第2～5指伸展；腕关节伸展</td></tr>
<tr><td>小指伸肌</td><td>小指伸肌腱帽</td><td>小指伸展</td></tr>
<tr><td>尺侧腕伸肌</td><td>肱骨外上髁和尺骨</td><td>第5掌骨</td><td>腕关节伸展和内收</td></tr>
<tr><td>肘肌</td><td>肱骨外上髁</td><td>尺骨鹰嘴</td><td>桡神经（C6～C8）</td><td>前臂旋前时，尺骨外展</td></tr>
</table>

（续表）

<table>
<tr><th>肌肉</th><th>起点</th><th>止点</th><th>神经支配</th><th>功能</th></tr>
<tr><td colspan="5">深层</td></tr>
<tr><td>旋后肌</td><td>肱骨外上髁和尺骨</td><td>桡骨外侧面</td><td>骨间后神经（C6、C7）</td><td>前臂旋后</td></tr>
<tr><td>拇长展肌</td><td>尺骨、桡骨和骨间膜</td><td>第1掌骨</td><td rowspan="4">骨间后神经（C7、C8）</td><td>拇指腕掌关节外展</td></tr>
<tr><td>拇短伸肌</td><td>桡骨和骨间膜</td><td>拇指近节指骨</td><td>拇指腕掌和掌指关节伸展</td></tr>
<tr><td>拇长伸肌</td><td rowspan="2">尺骨和骨间膜</td><td>拇指远节指骨</td><td>拇指腕掌、掌指关节和指间关节伸展</td></tr>
<tr><td>示指伸肌</td><td>示指伸肌腱帽</td><td>示指伸展</td></tr>
</table>

手

骨骼

手由8块腕骨（手舟骨、月骨、三角骨、豌豆骨、大多角骨、小多角骨、头状骨和钩骨）、5块掌骨和15块指骨组成（图6-23）。所有腕骨均可在手腕部触诊。豌豆骨在掌内侧的尺侧腕屈肌腱内触诊。腕关节外展时，三角骨在手腕内侧触诊。手舟骨在解剖“鼻烟窝”底部、桡骨茎突远端触诊。手舟骨结节是一骨性隆起，在腕横纹远端、桡侧腕屈肌腱外侧触诊。钩骨突在掌内侧、豌豆骨远端触诊。大多角骨在第1掌骨底的解剖“鼻烟窝”触诊。月骨、头状骨和小多角骨难以辨认。月骨和头状骨在手背第3掌骨底近端触诊。小多角骨位于头状骨外侧。掌骨和指骨可在手背触诊。而在掌侧，因肌肉、肌腱覆盖，仅可触诊第1、第2掌骨外侧和第5掌骨内侧。

手的关节有腕关节、腕间关节、腕掌关节、掌指关节和指间关节。腕关节（桡腕关节）由桡骨远端、尺骨远端的关节盘、手舟骨、月骨和三角骨构成，使手能做大范围活动，包括屈、伸、外展、内收和旋转。腕间关节活动有限。远端腕骨与掌骨构成的腕掌关节中，除大多角骨与第1掌骨构成的鞍状关节外，其余关节均活动有限。鞍状关节使拇指能自由活动。掌指关节是由掌骨与指骨构成的髁状关节，使手指屈、伸、外展和内收。手指屈曲时，掌指关节表现为手背的隆起。指间关节是铰链关节，使手指屈和伸。

腕管

腕管由腕骨弓和覆盖其上的屈肌支持带（或腕横韧带，图6-23）组成。腕管内有指浅屈肌腱、指深屈肌腱、拇长屈肌腱和正中神经通过。腕管是重要的临床标志，正中神经在腕管内受压可导致腕管综合征。屈肌支持带在豌豆骨、钩骨突、手舟骨结节之间触诊。紧邻腕管的皮肤折痕，叫远端腕横纹。正中神经位于远端腕横纹旁、桡侧腕屈肌腱内侧（图6-24）。

肌肉

手部肌群归纳于表6-6中。手掌面有两个明显的突起，它们是鱼际肌。大鱼际肌位于第1指（拇指）底，小鱼际肌位于第5指（小指）底（图6-25）。两块鱼际肌均起自深部肌群，大鱼际肌由拇短屈肌、拇短展肌和深层的拇对掌肌构成。小鱼

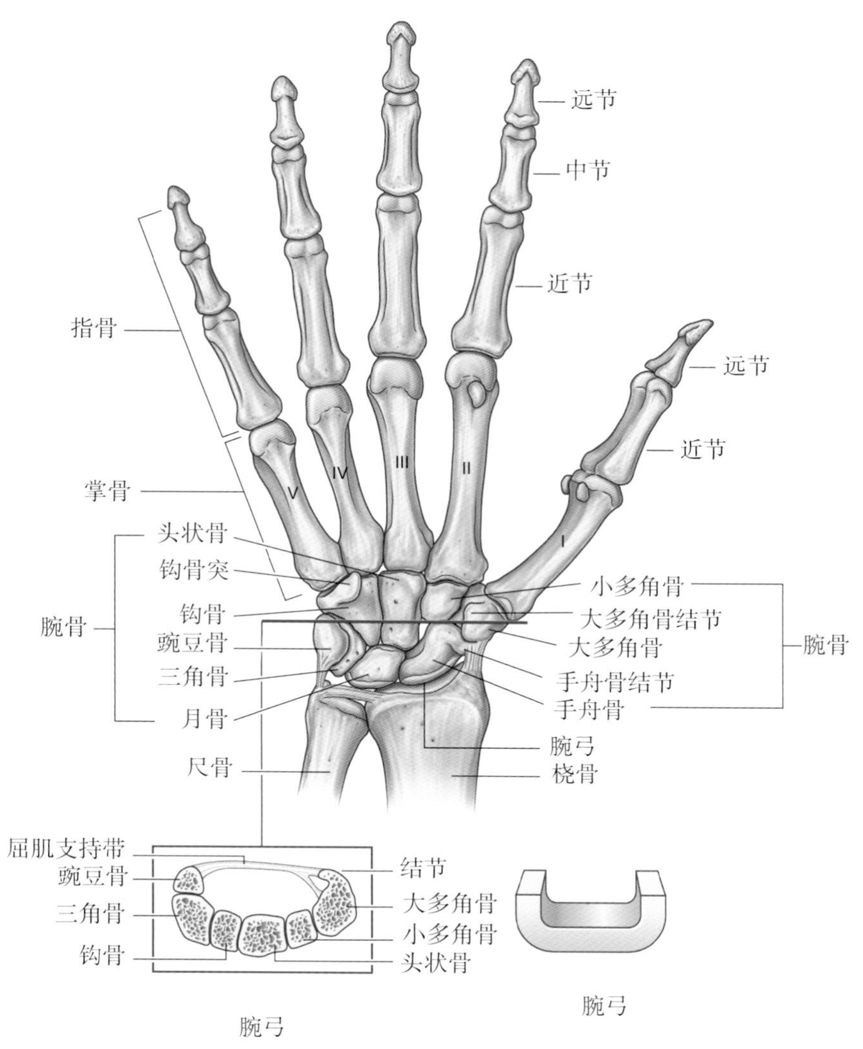

图6-23　手腕的骨骼

际肌由小指展肌、小指短屈肌和小指对掌肌构成。

指屈肌腱表面覆盖的三角形腱膜称为掌腱膜。掌腱膜是增厚的深筋膜层，起保护作用，易于触诊（图6-26）。在掌骨上方触诊位于掌腱膜深面的指浅屈肌腱，指浅屈肌腱止于第2～5指骨。手指屈、伸时，在掌指关节处更易于观察指浅屈肌腱。蚓状肌位于指深屈肌腱桡侧深面，负责指间关节的伸展和掌指关节的屈曲，当掌指关节屈曲90°时触诊蚓状肌。

手指伸展，在手背面观察指伸肌腱。骨间背侧肌位于掌骨间隙内，负责第2～4指掌指关节的外展。手指外展时触诊骨间背侧肌。骨间掌侧肌位于骨间背侧肌前面，手指外展、内收时在手掌面触诊骨间掌侧肌。

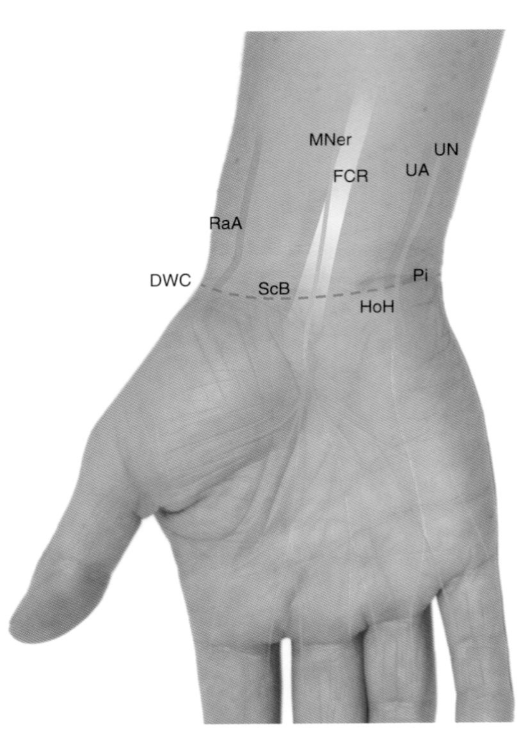

图6-24　腕管体表投影
DWC：远端腕横纹；FCR：桡侧腕屈肌；HoH：钩骨突；MNer：正中神经；Pi：豌豆骨；RaA：桡动脉；ScB：手舟骨；UA：尺动脉；UN：尺神经。

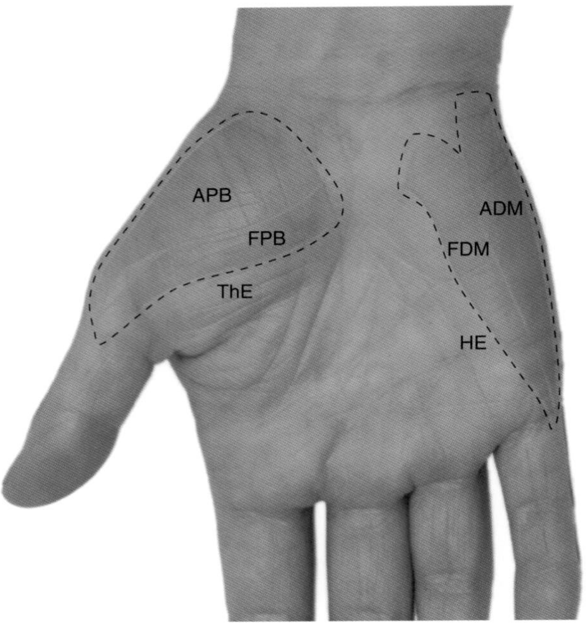

图6-25　手掌体表投影
ADM：小指展肌；APB：拇短展肌；FDM：小指屈肌；FPB：拇短屈肌；HE：小鱼际；ThE：大鱼际。

练习（图6-23和图6-24）

- 掌内侧的尺侧腕屈肌腱内，尺骨远端约1cm处触诊豌豆骨。
- 手内侧豌豆骨远端内侧触诊钩骨突。
- 手掌面桡侧腕屈肌腱外侧触诊手舟骨结节。
- 解剖“鼻烟窝”内触诊桡骨茎突、手舟骨、大多角骨、第1掌骨底。
- 画屈肌支持带：在豌豆骨和手舟骨之间画线，是屈肌支持带的近端。在手掌面大鱼际和小鱼际汇合处深方画线，是屈肌支持带的远端。
- 画腕关节：在桡骨茎突和尺骨茎突之间画曲线，该曲线顶点位于尺、桡骨茎突水平线中点上方约1cm。

练习（图6-25）

手掌侧：

- 触诊大鱼际肌和小鱼际肌。
- 触诊掌腱膜。
- 手指屈曲时，在掌指关节处触诊指浅屈肌腱止于第2～5指。

手背侧：

- 手指伸展时，触诊指伸肌腱止于第2～5指。
- 手指外展时，触诊骨间背侧肌。

表6-6　手部肌群

肌肉	起点	止点	神经支配	功能
骨间背侧肌	第1～5掌骨	示指、中指和无名指伸肌腱帽	尺神经深支（C8、T1）	示指、中指和无名指外展
骨间掌侧肌	第2、第4、第5掌骨	示指、无名指和小指伸肌腱帽		示指、无名指和小指内收
拇收肌	横头：第3掌骨；斜头：头状骨和第2、第3掌骨	拇指近节指骨		拇指内收
蚓状肌	指深屈肌腱	第2～5指伸肌腱帽	正中神经手指支支配桡侧两条蚓状肌，尺神经深支支配尺侧两条蚓状肌	当指间关节伸展时，掌指关节屈曲
大鱼际肌群				
拇对掌肌	大多角骨和屈肌支持带	第1掌骨	正中神经返支（C8、T1）	拇指内旋
拇短展肌	手舟骨、大多角骨和屈肌支持带	拇指近节指骨		拇指在掌指关节处外展
拇短屈肌	大多角骨和屈肌支持带			拇指在掌指关节处屈曲
小鱼际肌群				
小指对掌肌	钩骨突和屈肌支持带	第5掌骨内侧	尺神经深支（C8、T1）	第5掌骨外旋
小指展肌	豌豆骨和尺侧腕屈肌腱	小指近节指骨		小指外展
小指短屈肌	钩骨突和屈肌支持带			小指屈曲

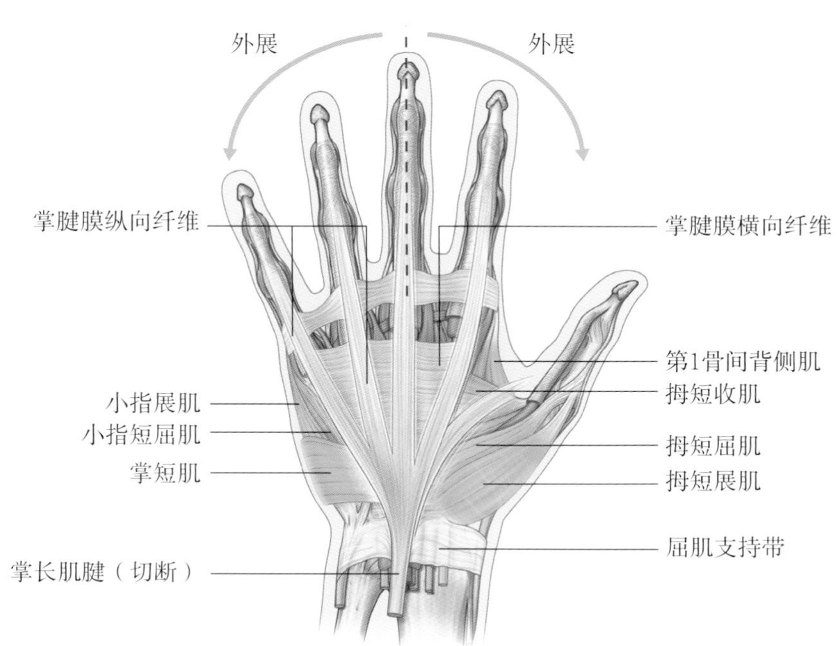

图6-26　手部肌群

拇指运动

拇指的运动方式有伸展、屈曲、外展、内收、对掌和复位。解剖位时，拇指与其余四指成直角。因此，拇指屈曲时，横过手掌，拇指伸展时，指向外侧。拇指外展时，与其余四指分开并指向前方。由于拇指与其余四指处于相对的位置，因此拇指指尖与其余四指指尖也处于相对位置，这对于手指的精确抓握至关重要（图6-27）。

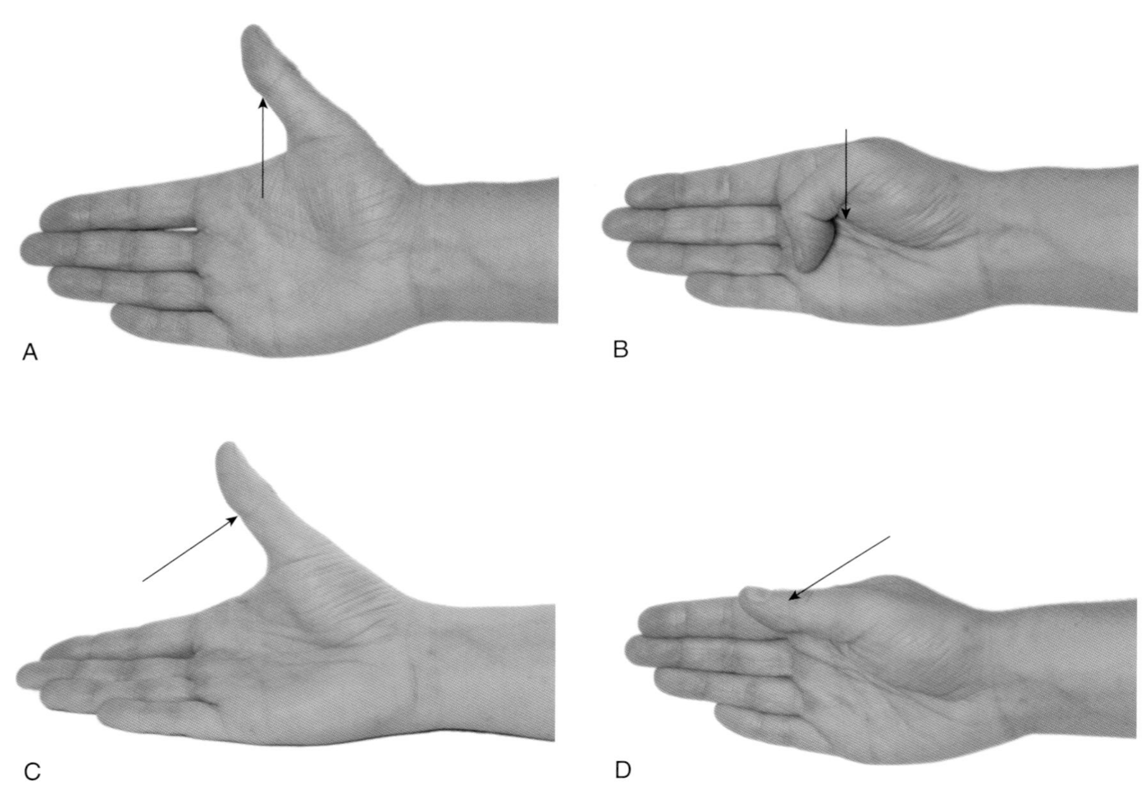

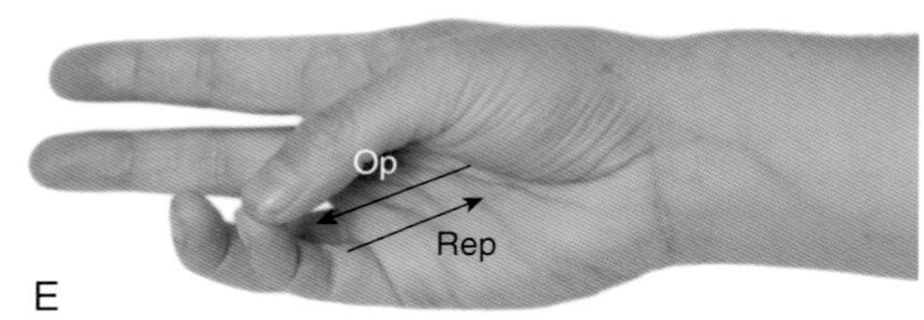

A：伸展；B：屈曲；C：外展；D：内收；E：对掌/复位。

图6-27　拇指运动

Op：对掌；Rep：复位。

练习（图6-27）

进行拇指的屈曲、伸展、内收、外展和对掌运动。

练习（图6-28）

• 练习用力抓握。其余四指抓住某个物体，拇指用力压在其余四指上。用力抓握需要指浅屈肌、指深屈肌收缩。抓握时可进行触诊。

• 练习放松抓握。根据所提袋子重量，所有的指深屈肌都会不同程度地收缩。放松抓握与用力抓握相似，但所用力量较小。

• 练习精细抓握。同时使用指屈肌和指伸肌做精细控制。

抓握

从静息状态开始，练习三个重要的抓握（图6-28）。

- 用力抓握
- 放松抓握
- 精细抓握

神经血管结构

血管

供应上肢的主要动脉是肱动脉（图6-29），肱动脉是腋动脉的延续，腋动脉是锁骨下动脉的延续。在第1肋外缘，锁骨下动脉延续为腋动脉，腋动脉正如其名，位于腋窝内。在大圆肌下缘，腋动脉延续为肱动脉。肱动脉发出的第一个主要分支是

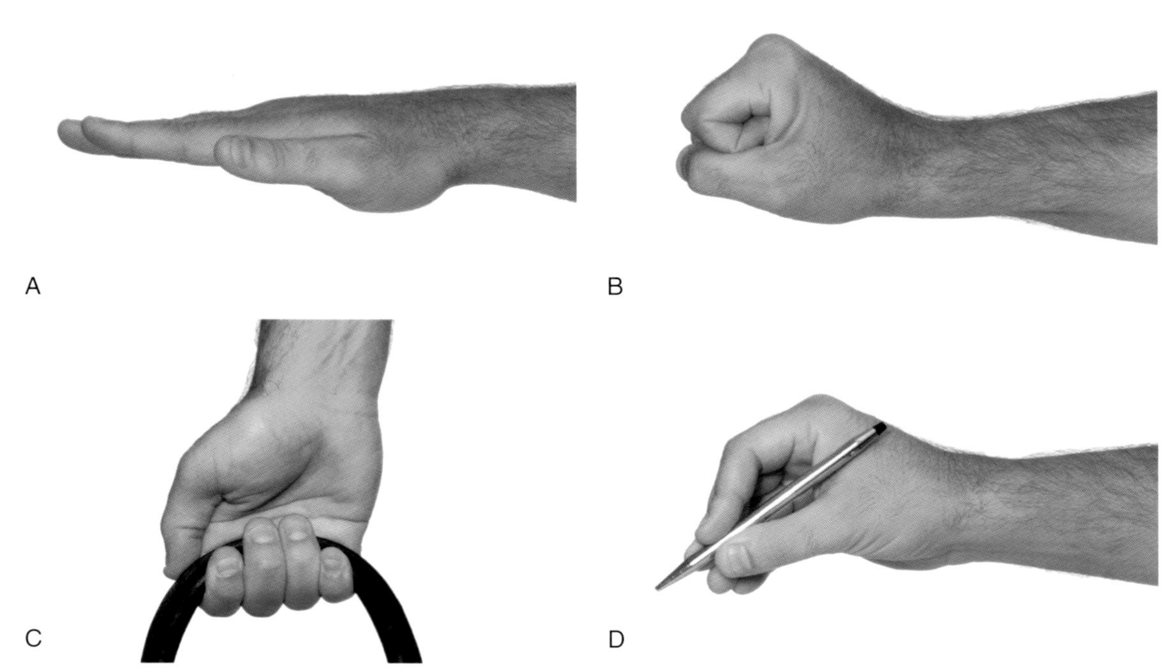

A：静息状态；B：用力抓握；C：放松抓握；D：精细抓握。
图6-28　不同抓握方法

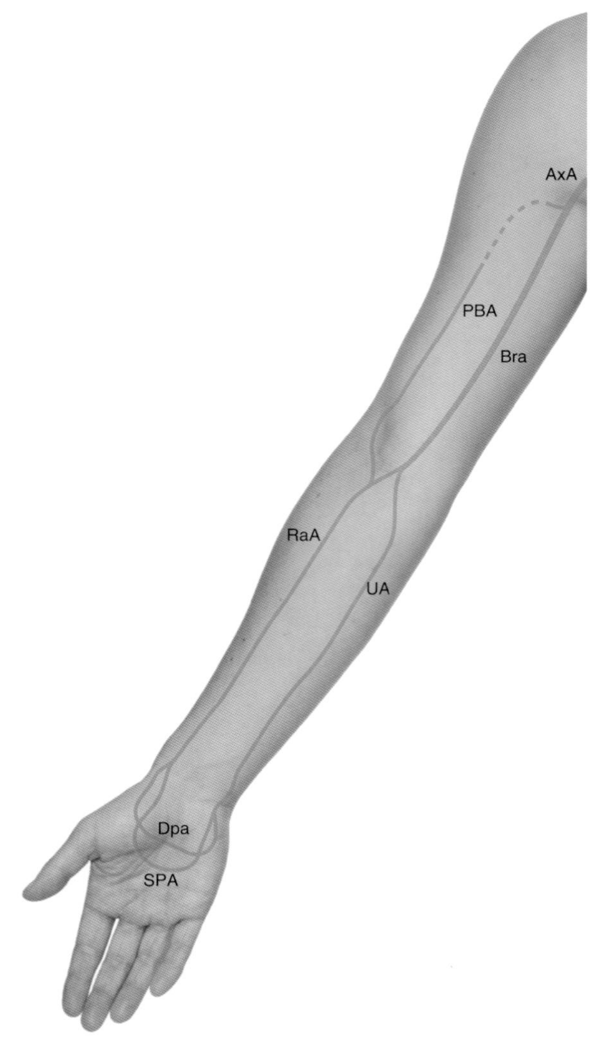

图6-29　上肢动脉血供体表投影
A×A：腋动脉；Bra：肱动脉；Dpa：掌深弓；PBA：肱深动脉；RaA：桡动脉；SPA：掌浅弓；UA：尺动脉。

练习（图6-29）

- 画腋动脉走行：上臂外展90°，从锁骨中点画线，经喙肱肌，止于胸大肌肌腱。
- 画肱动脉走行：接腋动脉沿上臂内侧画线，在肱二头肌和肱三头肌之间走行，止于肘窝。
- 画桡动脉走行：前臂旋后，接肱动脉沿肘窝外侧画线至桡骨茎突内侧，经解剖鼻烟窝继续向背侧画线，止于第1骨间背侧肌。拇指充分伸展，在拇指背侧水平，经手掌内侧延续为掌深弓。
- 画尺动脉走行：接肱动脉沿肘窝内侧画第二条线至豌豆骨，在距掌深弓远心端约一横指处，经手掌外侧延续为掌浅弓。
- 触诊被检查者的腋动脉、肱动脉和桡动脉搏动点。

肱深动脉。肱深动脉绕行至肱骨后方，在三角肌粗隆水平，供应上臂后肌群。

肱动脉在肘窝分为桡动脉和尺动脉。桡动脉沿肱桡肌深面下行至腕部，经解剖“鼻烟窝”持续向手背走行，穿第1骨间背侧肌到达掌面后，形成掌深弓。掌深弓位于指深屈肌腱的深方。尺动脉沿尺侧腕屈肌深面下行至手部，形成掌浅弓。掌浅弓位于指深屈肌腱的浅方（图6-29）。当拇指充分外展时，掌深弓沿拇指背部横跨手掌，掌浅弓位于掌深弓远端一横指处。

上肢可触诊的动脉搏动点有五个（图6-30）。腋动脉搏动点在腋窝底部、皮肤皱褶的外侧。肱动脉搏动点在肱二头肌与肱三头肌之间，向肱骨方向用力按压时触诊，或者在肘窝处肱二头肌腱内侧触诊。桡动脉搏动点在桡侧腕屈肌腱外侧，或者在解剖“鼻烟窝”的底部。尺动脉搏动点在尺侧腕屈肌腱深面，难以触诊。

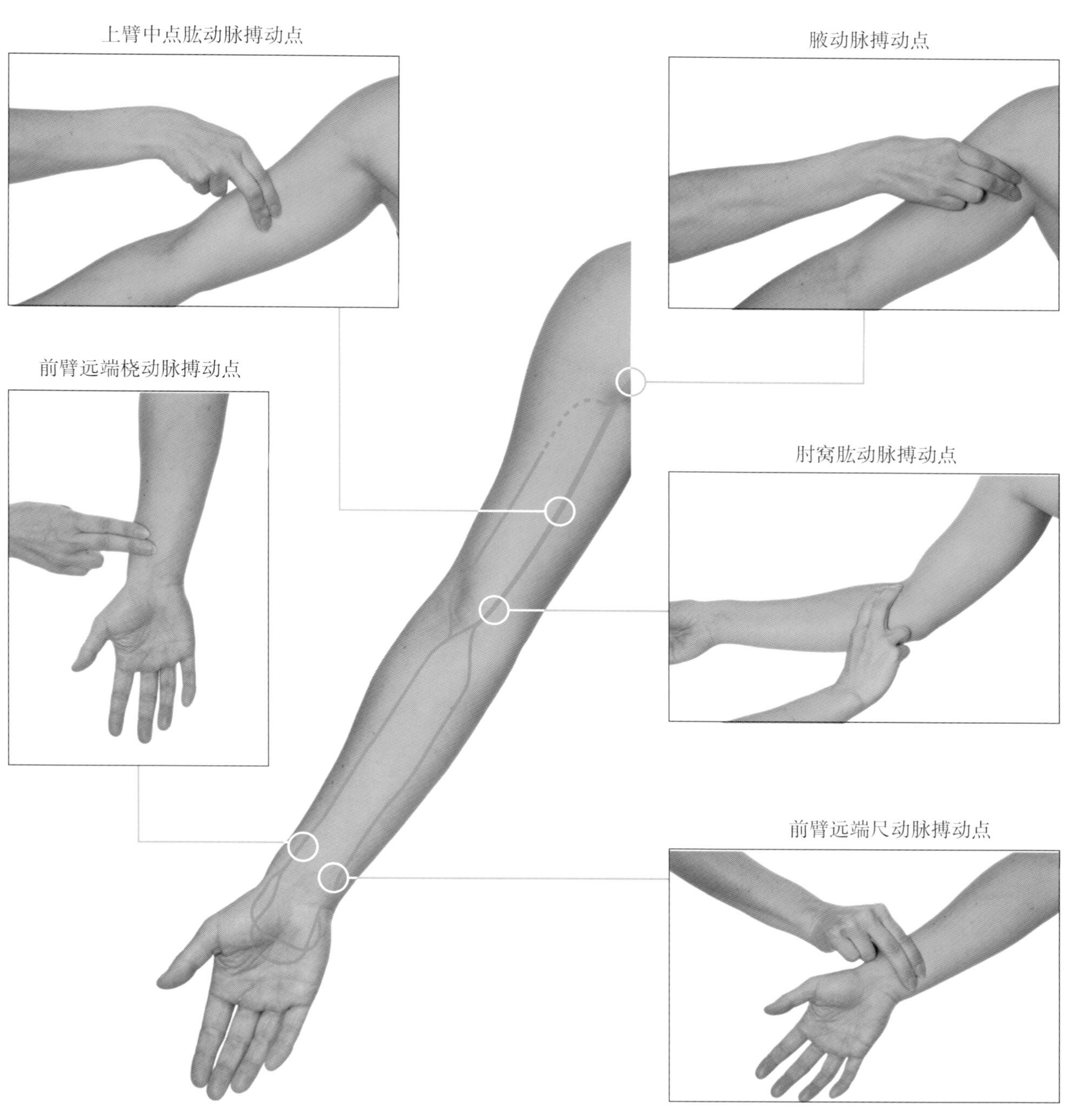

图6-30　上肢动脉搏动点

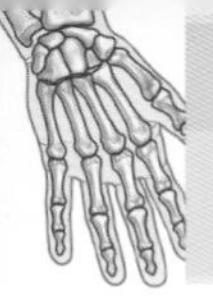

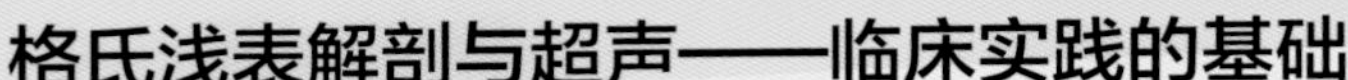

静脉回流

上肢静脉回流由深、浅静脉构成。上肢深静脉与同名动脉伴行。两条主要的浅静脉是头静脉和贵要静脉（图6-31），均起自手背静脉弓。头静脉沿前臂和上臂外侧上行，经三角肌-胸大肌间沟走行，在锁骨下窝处注入锁骨下静脉。贵要静脉沿前臂内侧上行，在腋后襞水平处汇入肱静脉。在肘窝处，头静脉与贵要静脉经肘正中静脉相连。肘正中静脉是静脉穿刺的常用部位。

神经

支配上肢的神经起自臂丛（C5～T1），包括正中神经、尺神经、肌皮神经、桡神经和腋神经。这些神经除支配肌肉外，也分布于皮肤。了解皮神经分布的区域，对检查周围神经病变非常重要（图6-32）。

臂丛

臂丛起自颈根部，经过腋窝，终末支进入上臂。臂丛来源于第5～8颈脊神经前支和第1胸脊神经，分为根、干、股、束（图6-33）。在锁骨上窝触诊臂丛干，臂丛干以下的分支位于充填脂肪的腋窝深面，无法触诊。

正中神经

正中神经是臂丛（C5～T1）内、外侧束的终末支。在上臂近端，正中神经沿肌间隔内侧、肱动脉外侧走行。在上臂远端，正中神经从肱动脉的外侧跨至其内侧，然后穿过肘窝，在肘关节前方，进入前臂屈肌群。此时，可在肱二头肌腱内侧触诊正中神经。

正中神经在旋前圆肌的内、外侧头之间下行至指浅屈肌、指深屈肌之间，支配除尺侧腕屈肌外的前臂屈肌群的浅层和中层。此外，正中神经还发出骨间前支和掌皮支。骨间前支支配除指深屈肌内侧两个肌腹外的前臂屈肌群的深层。掌皮支支配掌外侧皮肤。正中神经经腕管进入手部（图6-34）。

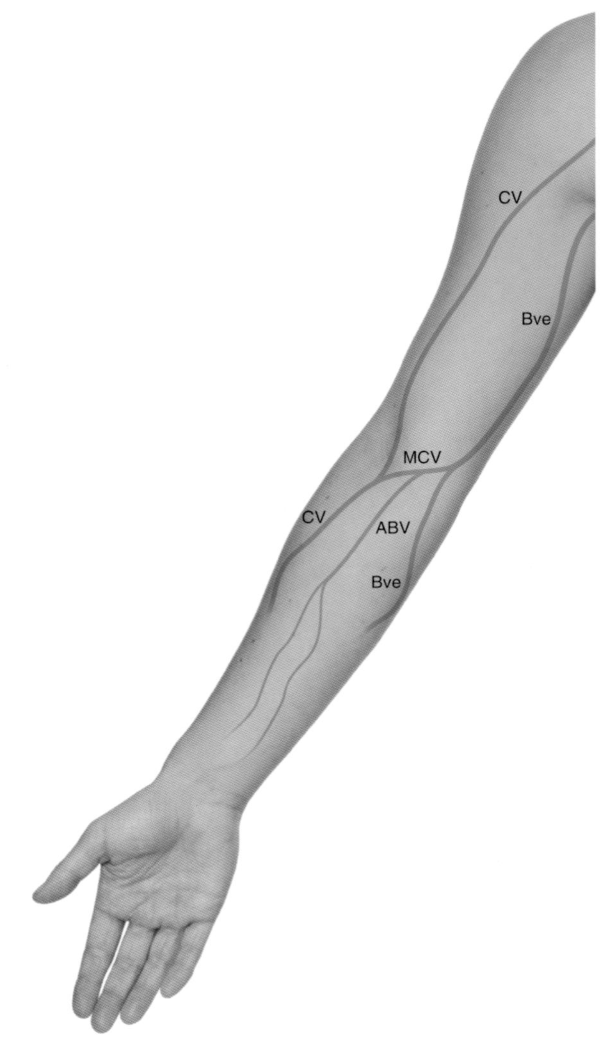

图6-31　上肢静脉体表投影
ABV：前臂静脉；Bve：贵要静脉；CV：头静脉；MCV：肘正中静脉。

练习（图6-31）

- 画上肢静脉走行。从前臂外侧开始画头静脉，向上走行至三角肌-胸大肌间沟。
- 沿前臂内侧画贵要静脉，向上走行至腋后襞。
- 在肘窝中部画“V”形的肘正中静脉，连接贵要静脉和头静脉。肘正中静脉向下的属支是前臂静脉。

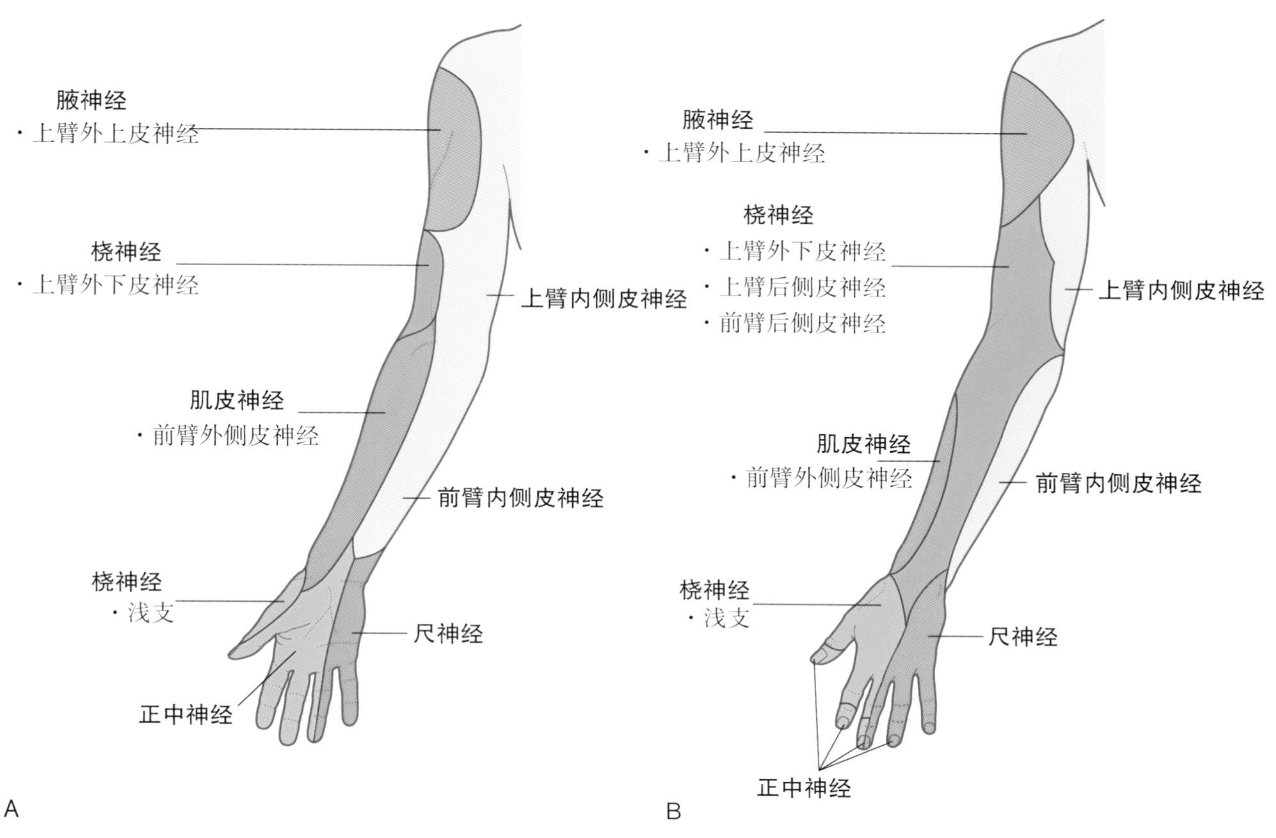

A：前面观；B：后面观。
图6–32　上臂和前臂主要周围神经支配的前后皮肤区域

练习（图6–32）

• 用示指和中指指尖，触诊腕管附近、桡侧腕屈肌腱内侧的正中神经。

• 前臂部分屈曲，触诊肘窝附近的尺神经。

• 画正中神经走行：在上臂内侧，肱二头肌和肱三头肌之间画线至肘窝。继续向下画线至前臂屈肌群位于肘窝与腕管连线的中点，然后走行于桡侧腕屈肌腱内侧。

• 画尺神经走行：在上臂内侧，肱二头肌和肱三头肌之间画线至肘管。在上臂，尺神经位于正中神经后方。从肘管继续沿前臂内侧画线至腕部的豌豆骨、钩骨突之间。

• 画桡神经走行：从腋后壁画线至肱骨干中部后外侧，继续沿上臂后肌群下行至肱骨外上髁，然后沿前臂屈肌群外侧下行至手背外侧，移行为桡神经浅支。

在腕管近端，桡侧腕屈肌腱内侧触诊正中神经。在手部，正中神经发出支配大鱼际肌的返支，以及支配掌面桡侧三个半指指尖和桡侧第1、第2蚓状肌的指掌侧固有神经支。

尺神经

尺神经是臂丛（C8～T1）内侧束的终末支，沿上臂肌间隔内侧下行至正中神经后方。在肘部，尺神经从肱骨内上髁后方进入肘管，易于触诊。

在前臂，尺神经位于尺侧腕屈肌深面，与尺动脉伴行，支配尺侧腕屈肌和指深屈肌内侧两个肌腹。随后发出掌皮支和手背支，支配手掌内侧和手背皮肤。在腕部，尺神经位于屈肌支持带浅方（图6–32）。

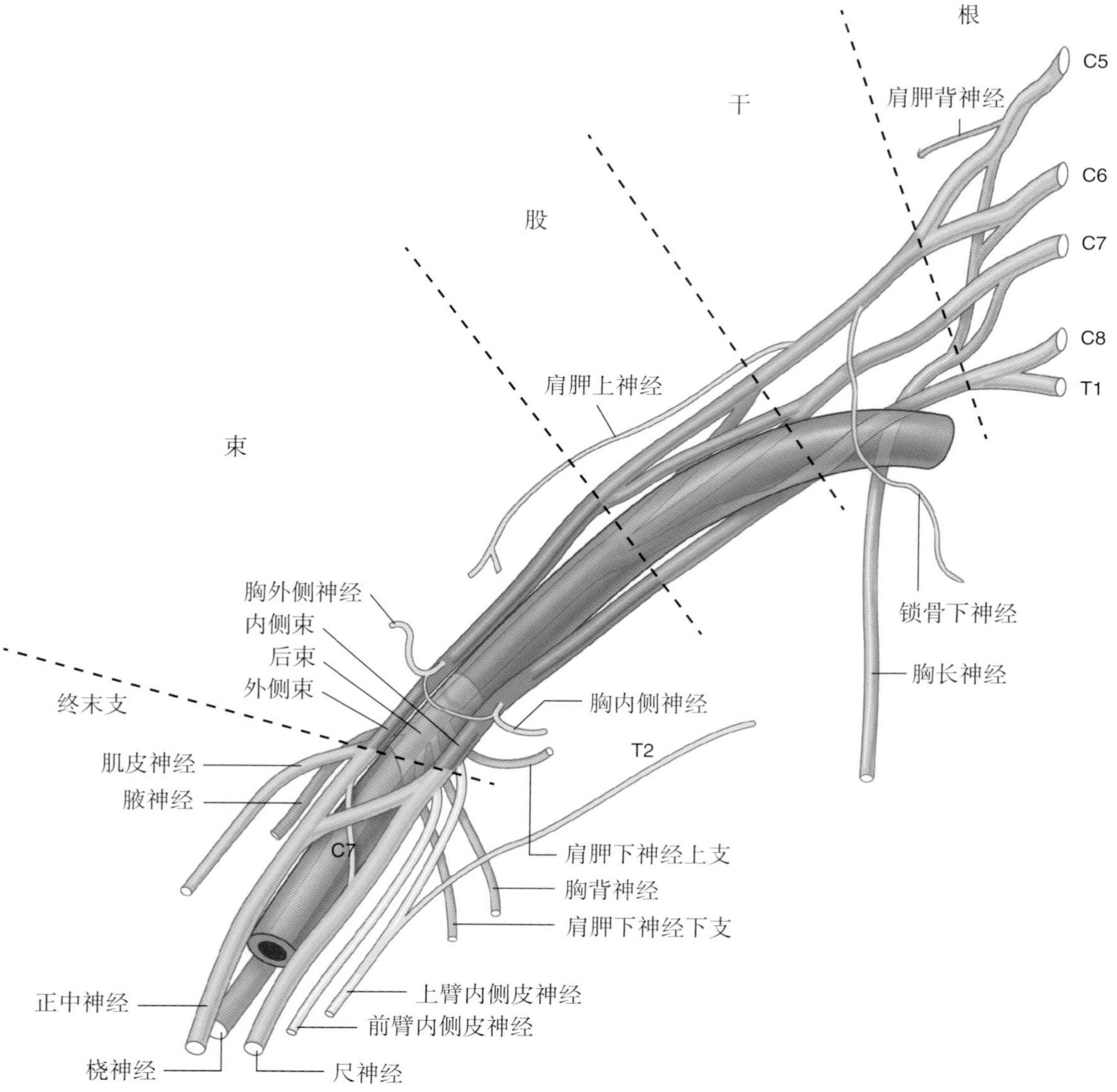

图6-33　臂丛

尺神经穿过由豌豆骨和钩骨突形成的腕尺管（或Guyon's管）进入手部，易于触诊。随后尺神经发出深、浅两支，深支支配部分手内肌，浅支分成指掌侧固有神经支配第5指和第4指尺侧半的皮肤。

肌皮神经

肌皮神经是臂丛（C5～C7）外侧束的终末支，离开腋窝后穿过喙肱肌，在肱二头肌和肱肌之间下行，支配上臂前肌群。肌皮神经在肱二头肌腱外侧移行为前臂外侧皮神经，继而从深筋膜穿出后紧邻头静脉。

腋神经

腋神经是臂丛（C5～C6）后束的终末支，位于腋动脉后方、肩胛下肌前方，经四边孔出腋窝后，与旋肱后动脉伴行，支配三角肌、小圆肌和三角肌下束皮肤。

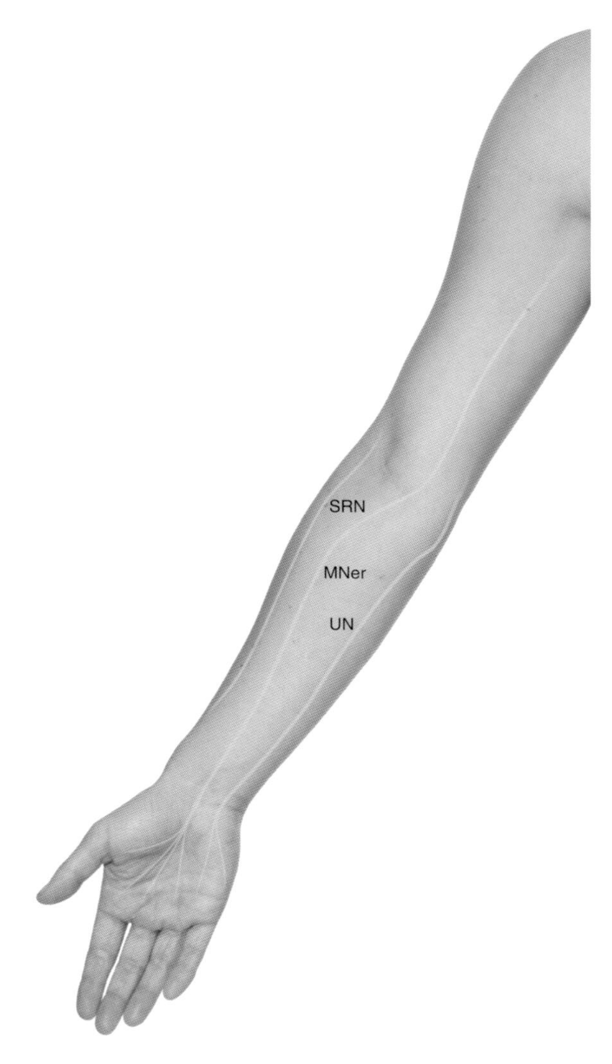

图6-34　上肢神经体表投影
MNer：正中神经；SRN：桡神经浅支；UN：尺神经。

桡神经

桡神经是臂丛（C5～T1）后束的终末支。桡神经经上臂后方，伴行肱深动脉，走行于肱骨干后方的桡神经沟内。在上臂，桡神经支配肱三头肌。桡神经经肘部外侧（易于触诊），于肱桡肌深面进入前臂。在该部位分为深、浅支。深支穿旋后肌至前臂伸肌群，移行为骨间后神经，支配前臂伸肌群。浅支位于肱桡肌深方，与桡动脉伴行，支配手背外侧皮肤。

临床应用

腕管综合征

腕管综合征是由于正中神经在腕管内受压而引起的以手指疼痛、感觉异常、麻木、肌肉无力为主的综合征。症状出现在正中神经分布区。患者表现为拇指、示指、中指和无名指桡侧半的感觉异常，以及鱼际肌无力。严重病例表现为大鱼际肌明显萎缩。任何增加腕管内压力的因素均能导致正中神经受压，如妊娠、糖尿病、甲状腺功能减退、风湿性关节炎和腱鞘炎等。

超声

斜角肌

检查体位

被检查者面向检查者，坐立位时进行超声检查。

探头

采用线阵探头，深度2～5cm。

探头位置

采用横切面，探头置于锁骨中线上方，声束向下角度为30°～45°。

图像特征

胸锁乳突肌位于最浅层，易于观察（图6-35）。距表层约1cm的环形无回声结构是锁骨下动脉。臂丛位于锁骨下动脉前外侧，其根或干（取决于声束的位置和方向）表现为数个不均质环形低回声区。锁骨下动脉和臂丛位于呈高回声弧线的第1肋上方。神经血管束的两侧分别是前（外侧）、中斜角肌（内侧）。前、中斜角肌构成斜角肌三角的壁。锁骨下静脉位于前斜角肌内侧。第1肋深面胸膜呈高回声水平线，随呼吸移动。

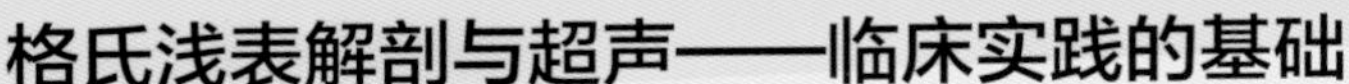

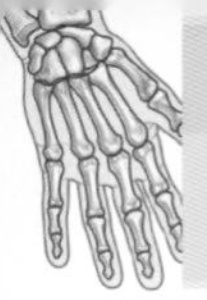

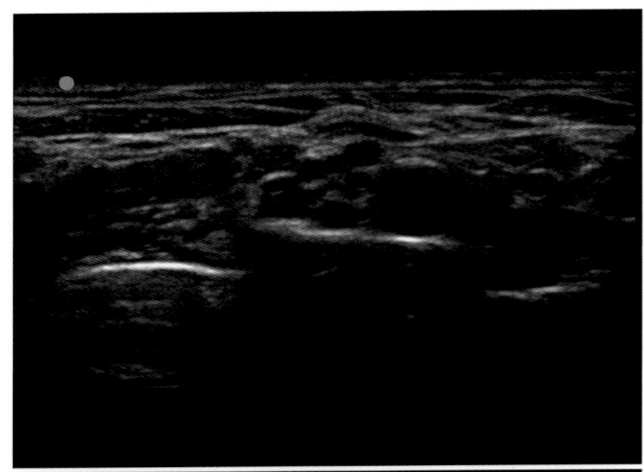

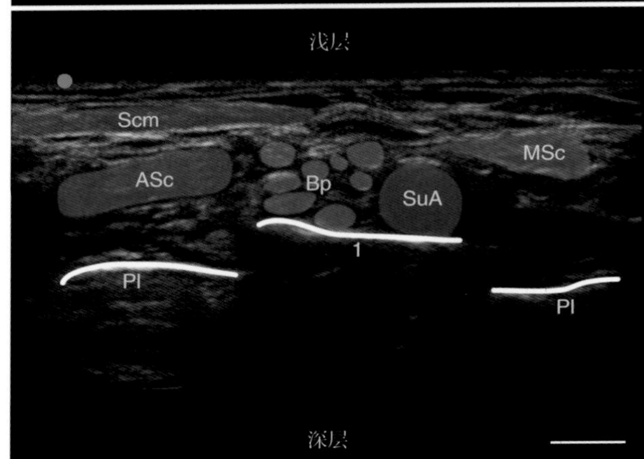

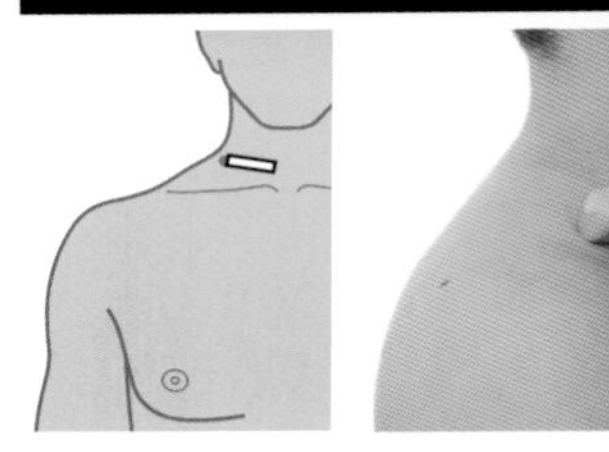

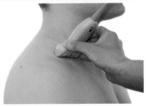

图6-35　右侧臂丛超声图像
ASc：前斜角肌；Bp：臂丛（根和干）；1：第1肋骨；MSc：中斜角肌；Pl：胸膜；Scm：胸锁乳突肌；SuA：锁骨下动脉。标尺=1 cm。

三角肌

检查体位

被检查者斜向检查者，上臂位于体侧，坐立位时进行超声检查。

探头

采用线阵探头，深度3～6cm。

探头位置

采用横切面，探头置于上臂外上1/3，显示三角肌的短轴观（图6-36），向前或后扫查，观察三角肌的三个头。

图像特征

短轴切面显示高回声的肱骨骨面位于图像底部（图6-36）。三角肌覆盖肱骨。肌筋膜包绕三角肌并将其分为前、中、后三部分。向前扫查，头静脉位于三角肌前缘和胸大肌之间。

肩袖肌群

检查体位

被检查者坐立位，面向检查者时检查冈上肌或肩胛下肌，背对检查者时检查冈下肌和小圆肌。检查冈上肌时，嘱被检查者手臂置于背后，做插裤兜动作（手臂内旋）；检查冈下肌和小圆肌时，手置于对侧肩头；检查肩胛下肌时，手臂外旋。

探头

采用线阵探头，深度2～5cm。

探头位置

长轴切面观察肩袖肌群。采用冠状切面，探头置于盂肱关节前上方，探头方位标记指向头

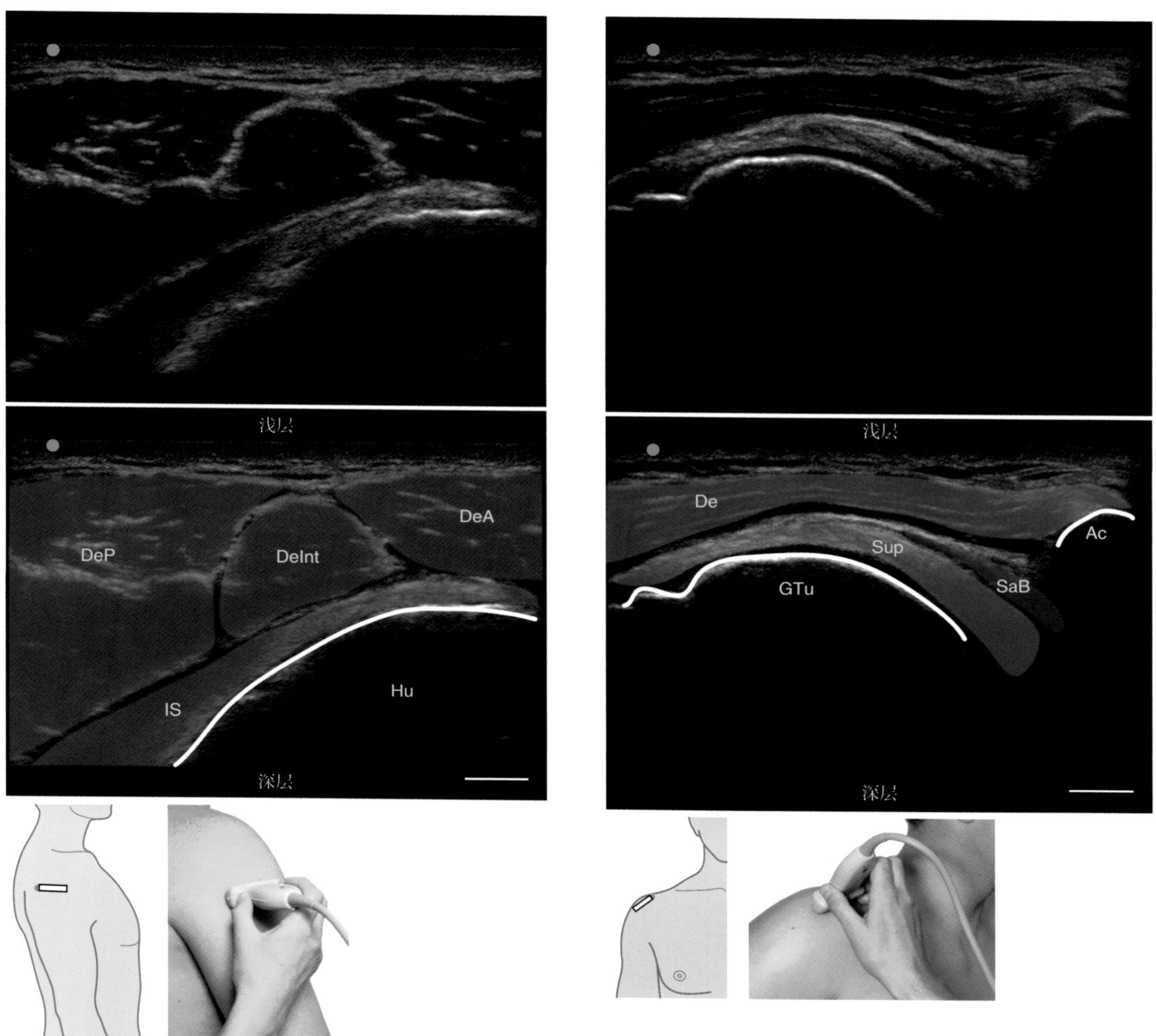

图6-36　右侧三角肌超声图像
DeA：三角肌前束；DeInt：三角肌中间束；DeP：三角肌后束；Hu：肱骨；IS：冈下肌。标尺=1 cm。

图6-37　右侧冈上肌超声图像
Ac：肩峰；De：三角肌；GTu：大结节；SaB：肩峰下滑囊；Sup：冈上肌。标尺=1 cm。

侧，探头一端在肩峰上或肩峰前方观察冈上肌（图6-37）。采用短轴切面，探头置于盂肱关节后方、肩胛冈下方观察冈下肌。接着向前外侧移动探头，观察冈下肌腱（紧邻冈上肌腱，在下方止于肱骨大结节）。在冈下肌下方扫查小圆肌。采用短轴切面，探头置于盂肱关节前方，观察肩胛下肌（图6-38）。

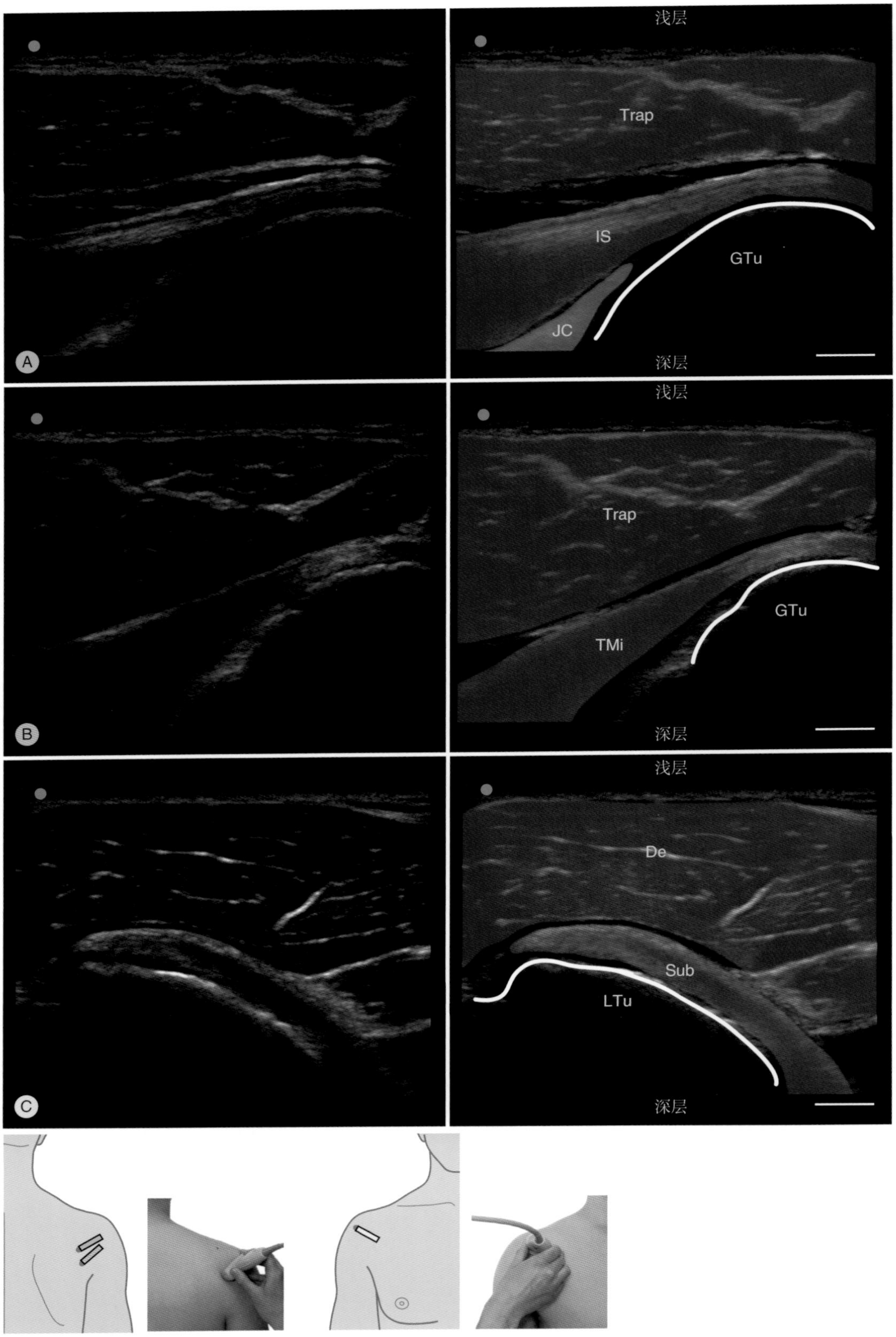

A：右侧冈下肌超声图像；B：右侧小圆肌超声图像；C：右侧肩胛下肌超声图像。

图6-38

De：三角肌；GTu：大结节；IS：冈下肌；JC：关节囊；LTu：小结节；Sub：肩胛下肌；TMi：小圆肌；Trap：斜方肌。标尺=1 cm。

图像特征

冈上肌

声像图显示肱骨大结节前部（图6-37）。冈上肌腱位于肱骨上方，呈等回声致密弧形带，肌腱远端呈锥形，止于肱骨大结节前面。图像内侧，肩峰呈短条状高回声线。冈上肌腱或肌肉穿过喙肩弓，在肩峰下方下行。在肩峰和冈上肌腱之间可见肩峰下滑囊，表现为细窄囊性无回声。三角肌在冈上肌腱顶部穿过。

冈下肌

声像图显示肱骨大结节的中部（图6-38A）。冈下肌腱沿肩胛骨轮廓走行，与冈上肌腱相同，呈弧形等回声。在冈下肌腱下方，图像底部可见盂肱关节囊。向内侧扫查，可见较厚、低回声的冈下肌起自肩胛骨的冈下窝。斜方肌从冈下肌腱顶部穿过。

小圆肌

声像图显示肱骨大结节的后部（图6-38B）。狭长的小圆肌腱位于冈下肌腱下方，止于肱骨大结节后部。斜方肌位于小圆肌浅方。

肩胛下肌

声像图显示肱骨小结节（图6-38C）。可见弧形的肩胛下肌腱止于肱骨小结节。三角肌位于肩胛下肌表面。

上臂前区

检查体位

被检查者面向检查者，坐立位时进行超声检查。手臂外展30° ～40° 或外旋，便于观察上臂内侧。肘部自然放在桌上。

探头

采用线阵探头，深度2～8cm。

探头位置

采用横切面，探头置于上臂前区，肱骨头正下方，观察位于结节间沟内的肱二头肌长头肌腱（图6-39，图6-40）。从上臂内侧开始扫查，观察肱动脉、正中神经、尺神经、肱二头肌、喙肱肌和肱肌。

图像特征

采用横切面，探头置于肱骨前方近端显示结节间沟（图6-39），表现为肱骨骨面的凹沟。肱二头

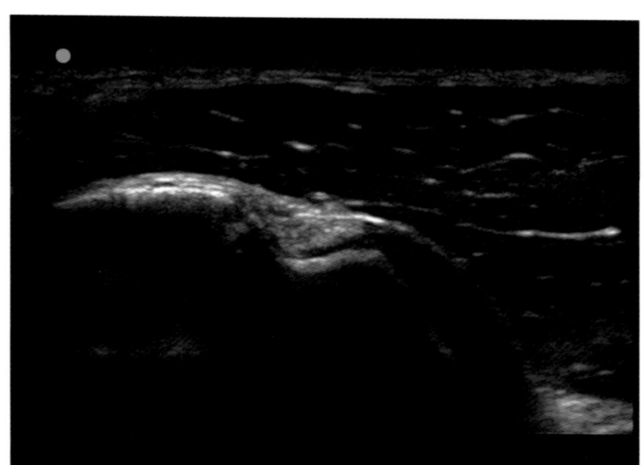

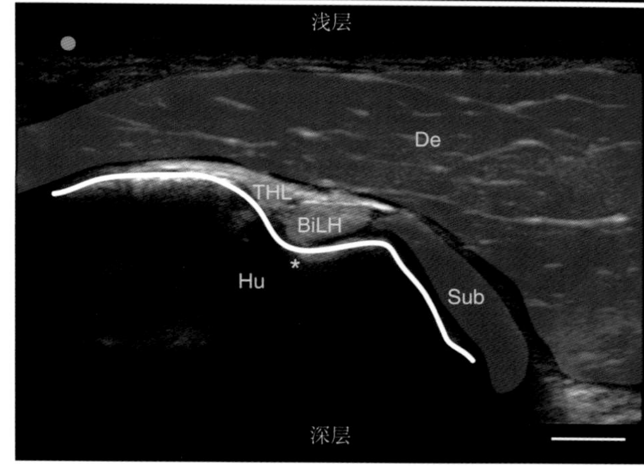

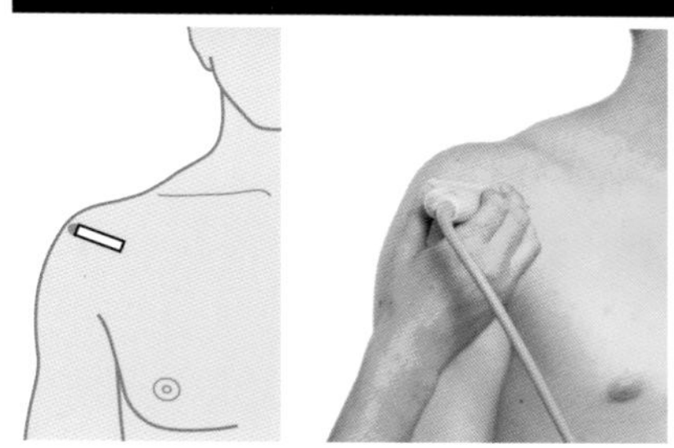

图6-39 右侧结节间沟超声图像

*：结节间沟；BiLH：肱二头肌长头肌腱；De：三角肌；Hu：肱骨；Sub：肩胛下肌；THL：肱横韧带。标尺=1 cm。

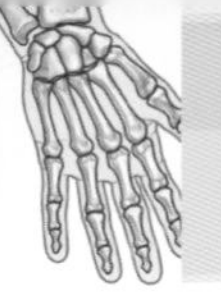

肌长头肌腱走行于结节间沟内，呈椭圆形等回声结构。高回声的肱横韧带形成结节间沟的顶，横跨结节间沟。

探头水平置于上臂上1/3内侧，短轴切面显示喙肱肌、肱二头肌、肱肌及相关神经血管结构（图6-40A）。图像底部是肱骨骨面。肌间隔内侧筋膜起于肱骨，延伸至皮下。肌间隔内走行肱动脉和成对伴行静脉。轻放探头，皮下显示贵要静脉。正中神经沿肌间隔，走行于肱动脉和贵要静脉之间。与无回声的血管相比，正中神经呈等回声。

内侧肌间隔前方（图像左侧）是呈宽椭圆形的喙肱肌。喙肱肌内有肌皮神经穿过。肱二头肌位于喙肱肌前外侧，占据图像大部分区域。肱三头肌位于内侧肌间隔后方。

沿内侧肌间隔向远端扫查，可见肱动脉、成对肱静脉和正中神经（图6-40B）。肱肌起源于肱骨干中部，在肱动脉、肱静脉和正中神经深方包绕肱骨前面。肱二头肌的一个或两个头位于肱肌浅方。肱二头肌短头位于长头内侧，当探头置于上臂内侧时，可见肱二头肌短头位于图像浅方。肱肌和肱二头肌被致密的肌筋膜包绕，易与周围结构区分。肌皮神经走行在肱肌和肱二头肌之间的肌筋膜内。

从内侧肌间隔向后移动探头，显示肱三头肌（图6-40C）。肱三头肌的内侧头和长头占据图像绝大部分区域。尺神经位于正中神经、肱动脉和肱静脉的内侧，在图像上位置表浅，内径较正中神经小。采用短轴切面，将探头置于上臂中下1/3处前方，可见肱二头肌（浅层）和肱肌（深层）。

上臂后区

检查体位

被检查者背对检查者，坐立位时进行超声检查。肘部自然放在桌上。

探头

采用线阵探头，深度2～8cm。

探头位置

采用横切面，探头置于上臂后区，显示肱三头肌。探头置于上臂后外侧或后侧，约肱骨中部水平，显示桡神经穿行于肱骨后表面（图6-41）。

图像特征

采用横切面，探头置于上臂后外侧或后侧，肱骨中部远端，显示桡神经走行于桡神经沟内。肱三头肌内、外侧头构成桡神经沟的后壁（图6-41A）。桡神经位于肱骨后表面，呈扁平状等回声结构，肱深动脉与之伴行。向远端继续扫查至上臂外侧，连续追踪桡神经和肱深动脉至肘部（图6-41B），二者走行于分隔肱三头肌外侧头与肱肌的肌筋膜层内，位于图像底部。在肘部，桡神经位于上臂外侧肱桡肌深方。

肘部

检查体位

被检查者最好是仰卧位，也可以面对检查者坐立位时进行超声检查。肘关节保持伸展，上臂外展或上举过头以显示肘管。

探头

采用线阵探头，深度2～6cm。

探头位置

采用矢状切面，探头置于肘关节前方显示肘部长轴图像（图6-42）。肘关节内、外侧矢状面分别显示尺骨和桡骨近端。采用短轴切面，探头置于肘关节后内侧、肱骨内上髁和尺骨鹰嘴上方显示肘管（图6-42C）。

图像特征

探头置于肘前外侧，矢状切面显示肱骨小头和桡骨小头（图6-42A）。肱骨小头上方覆盖着透明

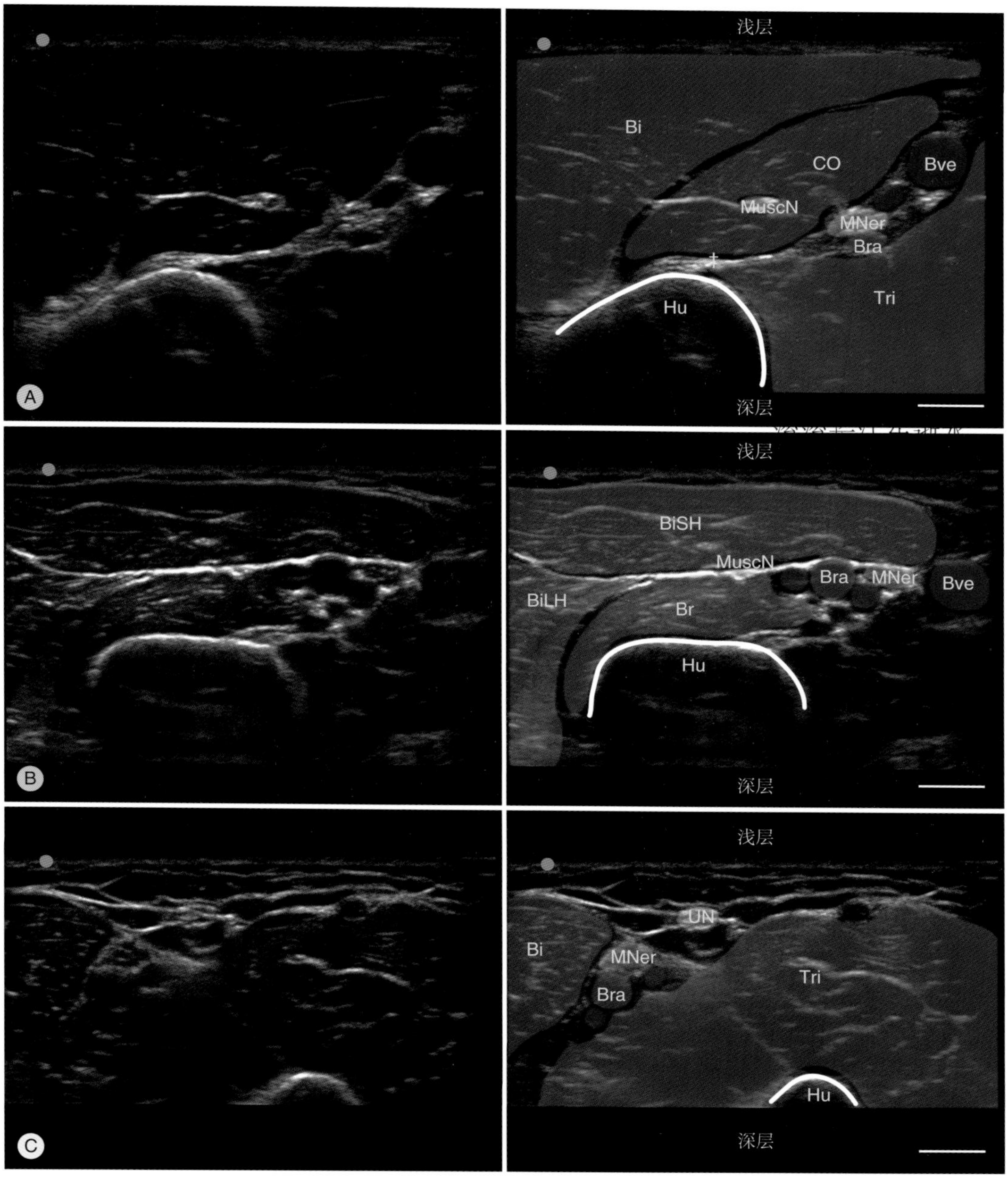

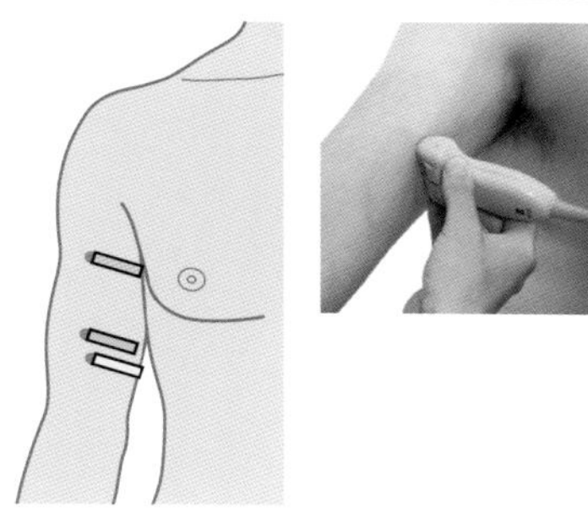

A：肱骨上端；B：肱骨干中部；C：肱骨干中部后面。

图6-40　右上臂前肌群超声图像

†：肌间隔内侧；Bi：肱二头肌；BiLH：肱二头肌长头；BiSH：肱二头肌短头；Br：肱肌；Bra：肱动脉；Bve：贵要静脉；CO：喙肱肌；Hu：肱骨；MNer：正中神经；MuscN：肌皮神经；Tri：肱三头肌；UN：尺神经。标尺＝1 cm。

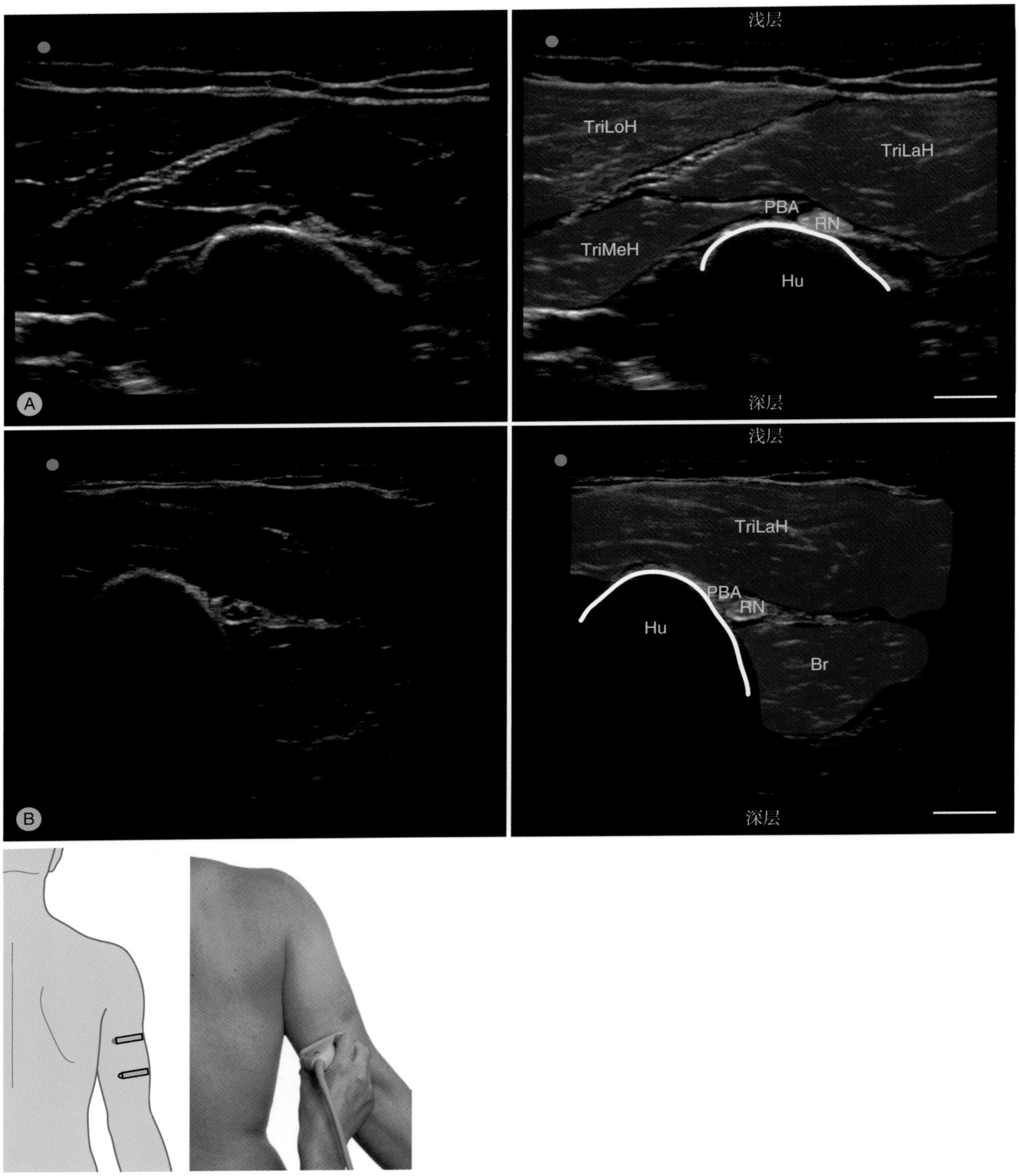

A：上臂近端；B：上臂远端。

图6-41　右上臂后肌群超声图像

Br：肱肌；Hu：肱骨；PBA：肱深动脉；RN：桡神经；TriLoH：肱三头肌长头；TriLaH：肱三头肌外侧头；TriMeH：肱三头肌内侧头。标尺= 1 cm。

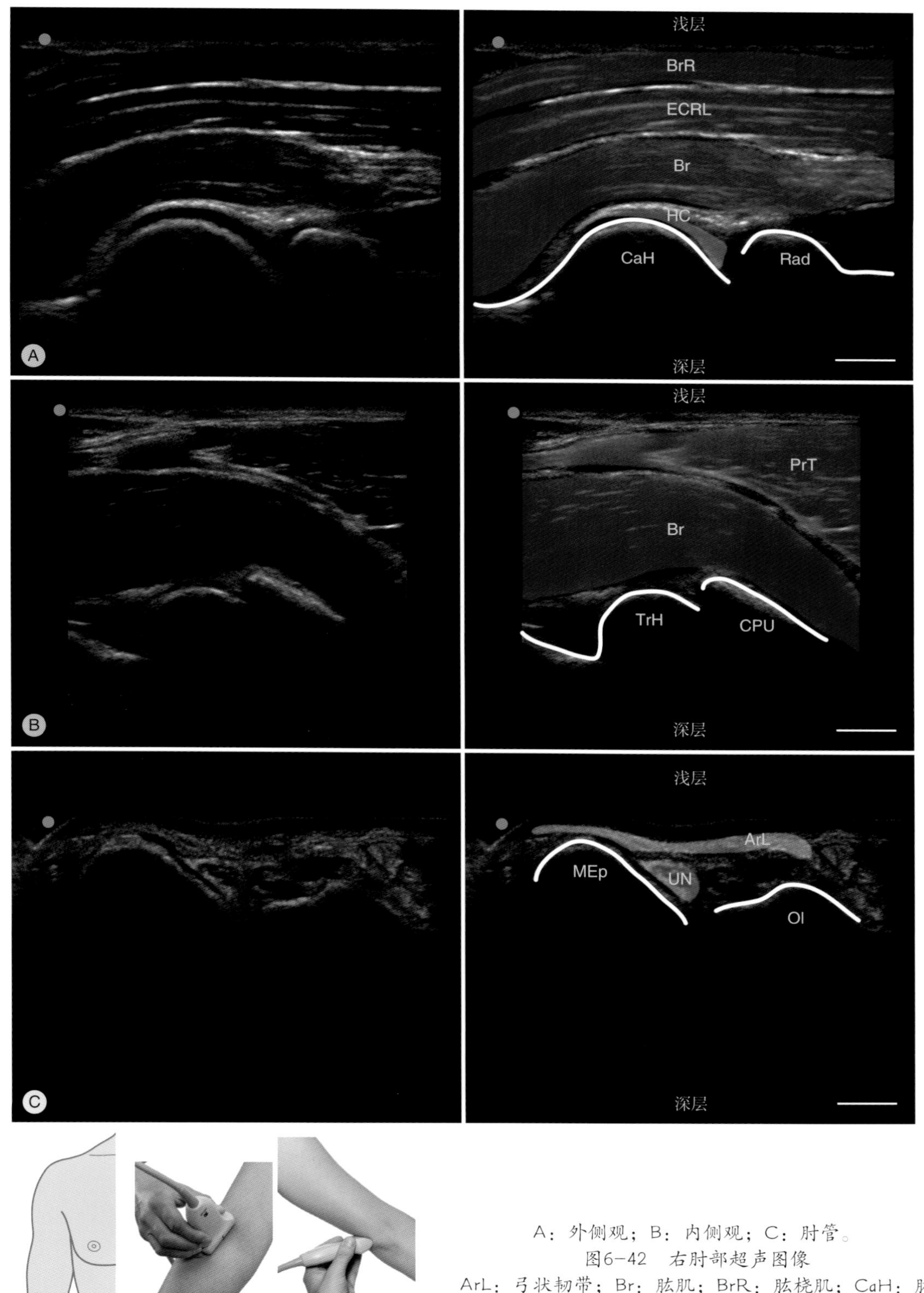

A：外侧观；B：内侧观；C：肘管。

图6-42　右肘部超声图像

ArL：弓状韧带；Br：肱肌；BrR：肱桡肌；CaH：肱骨小头；CPU：尺骨冠状突；ECRL：桡侧腕长伸肌；HC：透明软骨；MEp：肱骨内上髁；Ol：尺骨鹰嘴；PrT：旋前圆肌；Rad：桡骨；TrH：肱骨滑车；UN：尺神经。标尺= 1 cm。

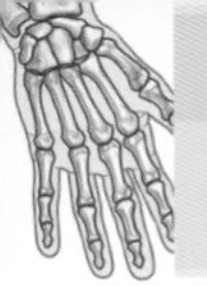

软骨。关节隐窝内可见滑膜外脂肪。在肘前内侧，可见肱骨滑车和尺骨冠状突（图6-42B）。肱肌在肘关节前方走行。肱肌浅方的内侧是前臂屈肌群浅层，肱肌浅方的外侧是前臂伸肌群浅层。

采用短轴切面，肘管处显示肱骨内上髁和尺骨鹰嘴的骨面（图6-42C），尺神经在肘管内，沿肱骨内上髁走行，弓状韧带构成肘管的顶部。

前臂前区

检查体位

被检查者面向检查者，坐立位时进行超声检查。前臂旋后，肘部弯曲呈90°，自然放于桌面。

探头

采用线阵探头，深度2～6cm。

探头位置

探头置于前臂近端前内侧观察前臂屈肌群，从肘关节开始逐步向腕部扫查。采用矢状切面和横切面分别观察前肌群的长轴（图6-43）和短轴图像（图6-44）。

图像特征

采用矢状切面，探头置于肱骨内上髁，显示屈肌总腱（图6-43）。图像左侧是肱骨近心端，显示肱骨内上髁的骨面。屈肌总腱起自肱骨内上髁。图像右侧是肱骨远心端，显示尺骨。肌腱呈高回声，肌腹则回声较低。肌腱或肌肉的显示取决于探头的位置，如桡骨中部或腕部。探头位于桡骨中部显示旋前圆肌肌腱，其浅方是桡侧腕屈肌。

采用短轴切面，探头置于前臂前区、肘腕部中点，显示屈肌（图6-44A）。桡骨骨面位于图像底部外侧，尺骨骨面位于图像底部内侧。拇长屈肌位于前臂前外侧，紧邻桡骨。拇长屈肌内侧是指深屈肌肌腹。依次活动每根手指的远端指间关节，动态观察每根手指的指深屈肌肌腹。

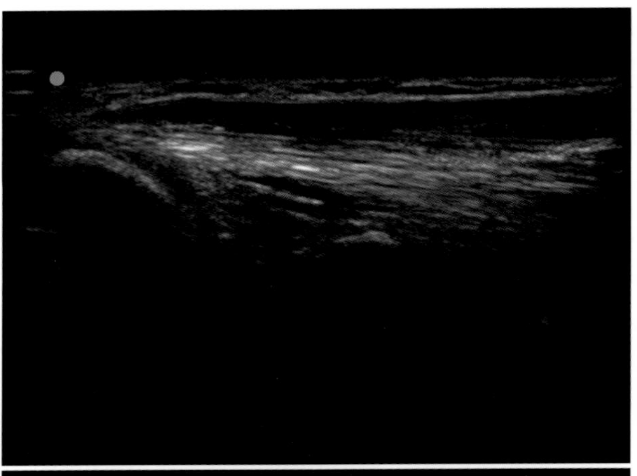

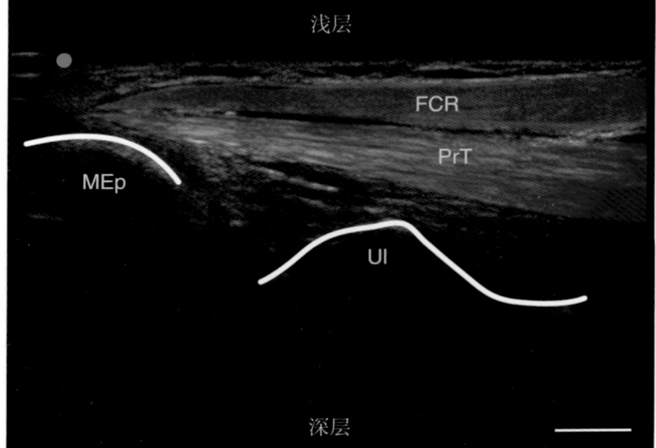

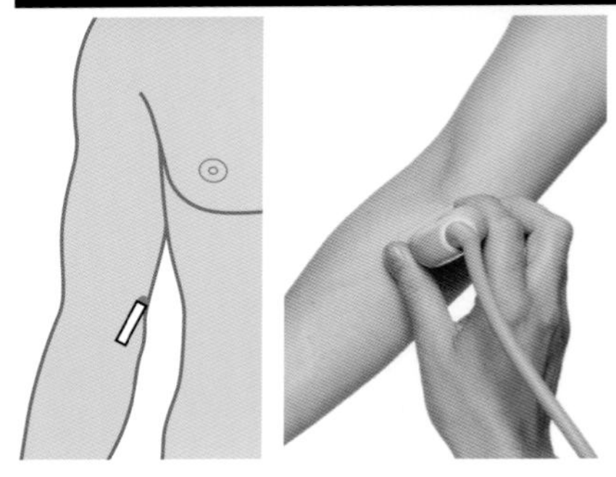

图6-43　右侧屈肌总腱超声图像
FCR：桡侧腕屈肌；MEp：肱骨内上髁；PrT：旋前圆肌；Ul：尺骨。标尺= 1 cm。

指浅屈肌位于指深屈肌浅方。依次活动近端指间关节，动态观察指浅屈肌肌腹。水平穿过图像的致密、高回声肌筋膜将指浅屈肌、指深屈肌分隔。图像中间的肌筋膜内是正中神经的短轴切面，呈圆形、等回声不均质结构。

桡侧腕屈肌呈扁椭圆形，位于指浅屈肌浅方。

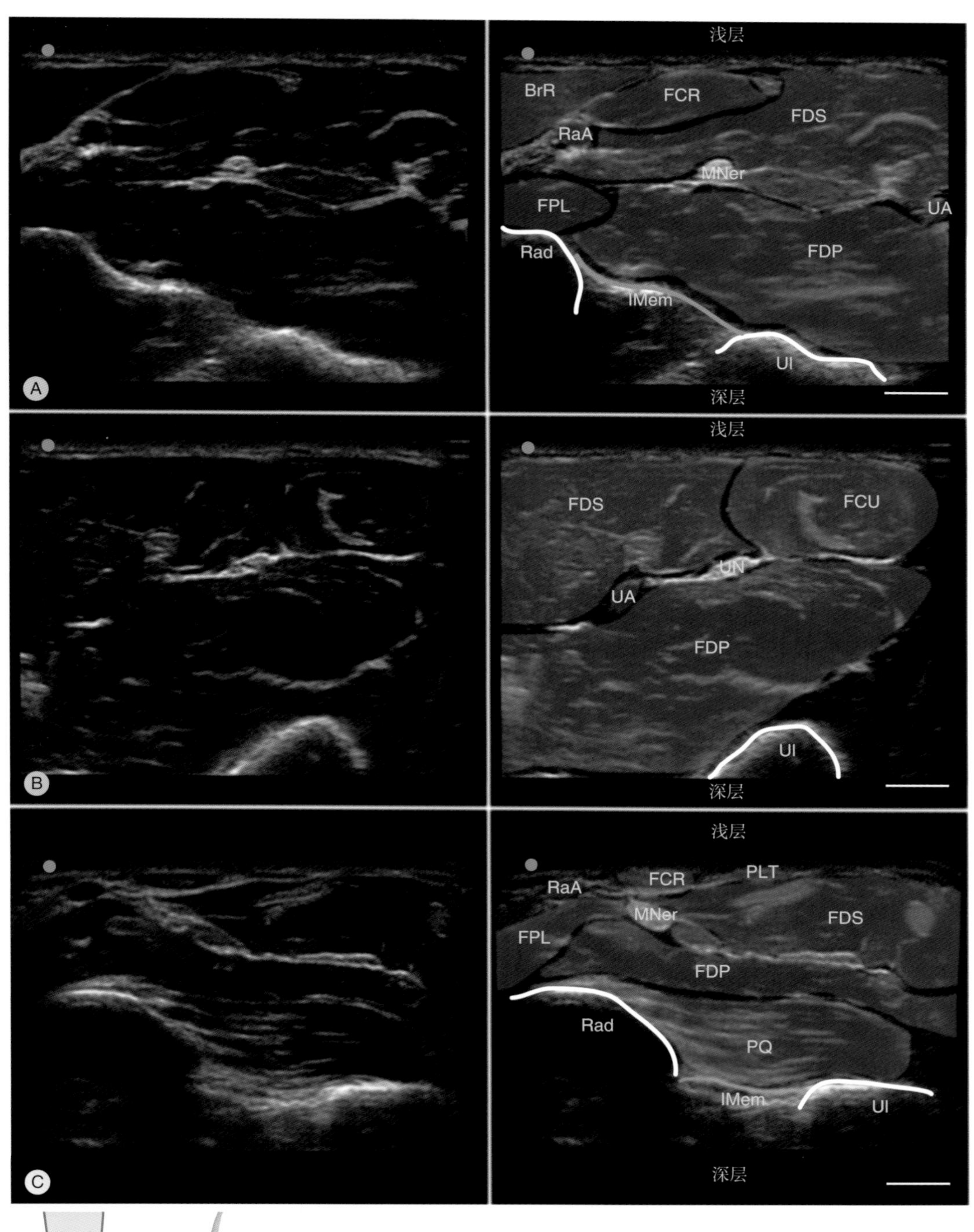

A：前臂中部；B：内侧观；C：前臂远端。

图6-44　右前臂屈肌群超声图像

BrR：肱桡肌；FCR：桡侧腕屈肌；FCU：尺侧腕屈肌；FDP：指深屈肌；FDS：指浅屈肌；FPL：拇长屈肌；IMem：骨间膜；MNer：正中神经；PLT：掌长肌腱；PQ：旋前方肌；RaA：桡动脉；Rad：桡骨；UA：尺动脉；Ul：尺骨；UN：尺神经。肌腱显示为绿色。标尺＝1 cm。

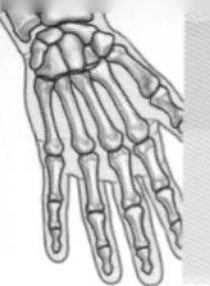
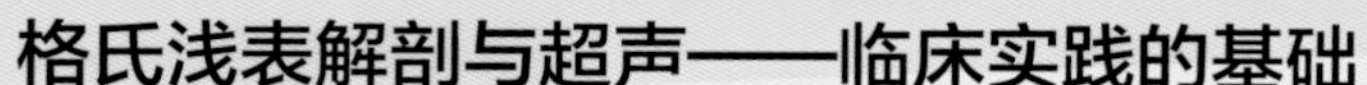

肱桡肌位于桡侧腕屈肌桡侧。肱桡肌肌筋膜深方是桡动脉的短轴切面。

指深屈肌内侧肌腹位于前臂前区内侧，紧邻尺骨（图6-44B）。指深屈肌浅方是指浅屈肌。指浅屈肌内侧是尺侧腕屈肌。扁平状的尺神经走行于指深屈肌和浅方的尺侧腕屈肌、指浅屈肌之间的肌筋膜平面内。尺动脉位于尺神经外侧，走行在同一肌筋膜平面内。

继续向前臂前区远端扫查，肌肉逐渐移行为肌腱（图6-44C）。采用短轴切面，探头置于前臂远端，桡骨和尺骨的高回声轮廓及二者之间的骨间膜位于图像底部。旋前方肌位于尺骨、桡骨之间。

指深屈肌位于旋前方肌浅方，肌腹呈低回声，肌腱呈不均质高回声。指浅屈肌的肌腹、肌腱位于指深屈肌和包裹指深屈肌的肌筋膜平面浅方。依次活动手指，动态观察每根手指的指屈肌腱。图像顶部，皮肤正下方是扁平状的桡侧腕屈肌和掌长肌的肌腱或肌肉肌腱结合部。

继续向腕管方向扫查，显示腕骨近侧列（图6-45）。采用短轴切面，探头置于远端腕横纹，清晰显示月骨骨面的弧形轮廓。腕骨浅方是被低回声滑膜包绕的高回声屈肌腱。依次活动手指，动态观察每根手指的指屈肌腱。拇长屈肌腱位于图像外侧、指屈肌腱深方。

拇长屈肌腱内侧是第2～5指的指深屈肌腱。指深屈肌腱的浅方是第2～5指的指浅屈肌腱。屈肌支持带形成腕管的顶部，呈弧形横穿图像。腕横韧带深方是扁椭圆形的正中神经，呈等回声不均质结构，包绕高回声神经外膜。桡侧腕屈肌腱和尺侧腕屈肌腱位于腕横韧带浅方。

旋转探头与前臂前区长轴平行，清晰显示每条屈肌的肌束和肌腱，并动态评估肌肉收缩功能。

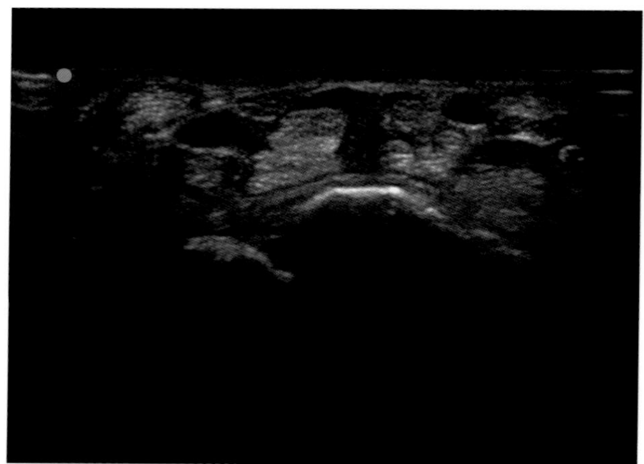
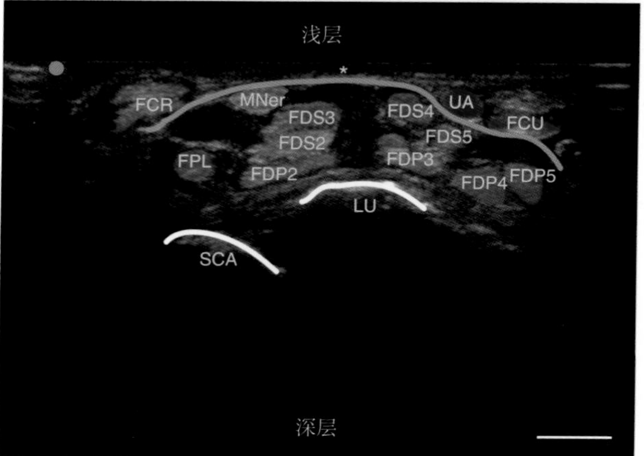

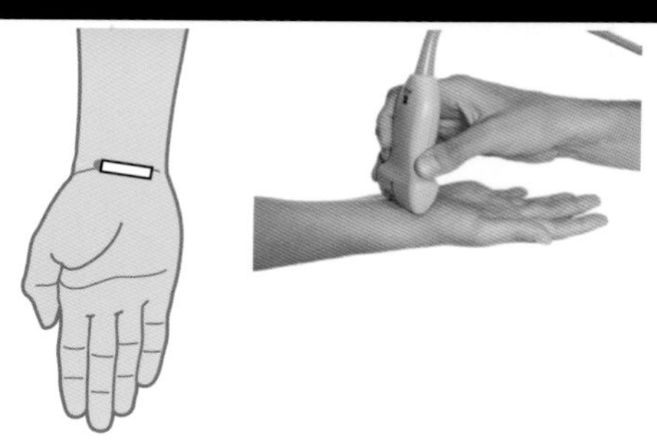

图6-45 右腕前部超声图像

*：腕横韧带；FCR：桡侧腕屈肌；FCU：尺侧腕屈肌；FDP：指深屈肌；FDS：指浅屈肌；FPL：拇长屈肌；LU：月骨；MNer：正中神经；SCA：舟状骨；UA：尺动脉。每根手指的肌腱编码为2～5，标尺= 1 cm。

前臂后区

检查体位

被检查者取坐立位或俯卧位，伸肘，前臂旋后。

探头

采用线阵探头，深度2～6cm。

探头位置

探头置于前臂近端后外侧，自肘关节开始，沿腕部内侧方向斜行扫查前臂伸肌群。

采用矢状切面，观察前臂伸肌群长轴图像（图6-46A）。采用横切面，观察前臂伸肌群短轴图像（图6-46B，图6-46C和图6-47）。

图像特征

采用矢状切面，探头置于肱骨外上髁，显示伸肌总腱起自肱骨外上髁（图6-46A）。图像左侧是肱骨近心端，显示肱骨外上髁的骨面，桡侧腕短伸肌腱和/或指总伸肌腱起自肱骨外上髁。图像右侧是肱骨远心端，显示桡骨小头。伸肌总腱的浅方是桡侧腕长伸肌和肱桡肌。

采用横切面，探头置于前臂近端外侧肘关节处，显示旋后肌（图6-46B）。旋后肌呈新月形包绕桡骨面。桡神经或其浅、深支位于包绕旋后肌的肌筋膜平面内，呈扁椭圆形，并可追踪到桡神经深支穿旋后肌走行。

旋后肌的浅方是桡侧腕长伸肌和桡侧腕短伸肌。桡侧腕长伸肌位于桡侧腕短伸肌浅方，二者均被肌筋膜包绕。做手腕部的外展和内收动作以区分桡侧腕长伸肌和桡侧腕短伸肌。肱桡肌位于桡侧腕长伸肌和桡侧腕短伸肌浅方。

采用横切面，探头置于前臂后区中点，显示指伸肌（图6-46C）。图像底部显示桡骨和尺骨的后骨面，骨间膜位于尺、桡骨之间。尺、桡骨浅方的肌群分浅、深两层。深层从外到内依次是拇长展肌、拇短伸肌、拇长伸肌和示指伸肌。深层肌群与腕部的附着点距离不同，拇长展肌的附着点距离腕部最近，因此在近腕部，拇长展肌占据了图像的大部分区域。

浅层从外到内依次是第2～5指伸肌肌腹和尺侧腕伸肌。尺侧腕伸肌位于尺骨附近。依次活动手指，动态观察每根手指的指伸肌，并可见肌肉内的高回声肌腱。

向远端继续扫查，伸肌逐渐移行为肌腱。伸肌支持带及其六个腔室位于手腕部（图6-47）。伸肌支持带呈高回声带状，横跨手腕浅层。伸肌支持带深方的伸肌腱呈高回声圆形结构，从外到内依次是：拇长展肌和拇短伸肌（第一腔室）；桡侧腕长伸肌和桡侧腕短伸肌（第二腔室）；拇长伸肌（第三腔室）；指伸肌和示指伸肌（第四腔室）；小指伸肌（第五腔室）；尺侧腕伸肌（第六腔室）。肌腱深方显示桡骨（外侧）和尺骨（内侧）的骨面。

旋转探头与前臂后区长轴平行，清晰显示每条伸肌的肌束和肌腱，并动态评估肌肉收缩功能。

手

检查体位

被检查者面向检查者，坐立位时进行超声检查。屈肘，手自然平放于桌面。

探头

采用线阵探头，深度1～3cm。

探头位置

采用横切面，探头置于手掌面，显示肌腱短轴图像。采用矢状切面，探头置于目标手指的前表面，显示手指长轴图像。

图像特征

采用横切面，探头置于手掌面，图像底部显示掌骨骨面（图6-48A）。骨间掌侧肌和骨间背侧肌位于相邻的掌骨之间。手指外展和内收以区分骨间

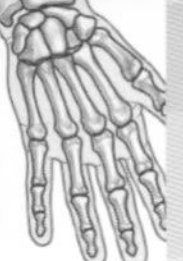
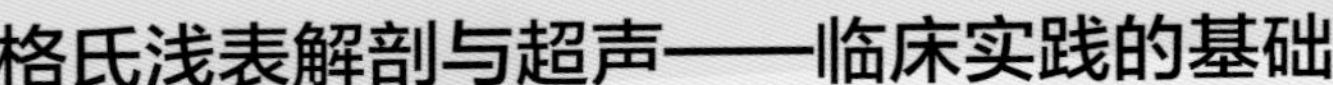

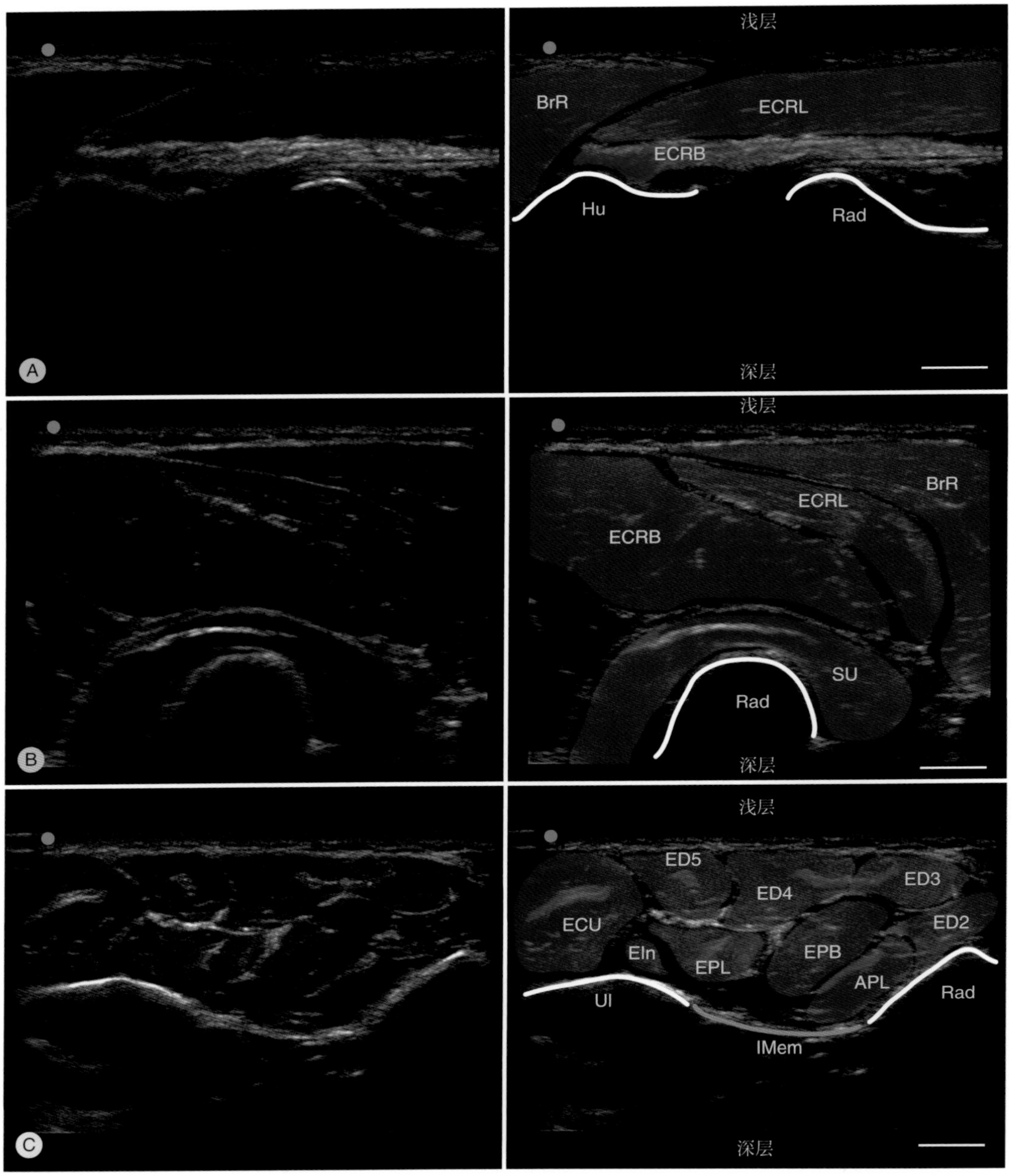

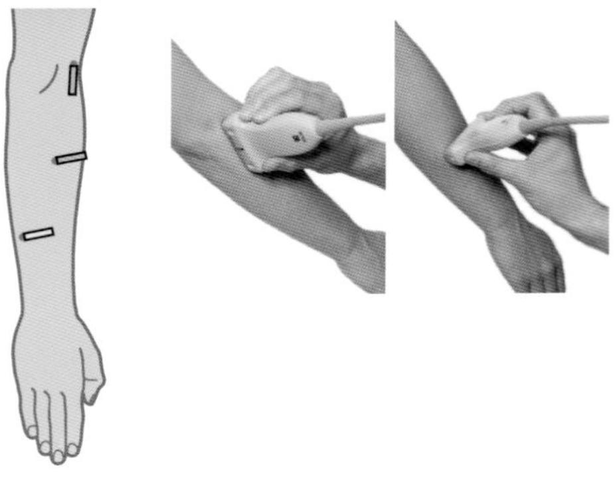

A：伸肌总腱；B：前臂近端；C：前臂中部。

图6-46　右前臂伸肌群超声图像

APL：拇长展肌；BrR：肱桡肌；ECRB：桡侧腕短伸肌；ECRL：桡侧腕长伸肌；ECU：尺侧腕伸肌；ED：指伸肌；EIn：示指伸肌；EPB：拇短伸肌；EPL：拇长伸肌；Hu：肱骨；IMem：骨间膜；Rad：桡骨；SU：旋后肌；Ul：尺骨。每根手指的肌肉编码为ED2～5，肌腱显示为绿色，标尺=1 cm。

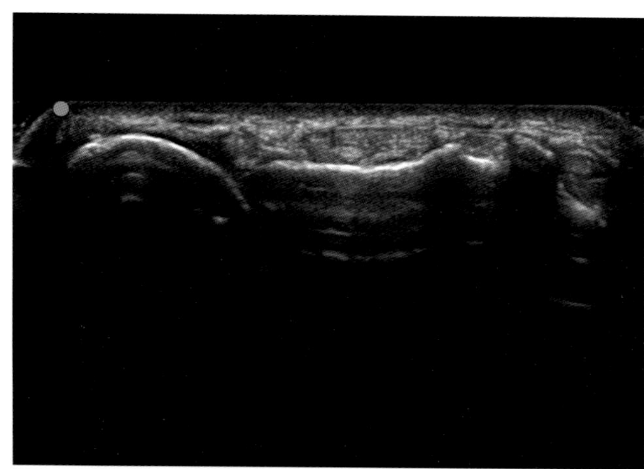

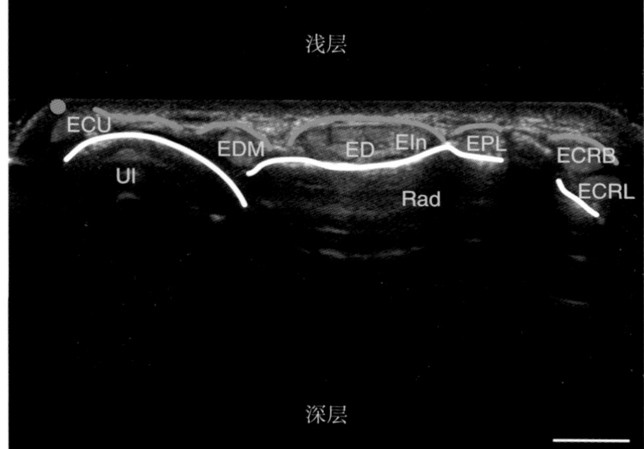

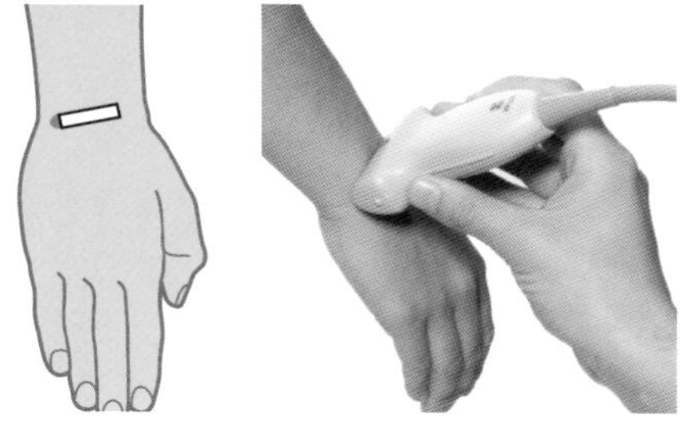

图6–47　右腕后部超声图像

ECRB：桡侧腕短伸肌；ECRL：桡侧腕长伸肌；ECU：尺侧腕伸肌；ED：指伸肌；EDM：小指伸肌；Eln：示指伸肌；EPL：拇长伸肌；Rad：桡骨；Ul：尺骨。标尺=1 cm。

掌侧肌和骨间背侧肌。骨间肌浅方是水平走行，呈致密高回声的筋膜平面。筋膜平面浅方是成对的指浅屈肌和指深屈肌肌腱，呈高回声扁椭圆形结构。皮肤正下方的每一对肌腱附近是指掌侧固有动脉和指掌侧固有神经。蚓状肌位于成对屈肌腱之间，呈稍低回声。

采用矢状切面，探头置于手指前表面，显示掌指关节和指间关节（图6–48B）。指浅屈肌、深屈肌肌腱位于指间关节浅方，分别止于中节指骨和远节指骨，并可观察到呈线形排列的肌束。

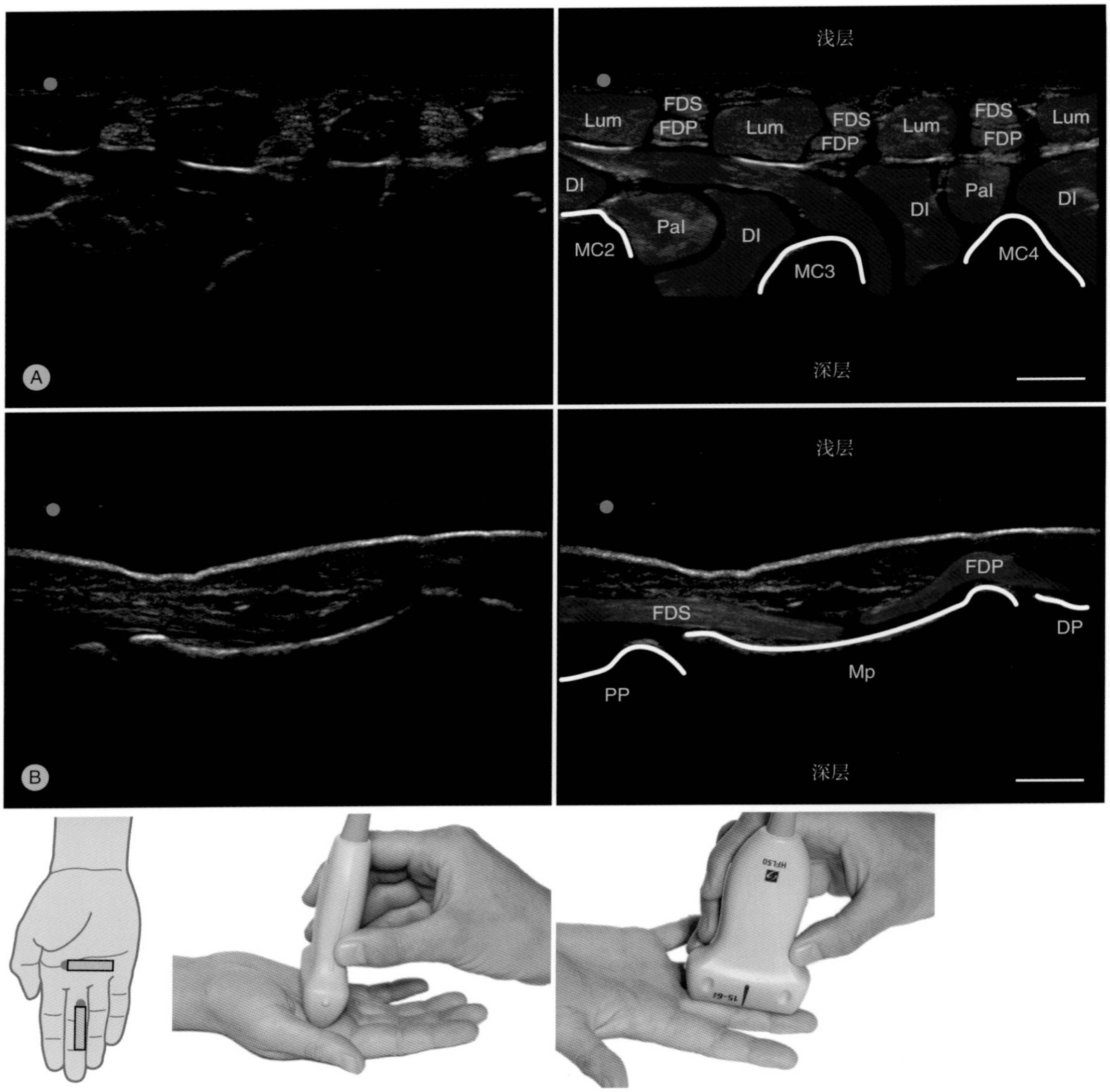

图6-48 手超声图像

DI：骨间背侧肌；DP：远节指骨；FDP：指深屈肌；FDS：指浅屈肌；Lum：蚓状肌；MC2～MC4：第2～4掌骨；Mp：中节指骨；Pal：骨间掌侧肌；PP：近节指骨。标尺=1 cm。

临床应用

引入超声作为肌骨系统疾病诊断的辅助工具代表了临床实践的重大进步。随着高频线阵探头的发展，肌骨结构的超声分辨率显著提高。B型超声可用于评估和监测一系列肌骨病变，包括肌肉、肌腱或韧带损伤；滑膜炎；滑囊炎；血肿；脓肿；水肿及腱鞘囊肿和脂肪瘤等肿块。多普勒超声是诊断四肢血管和炎性病变，尤其是深静脉血栓的重要工具。实时成像使得超声成为引导周围神经阻滞和抽吸关节腔积液的金标准，同时也是检查关节生物力学和稳定性的重要手段。超声弹性成像是检测组织硬度的新技术，为组织病理提供更多的诊断信息。该技术也是评估肌骨系统疾病的临床工具，如肌腱病变的机械性能变化。表6-7是超声能诊断或监测的上肢肌骨系统病变的概览。

表6-7 超声能诊断的上肢肌骨系统病变

部位	病变
肩部	肩袖肌腱病或撕裂
	冈上肌撞击
	肩峰下滑囊炎
	肩锁关节不稳定
	肩关节积液
	盂肱关节积液
	肩锁关节囊肿
上臂	肱二头肌长头腱断裂或半脱位
	深静脉血栓
前臂	肱骨外上髁炎
	肘关节积液
	尺骨鹰嘴滑囊炎
	肌腱断裂
	尺神经卡压
手	腕管综合征
	屈肌腱病或伸肌腱病
	滑膜炎
	腱鞘囊肿

汇总清单

- 上肢骨骼体表投影
- 上肢肌群体表投影
- 腋窝体表投影
- 上肢运动
- 肩部超声成像
- 上臂超声成像
- 肘窝超声成像
- 前臂和手超声成像

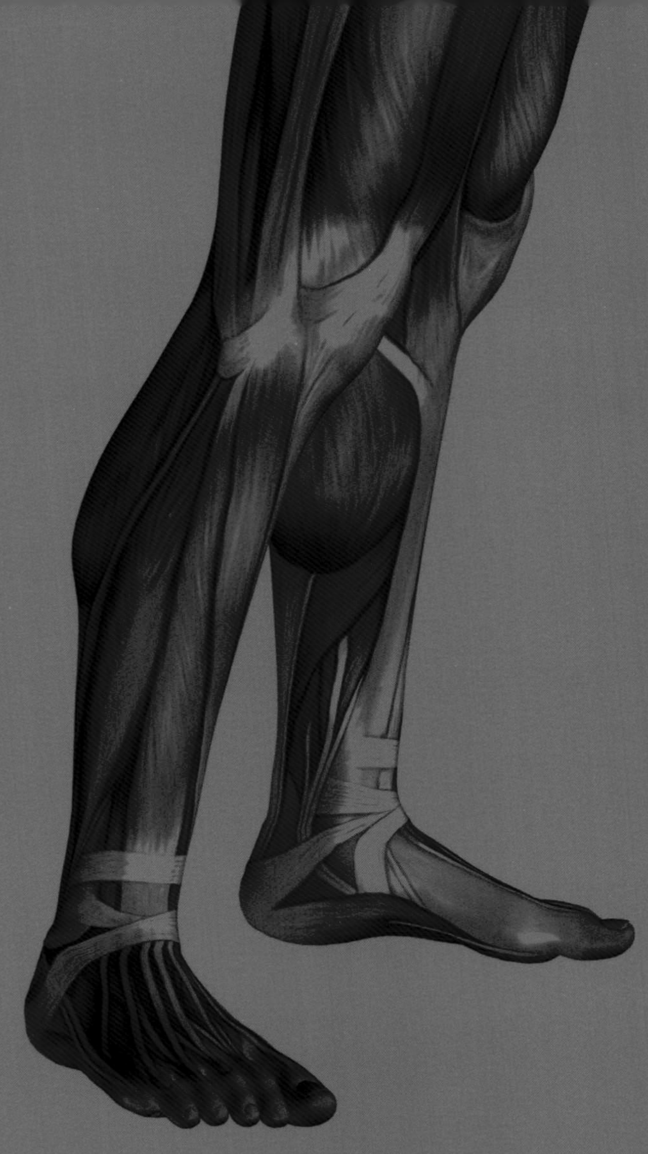

第七章　下　肢

概述

下肢在髋关节处与骨盆带相连，主要功能是支撑身体、承接体重及参与运动。下肢肌肉、骨性标志、浅表组织和某些突出的浅静脉血管共同构成下肢轮廓。下肢骨骼包括股骨、胫骨、腓骨、髌骨、跗骨、跖骨和趾骨。下肢分为臀、大腿、小腿和足四个区域。大腿和小腿由筋膜间隔分隔为多个筋膜间隙。每个筋膜间隙包含一组功能相关的肌肉。了解下肢体表标志在骨折、周围神经损伤和运动损伤的处理及治疗中具有重要意义。

浅表解剖

臀部

臀部位于骨盆带后方，与下肢背侧相连。臀部上界为髂嵴，外界为股骨大转子，下界为臀肌横纹。臀部中线为臀间裂，将臀部分为左、右两部分（图7-1）。

骨骼

臀部的骨骼由髂骨、坐骨、耻骨和骶骨组成，它们共同构成骨盆并与股骨形成关节（图7-2）。臀部可触诊数个骨性标志：L4水平横向触诊两侧髂嵴；髂嵴最前方触诊髂前上棘。髂嵴最后方通过皮肤的轻微凹陷识别髂后上棘。髂后上棘位于脊柱旁S2水平。后方中线处是骶骨。骶骨的外侧缘通过两侧骶髂关节与髂骨相接。虽然关节本身不容易触诊，但可扪及被覆的骶髂关节后韧带。在臀肌横纹水平上方，坐骨结节形成的骨性突起很容易触诊。

臀部的主要关节为髋关节，由髋臼与股骨构成。大转子和耻骨结节均可触诊，髋关节则不能触诊。大转子位于髋关节外侧、髂嵴下方。耻骨结节（见第4章）可在耻骨上缘触诊，紧邻耻骨联合的外侧。

肌肉

臀部由臀部肌群和被覆的皮下脂肪、皮肤组成。位于下方的臀大肌和位于上方的臀中肌形成臀部的表面轮廓，臀小肌则位于臀中肌深面（表7-1）。髋关节的外旋肌群由一组短肌组成：梨状肌、上孖肌、下孖肌、闭孔内肌和股方肌。梨状肌是坐骨神经的定位标志，坐骨神经通常从梨状肌下缘穿出。当坐骨神经和梨状肌之间的关系变异导致坐骨神经受压，引起疼痛和感觉异常称为梨状肌综合征。臀上、下神经和血管分别走行于梨状肌上、下方。

注射部位

臀部肌内注射必须避免损伤深部的结构，尤其是神经。臀部分为外上、内上、外下、内下四个象限（图7-3）。从髂嵴最高点向下作一垂直线，并从髂嵴最高点至坐骨结节连线中点作一水平线，以这两条线将臀部分为四个象限。坐骨神经从内下象限穿过。臀上神经通过内上象限。臀部注射的安全区域为外上象限。

大腿

骨骼

大腿的骨骼是股骨。股骨上端与髋臼形成关节，下端与胫骨形成膝关节（图7-4）。由于女性骨盆较宽，股骨内收的程度（或Q角）比男性更明显。股骨除股骨干外，多数其他骨性标志是可触诊的。大腿外上部的大转子容易触诊，小转子则无法触诊。股骨干远端为股骨内上髁和股骨外上髁，其骨性突起在膝关节两侧容易触诊。大腿内侧深部，股内侧肌和缝匠肌的远端止点之间，可触诊内收肌结节。髌骨为膝关节前方的籽骨，位于股四头肌肌腱内。髌骨的前面和边缘很容易触诊。髌韧带呈带状结构，从髌骨下缘向下延伸，止于胫骨结节。

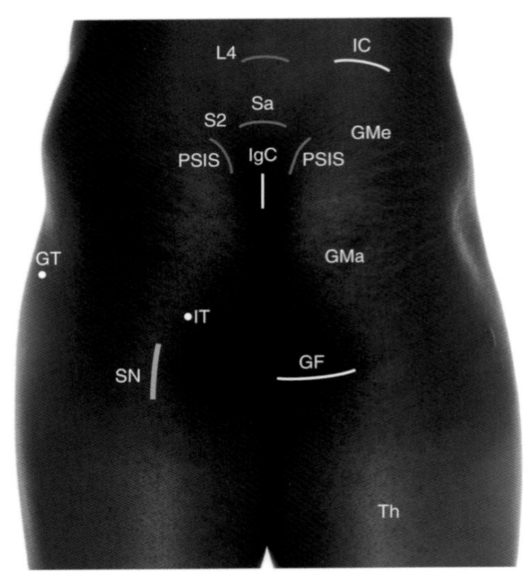

图7-1 臀部体表投影
GF：臀肌横纹；GMa：臀大肌；GMe：臀中肌；GT：大转子；L4：第4腰椎；IC：髂嵴；IgC：臀间裂；IT：坐骨结节；PSIS：髂后上棘；S2：第2骶椎；Sa：骶骨；SN：坐骨神经；Th：大腿。

练习（图7-1）

• 观察S2水平臀部上方两侧的皮肤凹陷，即髂后上棘的定位点。将示指放在髂嵴最高点，拇指自然放在中间凹陷处，找到棘突。

• 触诊坐骨结节。

练习（图7-2）

• 从耻骨结节向外画一水平线至股骨大转子。在股骨远端内侧触诊内收肌结节。

• 触诊股骨内、外上髁。

练习（图7-1，图7-2和图7-3）

后面观：

• 观察臀肌横纹和臀间裂。

• 站立时臀大肌收缩，触诊臀大肌。

• 在上象限触诊臀中肌，位于大转子的正上方。

• 步行时触诊臀中肌。当另一只脚抬离地面时，臀中肌收缩以防止骨盆下降（中立位）。

• 在志愿者臀部画臀大肌、臀小肌轮廓。

• 展示下肢髋关节屈曲、伸展、外展、内收、内旋、外旋功能。

• 画出臀部安全注射区域的网格线。从髂嵴最高点向下作垂直线至臀肌横纹水平。在髂嵴和坐骨结节连线中点向外作水平线。

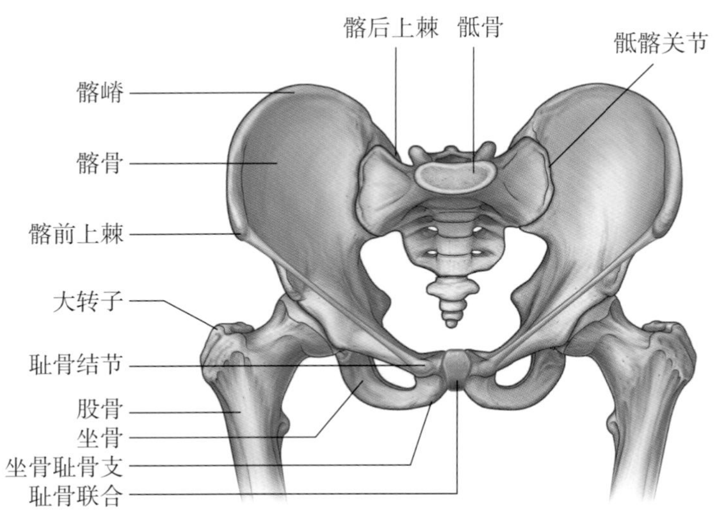

图7-2 骨盆

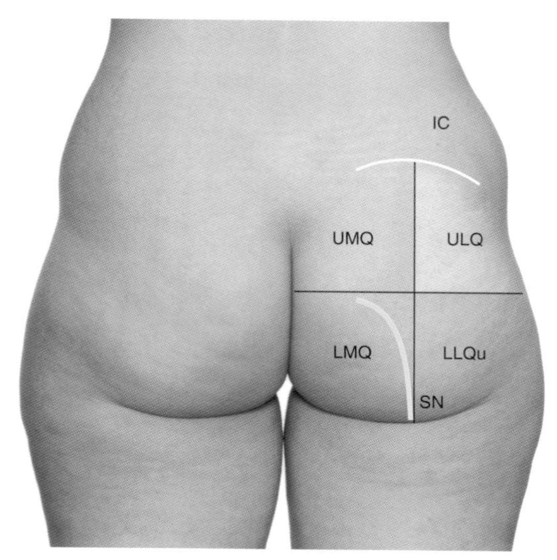

图7-3　臀部注射部位
IC：髂嵴；LLQu：外下象限；LMQ：内下象限；SN：坐骨神经；ULQ：外上象限；UMQ：内上象限。

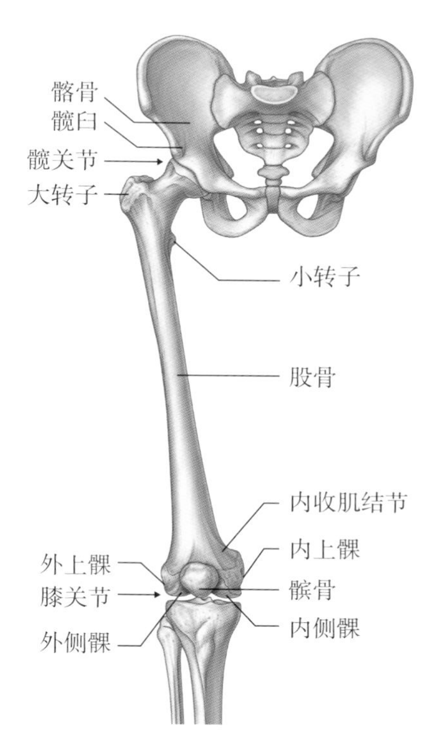

图7-4　下肢近端骨骼

髂胫束

大腿被深层筋膜，即阔筋膜包裹。阔筋膜在外侧增厚，形成平坦的纵行带状腱膜沿大腿外侧面走行，称为髂胫束。髂胫束起自髂嵴，止于胫骨外侧髁Gerdy's结节，外观呈沟槽状在大腿外侧走行，并可触诊。髂胫束协助维持膝盖的稳定性，屈膝时更容易观察。髂胫束综合征是髂胫束长期摩擦股骨外上髁所致，常见于跑步者和骑自行车者。阔筋膜张肌和臀大肌汇合后延续为髂胫束（图7-5）。阔筋膜张肌可在髂前上棘下缘触及。

肌肉

大腿前区

大腿前区肌群包括股四头肌和缝匠肌。股四头肌形成大腿前区外观，由股直肌、股内侧肌、股外侧肌和股中间肌组成（表7-2）。除了位于股直肌深面的股中间肌，其余肌肉都可触诊。股直肌收缩时，大腿前面中线上出现条状隆起。股直肌内侧的股内侧肌收缩时，在股内侧肌的远端止点处形成一个明显的隆起（图7-6）。大腿外侧的股外侧肌收缩时，在膝盖外侧形成隆起。

缝匠肌位于股四头肌浅层（表7-2），为狭长的带状肌肉，从外上方斜向内下跨过大腿的前表面。当膝盖伸展、髋关节弯曲和外旋时，可沿缝匠肌的长轴进行触诊。缝匠肌上部构成股三角外侧界，其深面是股神经的终支隐神经、股动脉和股静脉。这些神经血管束穿过内收肌管向大腿远端内侧走行。隐神经进入小腿，支配足踝关节近端内侧的皮肤。

表7-1　臀部肌群

<table>
<tr><th>肌肉</th><th>起点</th><th>止点</th><th>神经支配</th><th>功能</th></tr>
<tr><td>梨状肌</td><td>骶骨前面</td><td>股骨大转子尖</td><td>S1和S2分支</td><td rowspan="4">外旋、外展髋关节</td></tr>
<tr><td>闭孔内肌</td><td>真骨盆、闭孔膜</td><td>股骨大转子尖内侧</td><td rowspan="2">闭孔内神经（L5、S1）</td></tr>
<tr><td>上孖肌</td><td>坐骨棘</td><td>股骨大转子尖内侧</td></tr>
<tr><td>下孖肌</td><td>坐骨结节</td><td>股骨大转子尖内侧</td><td rowspan="2">股方肌神经（L5、S1）</td></tr>
<tr><td>股方肌</td><td>坐骨外侧面</td><td>转子间窝</td><td>外旋髋关节</td></tr>
<tr><td>臀小肌</td><td>髂骨外表面</td><td>股骨大转子尖外侧</td><td rowspan="2">臀上神经（L4、L5、S1）</td><td rowspan="2">外展髋关节；走路时防止骨盆下降；内旋大腿</td></tr>
<tr><td>臀中肌</td><td>髂骨外表面</td><td>股骨大转子尖外侧</td></tr>
<tr><td>臀大肌</td><td>髂骨、骶骨、尾骨、骶结节韧带的背面</td><td>股骨大转子尖外侧和股骨粗隆</td><td>臀下神经（L5、S1、S2）</td><td>伸展和外旋髋关节；稳定髋、膝关节</td></tr>
<tr><td>阔筋膜张肌</td><td>髂嵴</td><td>止于股骨粗隆，延续为髂胫束</td><td>臀上神经（L4、L5、S1）</td><td>稳定膝关节</td></tr>
</table>

表7-2　大腿前区肌群

<table>
<tr><th>肌肉</th><th>起点</th><th>止点</th><th>神经支配</th><th>功能</th></tr>
<tr><td>腰大肌</td><td>T12～L5椎体</td><td>股骨小转子</td><td>L1～L3前支</td><td rowspan="2">屈髋</td></tr>
<tr><td>髂肌</td><td>髂窝</td><td>股骨小转子</td><td rowspan="6">股神经（L2、L3）</td></tr>
<tr><td>股内侧肌</td><td>股骨内侧面</td><td>股四头肌肌腱和髌骨</td><td rowspan="3">伸膝</td></tr>
<tr><td>股中间肌</td><td>股骨前外侧面</td><td>股四头肌肌腱、髌骨和胫骨外侧髁</td></tr>
<tr><td>股外侧肌</td><td>股骨外侧面</td><td>股四头肌肌腱和髌骨</td></tr>
<tr><td>股直肌</td><td>髂前下棘和髋臼上方</td><td>股四头肌肌腱</td><td>屈髋、伸膝</td></tr>
<tr><td>缝匠肌</td><td>髂前上棘</td><td>胫骨内侧面</td><td>屈髋、屈膝</td></tr>
</table>

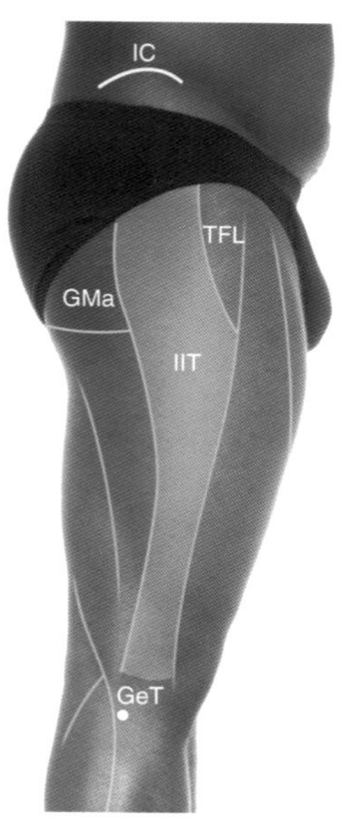

图7-5　大腿外侧面体表投影
GeT：Gerdy's结节；GMa：臀大肌；IC：髂嵴；IIT：髂胫束；TFL：阔筋膜张肌。

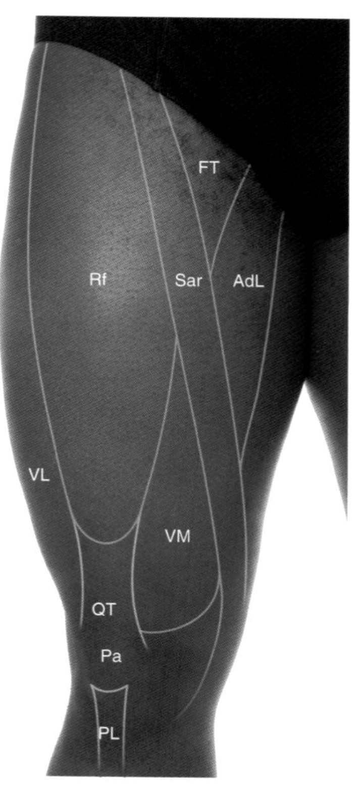

图7-6　大腿前面体表投影
AdL：长收肌；FT：股三角；Pa：髌骨；PL：髌韧带；QT：股四头肌肌腱；Rf：股直肌；Sar：缝匠肌；VL：股外侧肌；VM：股内侧肌。

练习（图7-5）

外侧面：

- 站立位寻找髂胫束形成的沟槽状外观。向对侧迈步使髂胫束绷紧，更易于在大腿上部触诊髂胫束。
- 从髂前上棘开始，向下画线至膝关节胫骨处，代表髂胫束。

练习（图7-6）

- 一腿向前站立，前腿膝关节弯曲至少30°（仿佛冲刺状态），触诊股直肌。
- 在同一姿势下，触诊股外侧肌和股内侧肌。
- 在大腿前表面，画出股四头肌肌群轮廓：股直肌、股内侧肌和股外侧肌。
- 从髂前上棘至胫骨内侧画出缝匠肌。

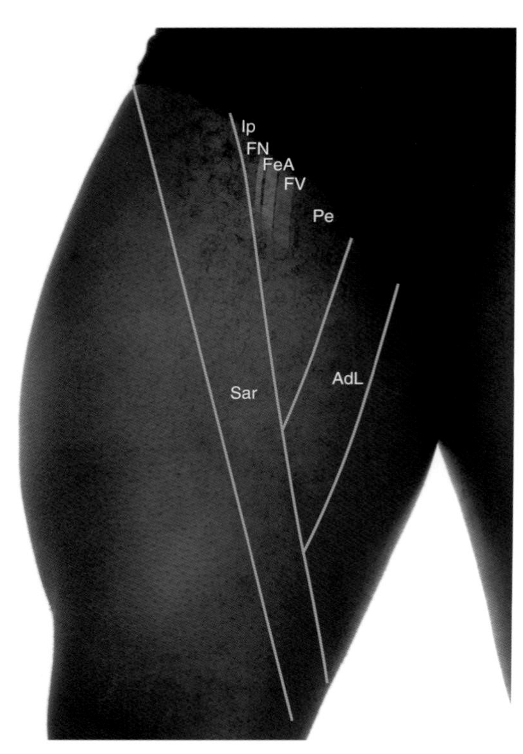

图7-7 股三角区体表投影
AdL：长收肌；FeA：股动脉；FN：股神经；FV：股静脉；Ip：髂腰肌；Pe：耻骨肌；Sar：缝匠肌。

股三角

股三角位于大腿前方、与腹壁交界处，上界为腹股沟韧带，内侧界为长收肌内侧缘，外侧界为缝匠肌内侧缘。股三角后壁从内到外依次为长收肌、耻骨肌和髂腰肌（图7-7）。股三角前壁由阔筋膜构成，阔筋膜上有隐静脉裂孔，大隐静脉经此孔进入股三角内。股三角内的结构由外向内依次为：股

练习（图7-7）

前面：

- 定位腹股沟韧带的位置在耻骨结节（见第四章）和髂前上棘之间。
- 在缝匠肌内侧缘和长收肌内侧缘之间画出股三角的轮廓。
- 画股动脉、股静脉和股管。股动脉在腹股沟韧带中点下方进入股三角。触诊股动脉搏动进行确定。
- 股动脉外侧0.5～1cm处画垂直线代表股神经。

表7-3 大腿内侧肌群

肌肉	起点	止点	神经支配	功能
股薄肌	耻骨体、耻骨下支和坐骨支	胫骨内侧面	闭孔神经（L2、L3）	髋关节内收、屈膝
耻骨肌	耻骨肌线、骨盆邻近骨面	股骨后表面	股神经（L2、L3）	髋关节内收、屈曲
长收肌	耻骨体	股骨粗线	闭孔神经（L2～L4）	髋关节内收、内旋
短收肌	耻骨体和耻骨下支	股骨粗线和股骨后表面		
大收肌	内收肌部分-耻骨下支	股骨粗线和股骨后表面		
	腘绳肌部分-坐骨结节	内收肌结节	坐骨神经（L2～L4）	

神经、股动脉和股静脉。股静脉内侧的股管是腹部至大腿上部淋巴结的通道。股管为股静脉扩张提供了空间，也是股疝形成的部位。股三角内的股动脉是血管成形术的重要入路。

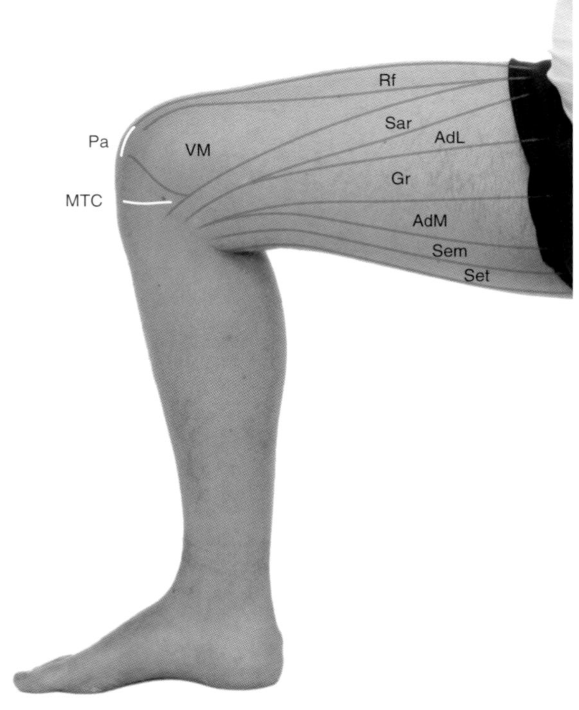

图7-8　大腿内侧体表投影
AdL：长收肌；AdM：大收肌；Gr：股薄肌；MTC：胫骨内侧髁；Pa：髌骨；Rf：股直肌；Sar：缝匠肌；Sem：半膜肌；Set：半腱肌；VM：股内侧肌。

大腿内侧区

大腿内侧肌群包括耻骨肌、长收肌、短收肌、大收肌和股薄肌（表7-3）。长收肌、大收肌和股薄肌容易触诊。耻骨外侧触诊长收肌肌腱，大腿弯曲并外旋时更容易触诊，其肌腹斜行向股骨干的后方走行。大收肌体积最大，腘绳肌肌腱可在膝关节内侧、股内侧肌深面触及（图7-8）。大收肌肌腱形成的收肌腱裂孔，位于内收肌结节上方约1cm处。股动脉和股静脉经收肌腱裂孔进入腘窝，延续为腘动脉和腘静脉。股薄肌是内收肌群最内侧的肌肉，可在大腿内侧触诊。鹅足腱是股薄肌、缝匠肌和半腱肌形成的联合肌腱，止于胫骨近段内侧。鹅足腱滑囊位于联合肌腱内、胫骨平台下方约2.5cm处。

练习（图7-8）

内侧：

- 确定大腿内侧区和后侧区的边界。
- 等长收缩状态定位长收肌肌腱：嘱被检查者大腿抗阻力内收即为等长收缩。
- 定位大收肌肌腱。位于股内侧肌深方，紧邻内收肌结节止点处。
- 画出大腿内收肌群轮廓。

表7-4　大腿后区肌群

肌肉	起点	止点	神经支配	功能
股二头肌	长头-坐骨结节；短头-股骨粗线	腓骨小头	坐骨神经（L5、S1、S2）	膝关节屈曲和外旋，髋关节伸展和外旋
半腱肌	坐骨结节	胫骨内侧面		膝关节屈曲和内旋，髋关节伸展和内旋
半膜肌	坐骨结节	胫骨内侧髁		

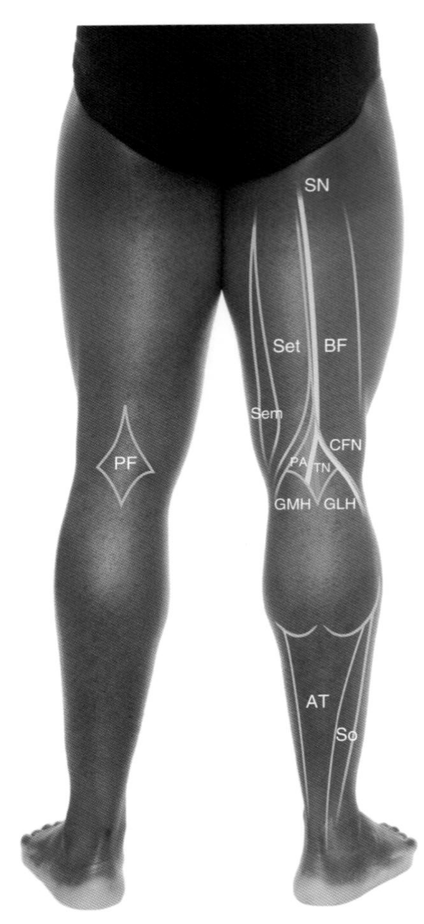

图7-9　大腿后面和腘窝的体表投影
AT：跟腱；BF：股二头肌；CFN：腓总神经；GLH：腓肠肌外侧头；GMH：腓肠肌内侧头；PA：腘动脉；PF：腘窝；Sem：半膜肌；Set：半腱肌；SN：坐骨神经；So：比目鱼肌；TN：胫神经。

大腿后区

大腿后区含腘绳肌，肌群包括内侧的半腱肌、半膜肌以及外侧的股二头肌（表7-4）。股二头肌和半腱肌容易触诊，半膜肌因位于半腱肌深面而无法触诊。小腿部分屈曲，在腘窝内、外侧分别辨认半腱肌和股二头肌的肌腱（见腘窝）。股二头肌肌腱比半腱肌肌腱更大、更扁平（图7-9）。

腘窝

腘窝是膝关节后面的菱形凹陷，内上界由半腱肌和半膜肌的远端形成，外上界由股二头肌的远端形成。腘窝上界除半膜肌肌腱外，均容易触诊（图7-9）。下界由腓肠肌内、外侧头构成。腘窝内充填脂肪，内含许多重要结构，如胫神经、腘静脉、腘动脉、小隐静脉、腓总神经、腓肠神经和腘淋巴结。腘窝最内侧是腘动脉，其搏动易于触诊。腘动脉外侧是腘静脉。腘动静脉是股动静脉经过收肌腱裂孔后的延续。

练习（图7-9）

后面：

- 取站立位或俯卧位，肌肉等长收缩状态触诊腘绳肌。嘱被检查者抗阻力屈膝约90° 即为等长收缩。
- 画出腘窝的菱形边界。定位弓形的腓肠肌内、外侧头作为下界。定位半腱和半膜肌腱作为内上界。触诊股二头肌长头肌腱作为外上界。
- 画出腘动脉、腘静脉、胫神经和腓总神经，分别从上至下穿过腘窝。胫神经起始段在腘动脉和腘静脉外侧，后绕至它们的内侧。
- 充分按压腘动脉，可扪及搏动。

膝关节

膝关节为滑车关节（铰链关节），由股骨内、外侧髁及胫骨内、外侧髁和髌骨组成（图7-10）。膝关节弯曲时，股骨内、外侧髁和胫骨内、外侧髁的边缘可以在髌骨的两侧触诊。囊外韧带和囊内韧带为膝关节的稳定性提供保障。膝关节主要的囊外韧带是腓侧副韧带（外侧）和胫侧副韧带（内侧）（图7-11）。腓侧副韧带为条索状纤维，起于股骨外上髁，止于腓骨小头，可在膝关节外侧触诊。腘肌腱走行于腓侧副韧带深面。胫侧副韧带宽阔扁平，起于股骨内上髁，止于胫骨内侧面。膝关节主要的囊内韧带是前交叉韧带和后交叉韧带。前、后交叉韧带防止股骨相对于胫骨的前后移位。半月板

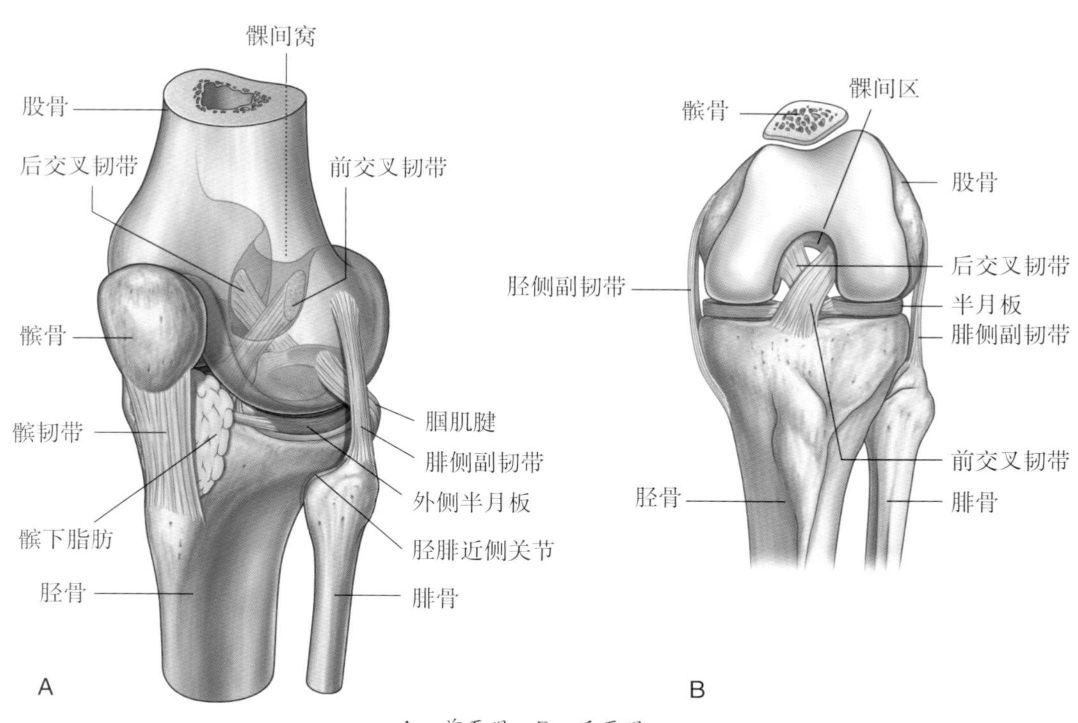

A：前面观；B：后面观。

图7-10　膝关节

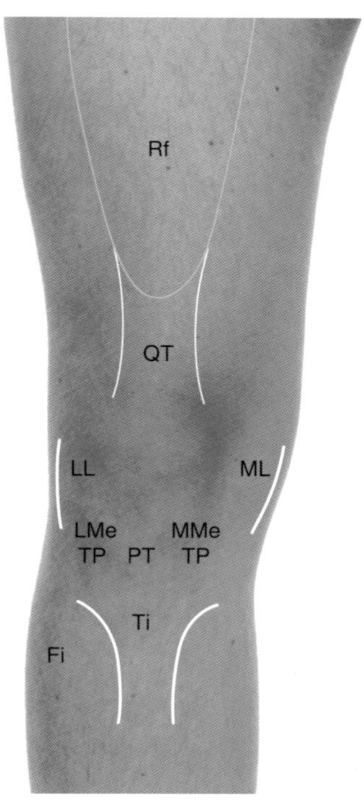

图7-11　右膝前面体表投影

Fi：腓骨；LL：外侧副韧带；LMe：外侧半月板；ML：内侧副韧带；MMe：内侧半月板；PT：髌腱；QT：股四头肌肌腱；Rf：股直肌；Ti：胫骨；TP：胫骨平台。

练习（图7-11）

- 检查膝关节屈、伸功能。
- 取坐位，单足抬离地面，检查膝关节的内旋和外旋程度。
- 膝关节屈曲时触诊股骨髁，其位于髌骨两侧或后面。
- 在膝关节两侧触诊内、外侧副韧带。嘱被检查者仰卧并屈膝，触诊更容易。膝关节屈伸时触诊韧带，并感受随屈伸活动出现的韧带形状差异。
- 站立时身体重量在对侧腿上，触诊未承重腿的髌骨，并观察它的移动。
- 膝盖处于自然放松状态时，快速叩击髌腱检查髌反射（膝跳反射），观察膝关节快速伸展过程。
- 被检查者取坐位，检查者将手指放在被检查者的腓骨小头和股骨外上髁上。嘱被检查者站立，观察关节面结合时股骨的内旋现象。
- 辨别中线处的髌韧带。
- 胫骨近端触诊胫骨粗隆。
- 胫骨远端触诊内踝。

是位于股骨髁和胫骨平台之间的纤维软骨板，作为减震器减少运动过程中的摩擦，提高站立时的稳定性。内侧半月板附着于胫侧副韧带。下肢弯曲时在胫骨平台前上方可触诊半月板。

小腿

骨骼

小腿骨骼由胫骨和腓骨组成（图7-12）。胫骨近端称为胫骨平台，与胫骨干相延续。胫骨干的前缘和内侧缘均易于触诊。胫骨近端前缘的粗糙隆起叫胫骨粗隆，是髌韧带的附着处。胫骨远端内侧膨大形成内踝。腓骨位于胫骨外侧。腓骨不同于胫骨，是非承重骨。腓骨小头、腓骨颈和腓骨干均易于触诊。腓骨远端突起形成外踝。

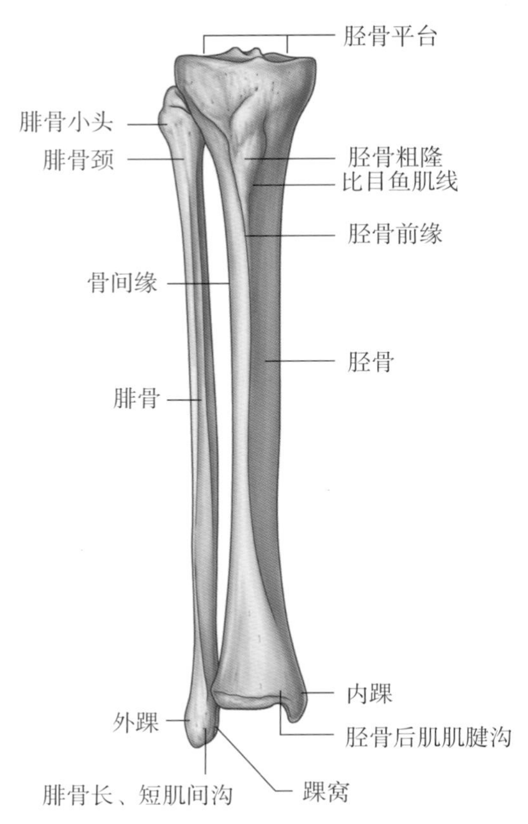

图7-12　右侧小腿骨骼前面观

肌肉

小腿前区

小腿前区肌群包括胫骨前肌、趾长伸肌和踇长伸肌（表7-5）。胫骨前肌体积最大，位置最浅，紧邻胫骨干，可在小腿前方触诊。小腿前区肌群的远端肌腱在“Y”形伸肌支持带深方经踝关节前面进入足背。足背的每条肌腱均易于观察和触诊。胫骨前肌腱走行至足内侧时易于观察。较粗大的踇长伸肌腱可一直追踪至踇趾。在胫骨前肌腱的足近端

表7-5　小腿前区肌群

肌肉	起点	止点	神经支配	功能
胫骨前肌	胫骨外侧面及骨间膜	内侧楔骨、第1跖骨	腓深神经（L4、L5）	足背屈、足内翻、支撑内侧足弓
踇长伸肌	腓骨内侧面及骨间膜	踇趾远节趾骨		踇趾伸展、足背屈
趾长伸肌	腓骨内侧面及胫骨外侧髁	第2～5趾中节和远节趾骨		第2～5趾伸展、足背屈
第3腓骨肌	腓骨内侧面	第5跖骨底		足背屈、足外翻

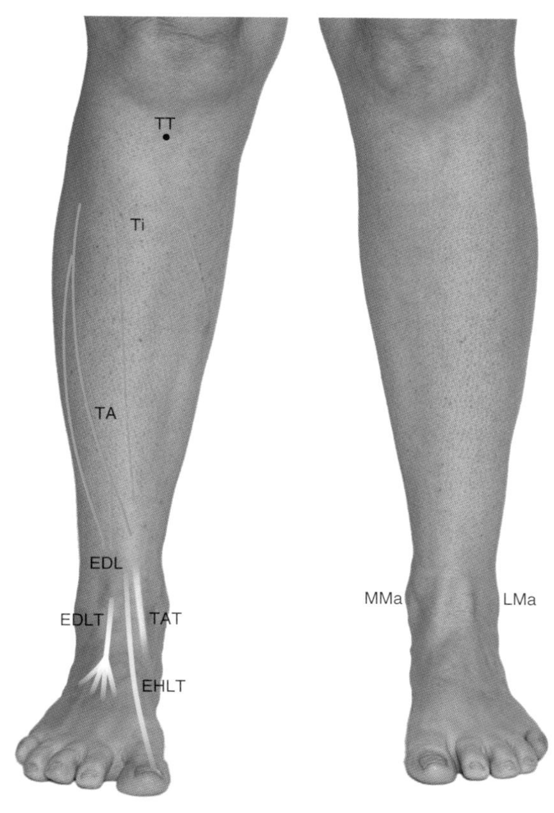

图7-13 小腿前面体表投影
EDL：趾长伸肌；EDLT：趾长伸肌腱；EHLT：踇长伸肌腱；LMa：外踝；MMa：内踝；TA：胫骨前肌；TAT：胫骨前肌腱；Ti：胫骨；TT：胫骨粗隆。

练习（图7-13和图7-21）

- 足背屈时触诊胫骨前肌。
- 触诊进入足背的胫骨前肌腱、踇长伸肌腱和趾长伸肌腱。
- 从伸肌支持带开始，沿着肌腱走行画至止点。胫骨前肌腱止于第1跖骨和内侧楔骨；踇长伸肌腱止于踇趾远节趾骨，趾长伸肌腱止于第2～5趾骨远节趾骨。伸展各脚趾可识别不同肌腱。

外侧触诊踇长伸肌腱。趾长伸肌腱位于踇长伸肌腱外侧。趾长伸肌腱分为4束，分别止于足背第2～5趾（图7-13）。趾长伸肌腱的观察在足背屈时最明显（图7-21）。

小腿后区

小腿后区肌群分浅、深两层。浅层由腓肠肌、比目鱼肌和跖肌组成（图7-14，表7-6）。浅层肌收缩使踝关节跖屈。腓肠肌最表浅，分为内侧头及外侧头。踮起脚尖使腓肠肌的两个头更加凸出，容易触诊。腓肠肌内、外侧头在远端融合形成跟腱，止于跟骨。比目鱼肌位于腓肠肌深部，也汇入跟腱。在跟腱两侧可触诊比目鱼肌。跖肌是块退化的肌肉，肌腹短小、肌腱细长，游走于比目鱼肌与腓肠肌之间，无法触诊。

小腿后区肌群的深层由腘肌、踇长屈肌、趾长屈肌和胫骨后肌组成（表7-6）。尽管这些肌肉不能触诊，但这些肌腱通过内踝后下方进入踝管时可被辨别。

踝管

踝管是足后内侧的凹陷，位于跟骨和内踝之间，其底部由跟骨、胫骨和距骨形成，顶部为屈肌支持带，起到防止肌腱弹起的作用。穿过踝管的结构由前到后依次为胫骨后肌腱、趾长屈肌腱、胫后动脉、胫后静脉、胫神经及踇长屈肌腱（图7-15）。内踝后方，趾长屈肌腱与胫神经之间可触诊胫后动脉的搏动。

小腿外侧区

小腿外侧肌群包括腓骨长肌和腓骨短肌（表7-7）。腓骨长肌位置表浅，在小腿外侧可观察到。腓骨长短肌向下移行为肌腱，经过外踝的后方、腓骨支持带的深方，绕至足底（图7-16）。

足

骨骼

足有26块骨头：7块跗骨（距骨、跟骨、骰骨、3块楔骨和足舟骨）、5块跖骨和14块趾骨（图

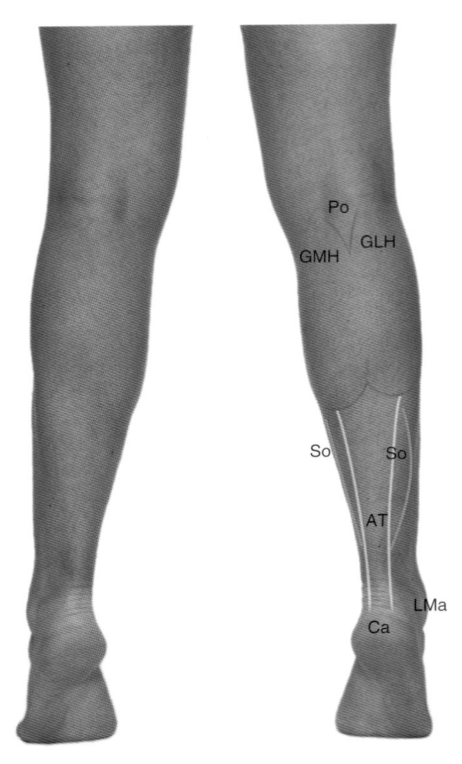

图7-14　小腿后面体表投影
AT：跟腱；Ca：跟骨；GLH：腓肠肌外侧头；GMH：腓肠肌内侧头；LMa：外踝；Po：腘肌；So：比目鱼肌。

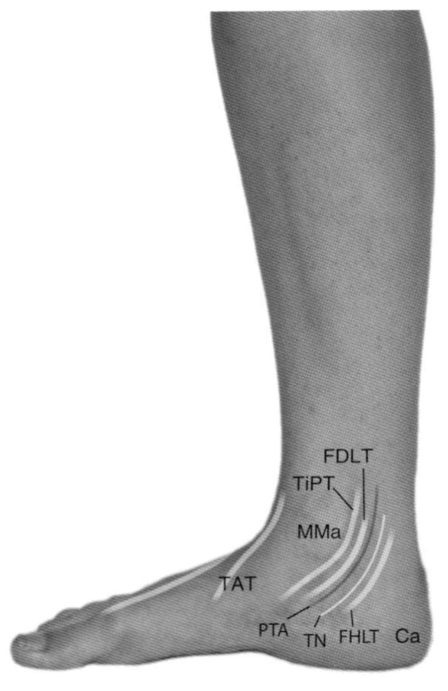

图7-15　小腿内侧体表投影
Ca：跟骨；FDLT：趾长屈肌腱；FHLT：踇长屈肌腱；MMa：内踝；PTA：胫后动脉；TAT：胫骨前肌腱；TiPT：胫骨后肌腱；TN：胫神经。

表7-6　小腿后区肌群浅、深层

肌肉	起点	止点	神经支配	功能
浅层				
腓肠肌	内侧头：股骨内侧髁后方；外侧头：股骨外侧髁	以跟腱止于跟骨	胫神经（S1、S2）	足跖屈、屈膝
跖肌	股骨下表面及膝关节腘斜韧带	以跟腱止于跟骨		
比目鱼肌	胫骨比目鱼肌线、腓骨、附着于胫腓骨之间的肌腱弓	以跟腱止于跟骨		
深层				
腘肌	股骨外侧髁	胫骨后面	胫神经（L4～S1）	发动膝关节（胫骨固定时使股骨外旋）
踇长屈肌	腓骨后面及骨间膜	踇趾远节趾骨		踇趾屈曲
趾长屈肌	胫骨后面	第2～5趾远节趾骨		第2～5趾屈曲
胫骨后肌	骨间膜、胫骨和腓骨	足舟骨及内侧楔骨		足内翻、足跖屈、支撑内侧足弓

7-17）。包括跗骨在内，所有的足骨皆可触诊。跟骨位于足后很容易识别。载距突为跟骨上的骨脊，可在内踝下方触诊。距骨头和距骨颈可在踝关节前方触诊。足内侧可触诊足舟骨粗隆形成的骨性突起。足背足舟骨前方可触诊楔骨。足外侧可识别骰骨。跖骨和趾骨很容易在足背触诊。足骨通过韧带连接，形成一个强健但灵活的结构，以支撑体重。足骨形成的足弓，在行走和跑步过程中起到减震、分配重量和驱动肢体的作用（图7-18）。足横弓由骰骨、楔骨及跖骨构成。足纵弓分为内、外侧纵弓。内侧纵弓较高，由跟骨、距骨、足舟骨、楔骨和三块内侧跖骨组成。外侧纵弓较低，由跟骨、骰骨和两块外侧跖骨组成。体重通过足底与地面的多个接触点被分散。前足有6个接触点：第1跖骨的两个籽骨和外侧第2～5跖骨头。后足仅有跟骨一个接触点（图7-19）。

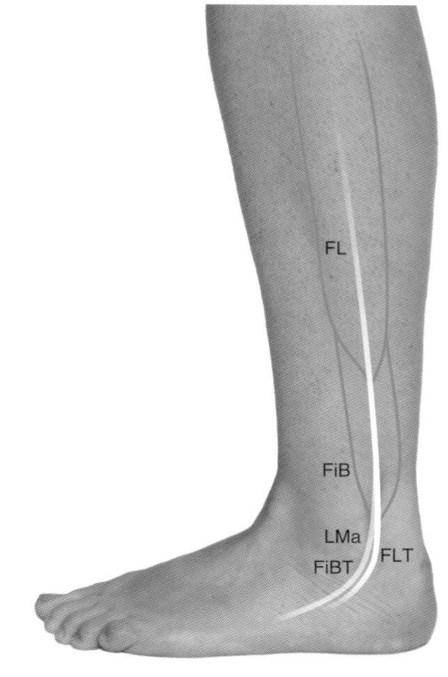

图7-16　小腿外侧体表投影
FiB：腓骨短肌；FiBT：腓骨短肌腱；FL：腓骨长肌；FLT：腓骨长肌腱；LMa：外踝。

练习（图7-14和图7-15）

- 嘱被检查者垫脚站立，辨认腓肠肌的两侧肌腹。
- 沿腓肠肌至其跟骨止点画出跟腱。
- 定位位于跟骨和内踝之间的踝管。
- 在踝管内找到胫后动脉的搏动点，并画出胫后动脉。
- 画出下行至内踝的胫骨后肌腱，它经过胫后动脉前方，止于足舟骨和内侧楔骨。
- 在胫骨后肌腱和胫后动脉之间，画出止于第2～5趾远节趾骨的趾长屈肌腱。
- 在胫后动脉后方，画出胫神经。
- 在胫神经后方，画出止于踇趾远节趾骨的踇长屈肌腱。

练习（图7-16）

- 足外翻时触诊腓骨长肌。
- 在外踝后方触诊腓骨长、短肌腱。

表7-7　小腿外侧肌群

肌肉	起点	止点	神经支配	功能
腓骨长肌	腓骨外侧面	内侧楔骨和第1跖骨	腓浅神经（L5、S1、S2）	足外翻、足跖屈、支撑足弓
腓骨短肌	腓骨外侧面	第5跖骨		足外翻

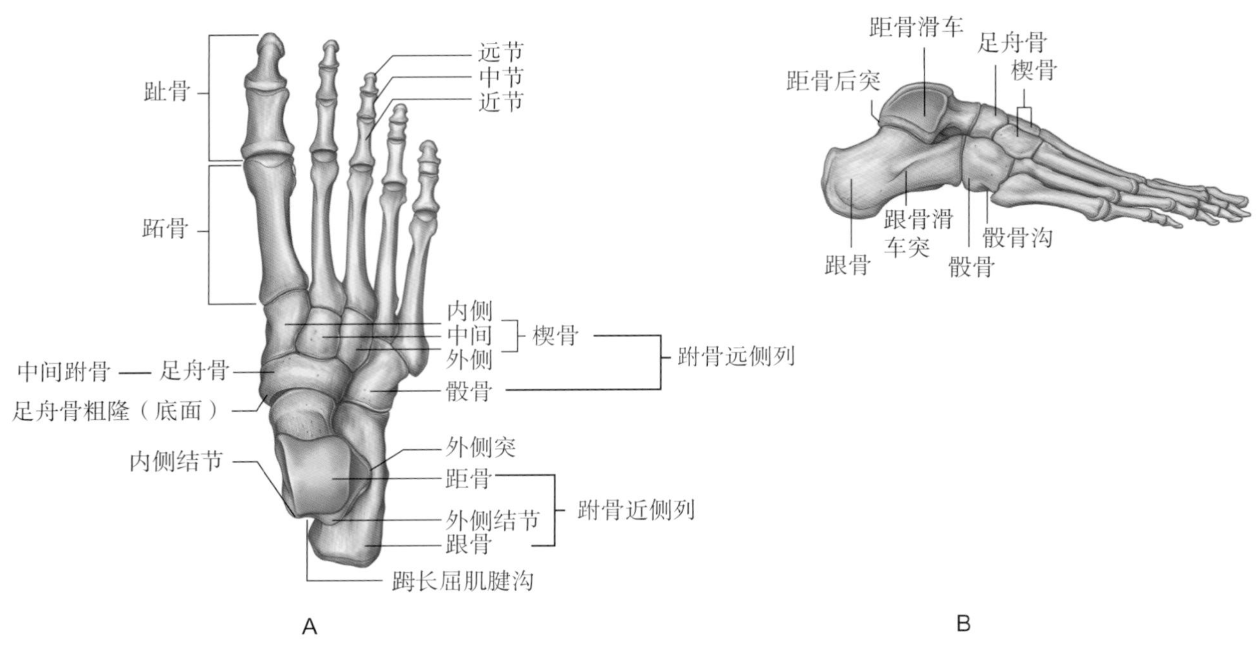

A：足背；B：足外侧。
图7-17　足骨

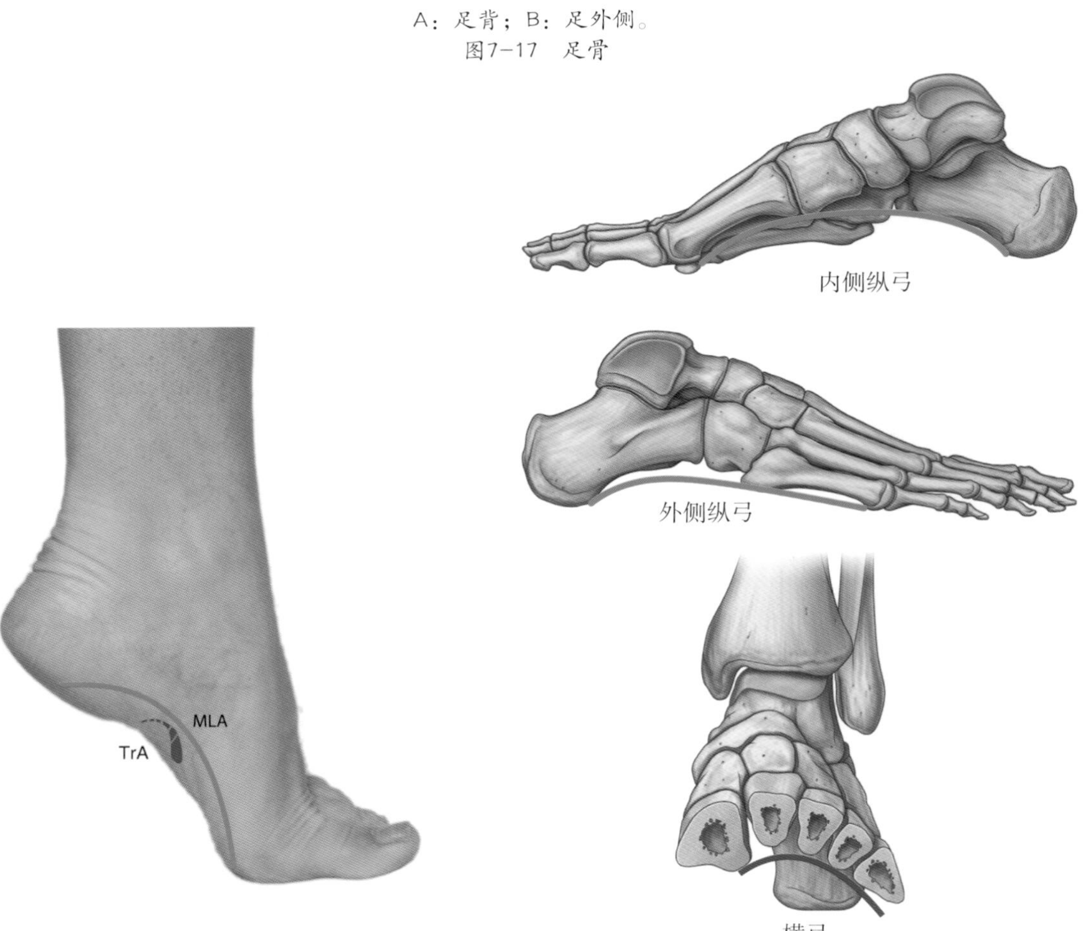

图7-18　足弓体表投影
MLA：内侧纵弓；TrA：横弓。

足的关节包括踝关节、跗骨间关节、跗跖关节、跖趾关节和趾间关节。踝关节（距小腿关节）为胫骨、腓骨下端的关节面和距骨构成的滑车关节（图7-20）。踝关节韧带包括内侧的扇形三角韧带及外侧的3条副韧带（距腓前韧带、距腓后韧带和跟腓韧带）。这些韧带均难以触诊。踝关节负责足背屈及跖屈运动。两个重要的跗骨间关节是距下关节和跗横关节。距下关节由跟骨和距骨构成，负责足的内翻和外翻运动。跗横关节是跟骰关节和距舟关节的复合关节，负责足在纵轴方向上的旋转，对足旋前和旋后很重要，例如在崎岖的地形上行走时。

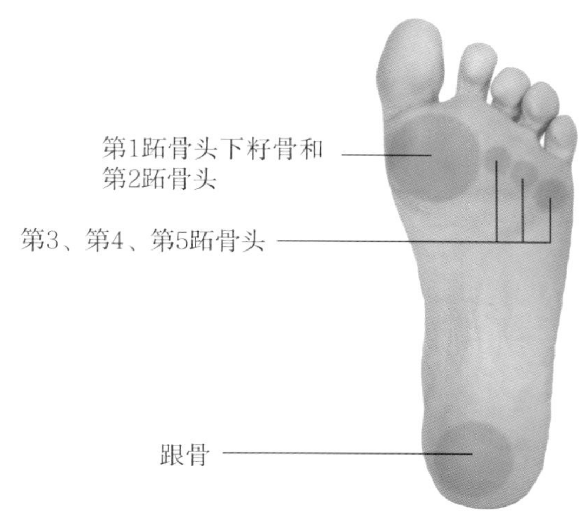

图7-19　足底承重区

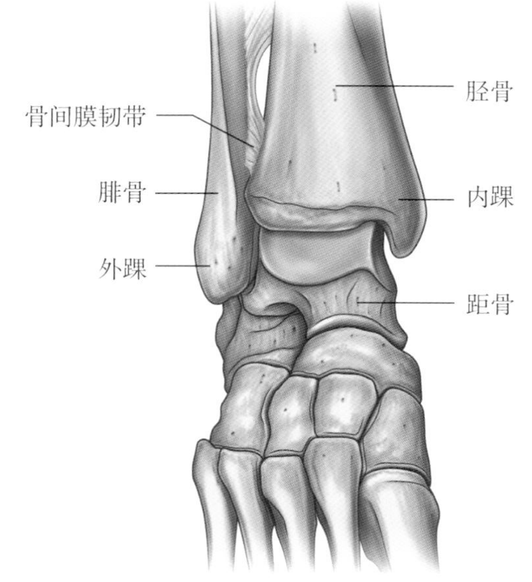

图7-20　踝关节

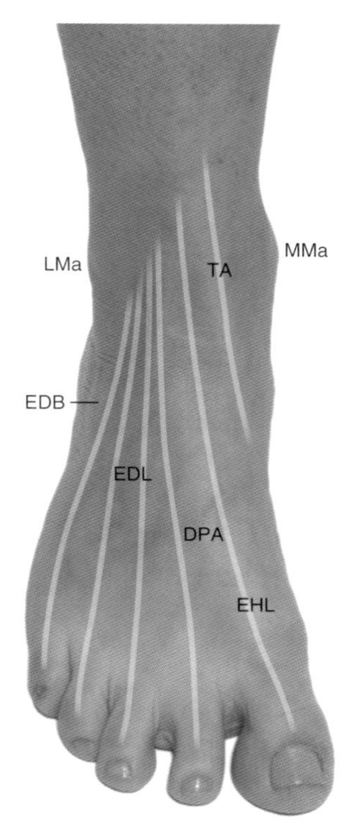

图7-21　足背体表投影

DPA：足背动脉；EDB：趾短伸肌；EDL：趾长伸肌；EHL：踇长伸肌；LMa：外踝；MMa：内踝；TA：胫骨前肌。

练习（图7-21）

足背：

- 伸展脚趾辨认趾短伸肌。位于足背外侧，骰骨正上方。

肌肉

足背

足背指解剖位时足部朝上的区域（图7-21）。足背外肌包括所有终止于足背的小腿前区肌群的肌肉（表7-5）。在足背很容易观察到这些肌肉的肌腱经足背走行至相应止点（见小腿前区肌群及图7-21）。

足背内肌起始于足内部。足背部的两块内肌是跗短伸肌和趾短伸肌，均位于足背趾长伸肌腱的深部（图7-21，表7-8）。足背外侧可触诊趾短伸肌。

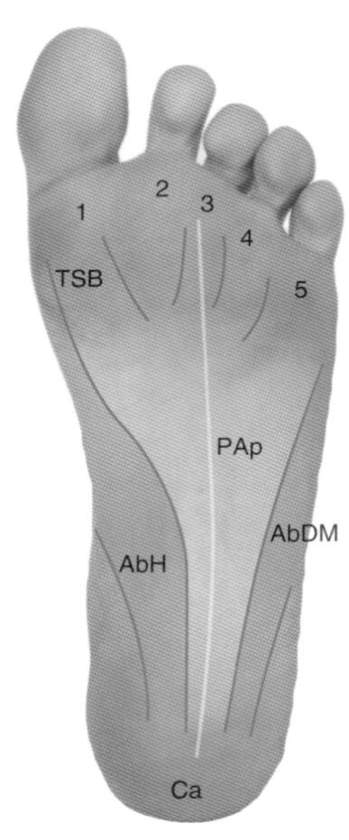

图7-22 足底体表投影

1：第1跖骨头；2：第2跖骨头；3：第3跖骨头；4：第4跖骨头；5：第5跖骨头；AbDM：小趾展肌；AbH：跗展肌；Ca：跟骨；PAp：足底跖腱膜；TSB：跖骨籽骨。

练习（图7-22）

足底：

• 跗趾伸展，触诊跟骨远端足底跖腱膜的内侧缘。

• 触诊足底外侧缘小趾展肌肌腹。

• 触诊足底内侧缘跗展肌肌腹。

练习（图7-22）

足底：

• 辨认跗骨和跖骨。

• 检查足弓是高足弓还是扁平足。

• 触诊胫骨和腓骨远端，分别定位内踝和外踝。

• 检查踝关节和距下关节的活动范围，包括踝关节的背屈和跖屈、距下关节内翻和外翻。

• 跟舟足底韧带（弹簧韧带）位于跟骨载距突和足舟骨粗隆之间。足外翻时触诊该韧带。它是支撑内侧足弓的重要韧带。

• 定位跟骨和向后方突出的跟骨结节。

• 触诊第1跖骨远端内侧的籽骨。

• 触诊跖骨头。

• 观察被检查者走路时脚跟着地和脚趾离地的正常步态。

• 站立位两脚并拢然后分开。两脚并拢时，足旋前，前足通过跗横关节外翻。两脚分开时，足旋后，前足通过跗横关节内翻。

表7-8 足背肌群

肌肉	起点	止点	神经支配	功能
趾短伸肌	跟骨	第2～4趾的趾长伸肌腱	腓深神经（S1、S2）	第2～4趾伸展
跗短伸肌	跟骨	跗趾近节趾骨	腓深神经（S1、S2）	跗趾伸展

表7-9 足底肌群层次

肌肉	起点	止点	神经支配	功能
第一层				
蹞展肌	跟骨结节内侧突	蹞趾近节趾骨基底部内侧	来源胫神经的足底内侧神经（S1～S3）	蹞趾外展、屈曲（跖趾关节）
趾短屈肌	跟骨结节内侧突和足底跖腱膜	第2～5趾中节趾骨的跖面		第2～5趾屈曲（近端趾间关节）
小趾展肌	跟骨结节内外侧突、连接跟骨与第5跖骨基底部的结缔组织纤维带	小趾近节趾骨基底部外侧	来源胫神经的足底外侧神经（S1～S3）	小趾外展（跖趾关节）
第二层				
足底方肌（跖方肌）	跟骨内侧面、跟骨结节外侧突	足底近端的趾长屈肌腱外侧	来源胫神经的足底外侧神经（S1～S3）	第2～5趾屈曲
足蚓状肌	第1蚓状肌：第2趾的趾长屈肌腱内侧； 第2、第3、第4蚓状肌：邻近趾的趾长屈肌腱表面	第2～5趾的伸肌腱帽内侧游离缘	第1蚓状肌：来源胫神经的足底内侧神经； 第2、第3、第4蚓状肌：来源胫神经的足底外侧神经（S2、S3）	跖趾关节屈曲、趾间关节伸展
第三层				
蹞短屈肌	骰骨和外侧楔骨的跖面；胫骨后肌腱	蹞趾近节趾骨基底部的内、外侧	来源胫神经的足底内侧神经（S1、S2）	蹞趾屈曲（跖趾关节）
蹞收肌	横头：第3～5跖趾关节的跖间韧带； 斜头：第2～4跖骨基底部及腓骨长肌腱鞘	蹞趾近节趾骨基底部外侧	来源胫神经的足底外侧神经（S2、S3）	蹞趾内收（跖趾关节）
小趾短屈肌	第5跖骨基底部及腓骨长肌腱鞘	小趾近节趾骨基底部外侧		小趾屈曲（跖趾关节）
第四层				
骨间足背肌	邻近跖骨面	第2～4趾近节趾骨基底部和伸肌腱帽	足底外侧神经；腓深神经（S2、S3）	第2～4趾外展（跖趾关节）
骨间足底肌	第3～5跖骨内侧	第3～5趾近节趾骨基底部和伸肌腱帽	足底外侧神经（S2、S3）	第3～5趾内收（跖趾关节）

足底

足底是指解剖位时足部朝下的区域（图7-22）。足底外肌包括所有终止于足底的小腿后区肌群的肌肉（表7-6）。除此之外，还包括腓骨长肌，其肌腱斜行绕过足底到达足底内侧。这些肌肉的肌腱在足底均不易触诊。

足底内肌位于足底跖腱膜深面。足底跖腱膜是连接跟骨结节与跖骨头的致密结缔组织，起支撑足纵弓的作用。足底内侧可触诊跖腱膜。足底内肌分四层（表7-9）。足底内、外侧浅层肌肉可在跟骨及其趾骨止点的走行区域内触诊，如蹞展肌和小趾展肌（图7-22）。

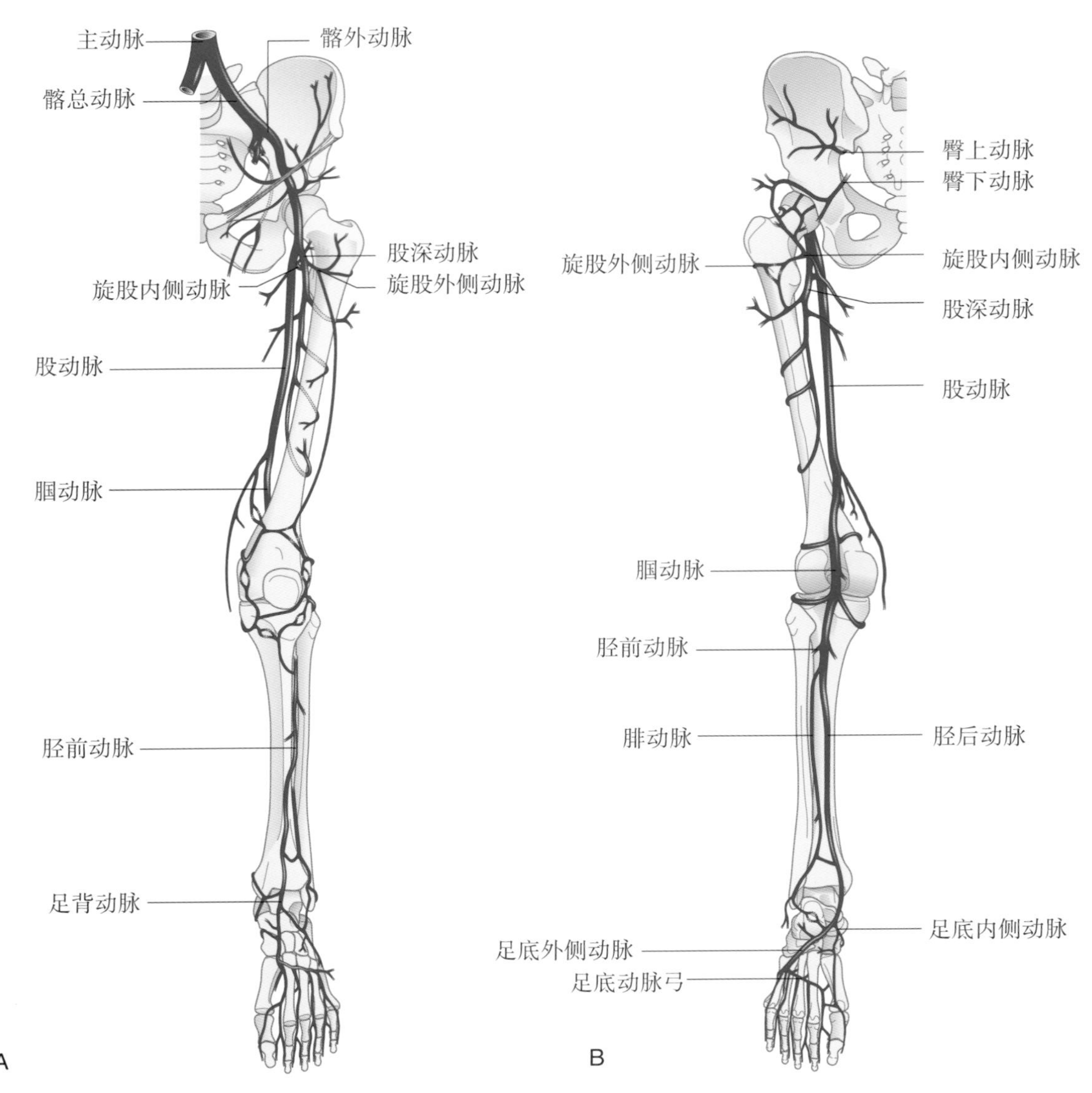

A：前面观；B：后面观。
图7-23　下肢动脉血供

神经血管结构

血管

下肢的主要供血动脉是起自髂外动脉的股动脉，髂外动脉是髂总动脉在骨盆的分支（图7-23）。股动脉的第一分支是股深动脉，供应大腿后侧。旋股内侧动脉和旋股外侧动脉随后自股深动脉发出，在髋关节周边相互吻合。股动脉沿大腿内侧下行，经收肌腱裂孔到达股骨后侧，进入腘窝延续为腘动脉。腘动脉在小腿分为胫前动脉和胫后动脉，分别沿小腿前、后区下行。胫前动脉在踝部进入足背延续为足背动脉，走行于䠢伸肌腱外侧。胫后动脉穿过踝管进入足底，分为足底内、外侧动脉（图7-24）。

在股三角区触诊股动脉搏动，该搏动点是行血管造影和血管成形术的插管进针点。其他可以触诊动脉搏动的部位包括腘窝内的腘动脉、踝管内的胫后动脉及足背动脉（图7-24）。由于足背动脉搏动点离心脏较远，常用于评估外周循环（但正常人并非都能触诊到）。

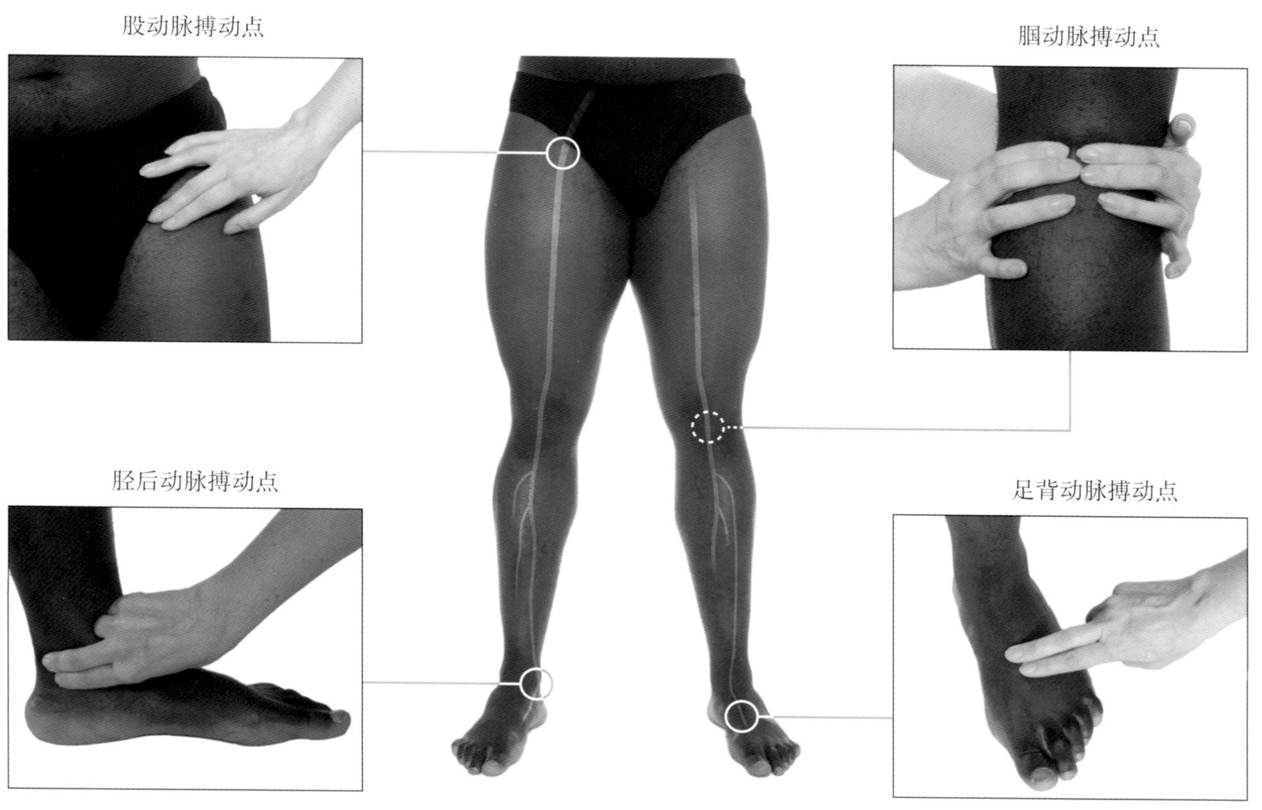

图7-24　下肢动脉血供和搏动点体表投影

练习（图7-24和图7-25）

- 标记位于腹股沟韧带中点和内收肌结节连线中上2/3处的股动脉。股静脉在股动脉内侧，股神经在股动脉外侧。
- 在足背部触诊足背动脉搏动。足背动脉大约位于内、外踝连线的中点，踇长伸肌腱外侧。
- 触诊内踝下方胫后动脉的搏动。
- 定位足背静脉弓。从足背静脉弓内侧开始画大隐静脉，向上追踪至股三角。辨认隐静脉裂孔的位置。从外踝后方开始画小隐静脉，沿小腿后中线上行，在腘窝后方穿过深筋膜。当肢体温暖且下垂时，浅静脉更容易被观察到，但并非绝对。

静脉回流

下肢由浅、深静脉共同完成静脉回流。浅静脉位于浅筋膜层，包括大隐静脉和小隐静脉。浅静脉内有静脉瓣，静脉瓣功能不全时可发展为静脉曲张。大、小隐静脉均起自足背静脉弓，在足背可清晰显示。大隐静脉起于足背静脉弓内侧，经内踝前方，沿下肢内侧浅筋膜层上行，经阔筋膜内的隐静脉裂孔在腹股沟处汇入股静脉（图7-25）。隐静脉裂孔位于耻骨结节外下方3～4cm、股三角的内上方。小隐静脉起自足背静脉弓外侧，经外踝后方，沿小腿后面上行至腘窝，在腓肠肌内、外侧头之间穿腘窝顶的深筋膜注入腘静脉。

神经

支配下肢的神经起源于腰丛和骶丛（L1～S3），包括股神经、闭孔神经和坐骨神经。它们不仅支配肌肉，还分布于皮肤。了解对应皮肤

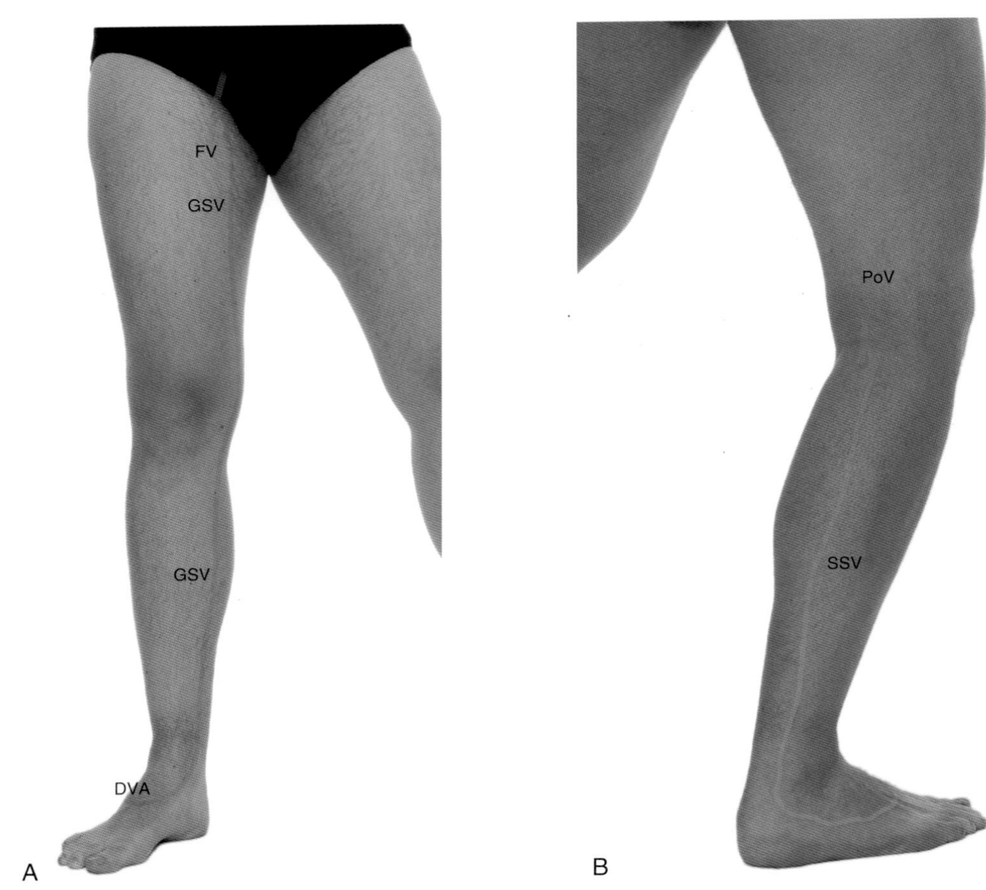

A：前面观；B：侧面观。

图7-25　下肢静脉回流体表投影

DVA：足背静脉弓；FV：股静脉；GSV：大隐静脉；PoV：腘静脉；SSV：小隐静脉。

区域的皮神经走行对周围神经病变的检测非常重要（图7-26）。

股神经

股神经起源于L2～L4的前支，支配大腿前区肌群和覆盖的皮肤、髂肌、腰大肌、髋关节和膝关节（图7-27）。隐神经是股神经的皮支，支配小腿内侧皮肤。股神经穿过腹股沟韧带下方进入股三角时位于股动脉外侧（图7-28，图7-7），可选择此处进行股神经阻滞。隐神经与股动、静脉伴行，走行于缝匠肌深面，到达膝关节内侧。

闭孔神经

闭孔神经与股神经起源于相同的脊髓节段，即L2～L4前支。闭孔神经支配大腿内侧肌群和覆盖的皮肤、髋关节和膝关节（图7-27）。闭孔神经穿闭孔管进入大腿内侧区（图7-28）。

坐骨神经

坐骨神经起源于L4～S3的前支，支配大腿后侧肌群、整个小腿、足和覆盖的皮肤，但不包括小腿内侧皮肤。坐骨神经还支配髋关节及其外旋肌群。在出梨状肌下孔，到达腘窝之前，坐骨神经分支为胫神经和腓总神经（图7-27）。胫神经沿小腿后方向踝管走行，支配小腿后区肌群。腓总神经绕过腓骨颈，弧形向前下方走行，在小腿外侧分为腓浅神经和腓深神经。腓浅神经支配小腿外侧肌群，腓深神经支配小腿前区肌群（图7-28）。腓骨颈处的腓总神经位置表浅，易于触诊，也容易受到损伤。损伤后表现为“足下垂”伴足背及小腿前、外侧皮肤感觉丧失。

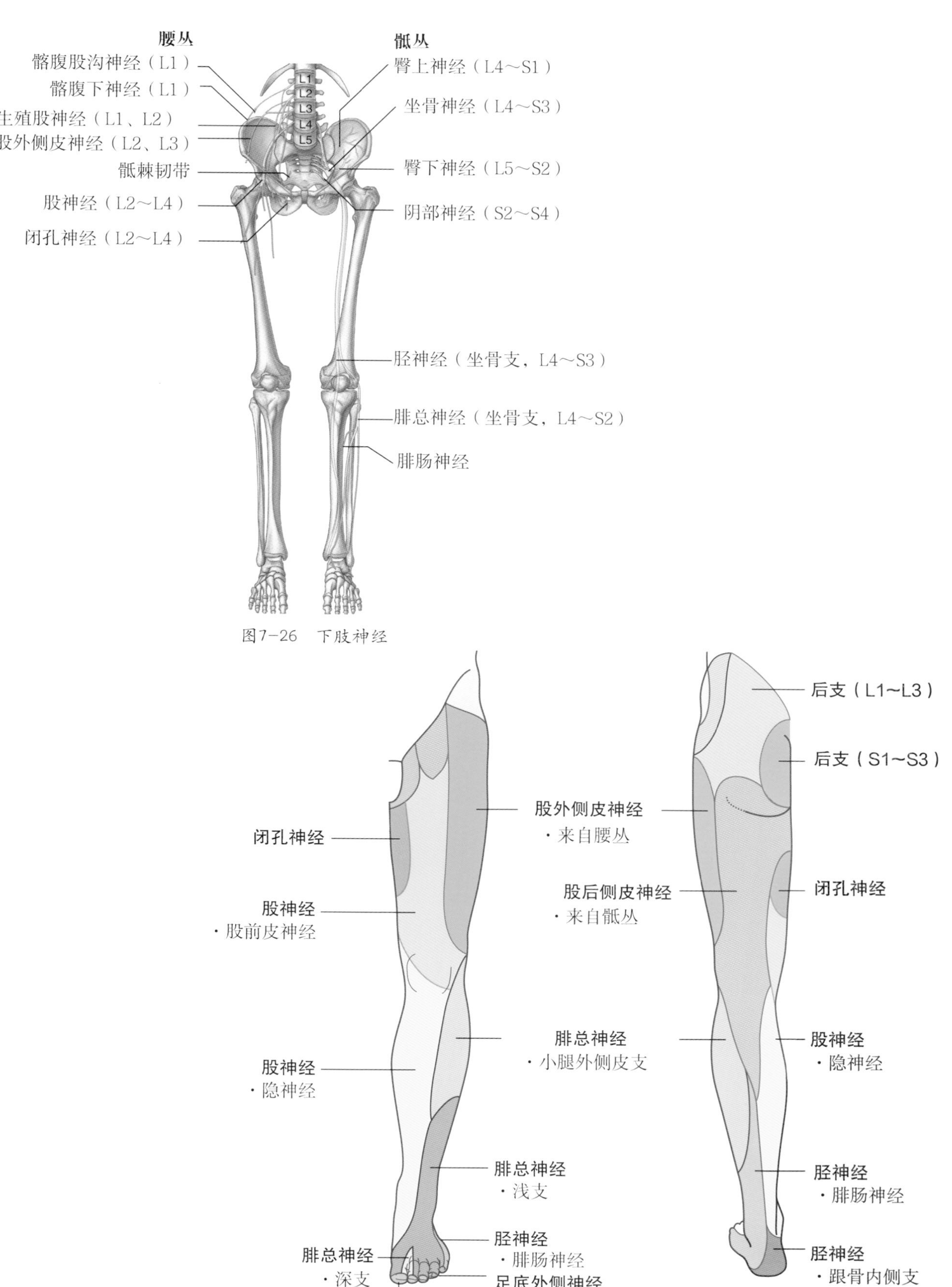
腰丛
髂腹股沟神经（L1）
髂腹下神经（L1）
生殖股神经（L1、L2）
股外侧皮神经（L2、L3）
骶棘韧带
股神经（L2～L4）
闭孔神经（L2～L4）
骶丛
臀上神经（L4～S1）
坐骨神经（L4～S3）
臀下神经（L5～S2）
阴部神经（S2～S4）
胫神经（坐骨支，L4～S3）
腓总神经（坐骨支，L4～S2）
腓肠神经
L1
L2
L3
L4
L5

图7-26　下肢神经

闭孔神经
股神经
・股前皮神经
股神经
・隐神经
腓总神经
・深支
足底内侧神经
股外侧皮神经
・来自腰丛
股后侧皮神经
・来自骶丛
腓总神经
・小腿外侧皮支
腓总神经
・浅支
胫神经
・腓肠神经
足底外侧神经
后支（L1~L3）
后支（S1~S3）
闭孔神经
股神经
・隐神经
胫神经
・腓肠神经
胫神经
・跟骨内侧支

图7-27　外周神经皮肤支配区域

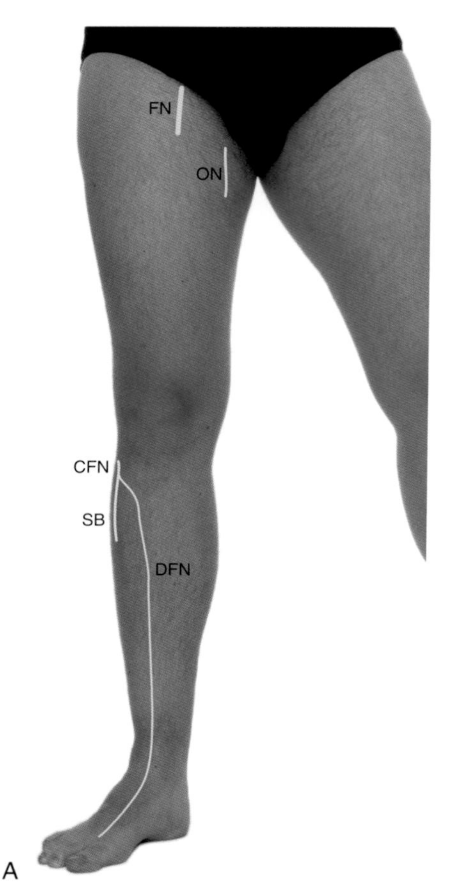

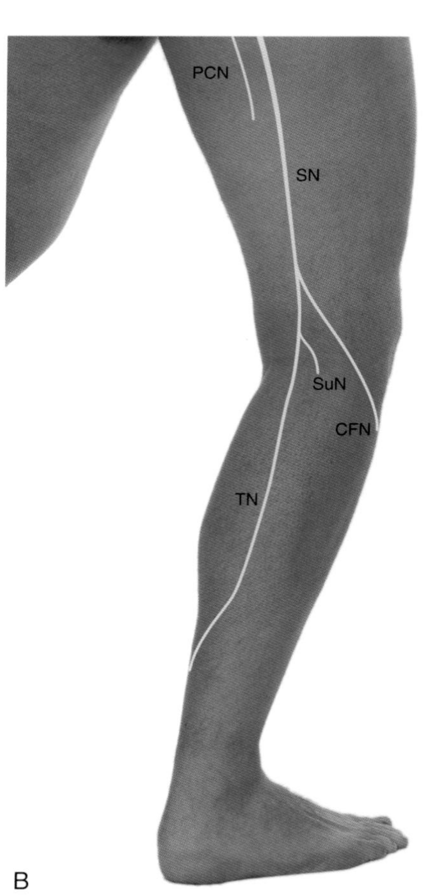

A：前面观；B：后面观。

图7-28　下肢神经体表投影

CFN：腓总神经；DFN：腓深神经；FN：股神经；ON：闭孔神经；PCN：股后皮神经；SB：浅支；SN：坐骨神经；SuN：腓肠神经；TN：胫神经。

练习（图7-28）

• 用示指和中指的指尖触诊绕腓骨颈走行的腓总神经。

• 画髂后上棘至坐骨结节之间的连线。坐骨神经在连线的中下1/3穿坐骨大孔进入臀部，这个点称为A点。坐骨结节与大转子上部连线的中点称为B点。A、B两点间的曲线代表坐骨神经的走行，沿大腿后面继续向下画线至腘窝上端。

• 继续沿小腿向下画线至内踝后缘与跟腱连线约1/3交点处，代表胫神经的走行。从腓骨小头水平开始，胫神经走行与胫后动脉走行一致。

• 沿股二头肌肌腱内缘，画腘窝上端绕腓骨颈后下方走行的线，代表腓总神经的走行。

淋巴结

下肢主要有三组淋巴结：腹股沟浅淋巴结、腹股沟深淋巴结及腘窝淋巴结。腹股沟浅淋巴结位于浅筋膜层，与腹股沟韧带平行，邻近位于隐静脉裂孔处的大隐静脉（图7-29）。腹股沟浅淋巴结引流入髂外动脉旁的髂外淋巴结。腹股沟深淋巴结位于腹股沟韧带下方的股静脉内侧，通过股管也引流入髂外淋巴结。腘窝淋巴结毗邻腘动静脉，接收来自小腿深、浅部组织的淋巴回流。

练习（图7-29）

• 触诊腹股沟韧带下方的水平组淋巴群，继续向下移行触诊垂直组淋巴群。

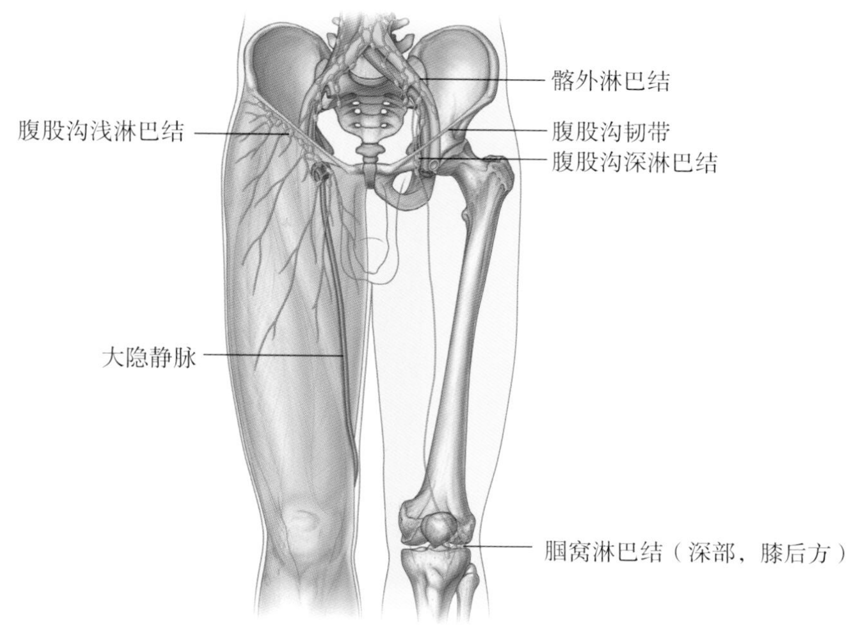

图7-29 下肢淋巴引流

临床应用

滑囊炎

滑囊是起润滑作用的层状或囊袋状结构，遍布全身各相邻结构间有潜在摩擦的地方。滑囊位于肌腱或骨结合点深方，通常难以触诊。滑囊浅方结构的超负荷或摩擦导致的滑囊炎，可出现疼痛而被触诊。臀部有两个重要的滑囊：大转子浅方的转子滑囊和坐骨结节浅方的坐骨结节滑囊。腿部与膝关节有关的滑囊很多，包括缝匠肌、半腱肌及股薄肌肌腱止于胫骨内侧髁的鹅足腱滑囊，以及髌前、髌下和髌上滑囊。髌前滑囊位于髌骨前方，长期跪姿可导致其发炎，形成髌前滑囊炎，也叫“女仆膝”。髌下滑囊分为髌下浅囊及髌下深囊，分别位于髌韧带的前方和后方。长期跪姿会导致其中一个滑囊或两个滑囊的炎症，称“牧师膝”或髌下滑囊炎。髌上滑囊位于膝盖上方，与膝关节滑膜腔相延续，因此膝关节的炎症会导致髌上滑囊肿胀。

腘动脉瘤

腘动脉瘤是腘窝内搏动性、可触诊的腘动脉局限性扩张。及时准确的诊断是避免动脉瘤破裂的前提。腘窝内可触诊的、非搏动性扩张包括肿大淋巴结或Baker囊肿。Baker囊肿是滑膜的积液性扩张，与膝关节滑囊相通。Baker囊肿的发生与膝关节炎有关。

股疝

股管是股疝形成的潜在通道。腹腔内容物经股管进入大腿上段前内侧，形成股疝。股疝位于耻骨结节外侧，可与腹股沟疝相鉴别。股疝常见于老年女性，而腹股沟疝多见于男性。

超声

臀部

检查体位

被检查者俯卧位或侧卧位时进行超声检查。

探头

采用线阵探头，深度3～8cm。

探头位置

将探头水平放置于臀下横纹处。

图像特征

图像最上端是皮下脂肪层。皮下脂肪层下方是臀大肌。臀大肌深面是股方肌。屏幕左侧可见股方肌起自坐骨结节，向屏幕右侧的股骨走行（图7–30）。在臀大肌和股方肌之间显示坐骨神经短轴切面，其近心端可追踪至坐骨神经从梨状肌的下缘深面穿出，远心端可在大腿后方连续扫查追踪。

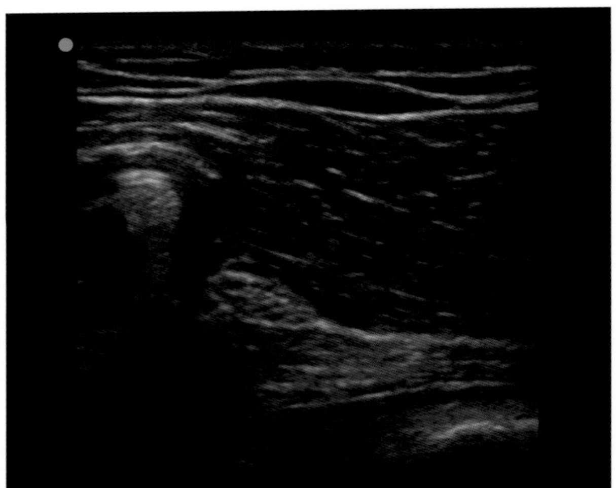

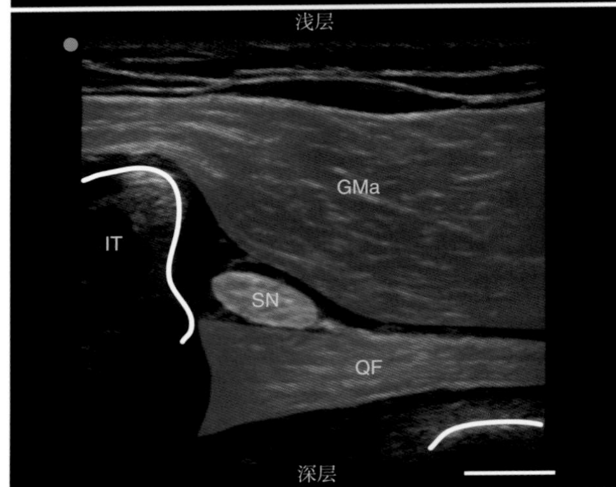

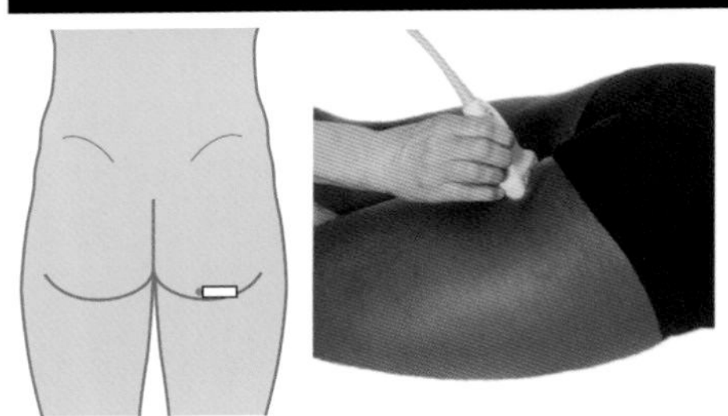

图7–30　右侧臀部超声图像
GMa：臀大肌；IT：坐骨结节；QF：股方肌；SN：坐骨神经。标尺=1cm。

股三角

检查体位

被检查者仰卧位时进行超声检查。

探头

采用线阵探头，深度3～5cm。

探头位置

探头置于大腿前方，耻骨结节外侧，可触诊股动脉搏动处，该搏动处正位于髂前上棘和耻骨结节之间的腹股沟韧带下方。调整探头方向，分别在短轴切面（图7–31A）或长轴切面（图7–31B）上观察神经血管结构。向远端追踪，可观察到血管进入内收肌管。

图像特征

短轴切面（图7–31A）显示股动脉和股静脉呈环形无回声结构。股静脉位于股动脉内侧，管径通常较大。患者进行Valsalva动作时，股静脉可扩张到动脉内径的3倍。探头在静脉上轻轻加压，很容

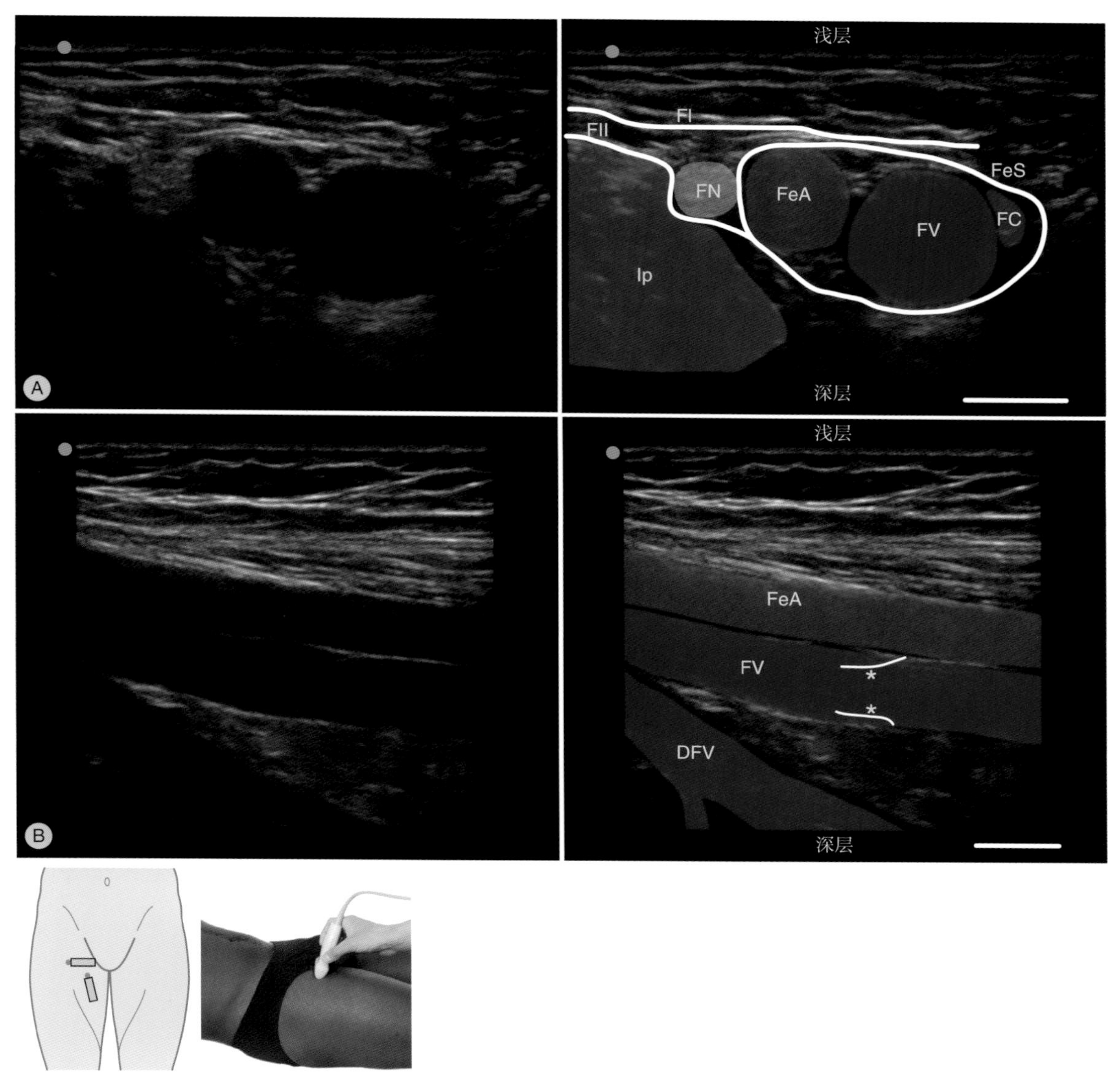

A：短轴切面；B：股血管。
图7-31　右侧股三角超声图像
*：静脉瓣；DFV：股深静脉；FC：股管；FeA：股动脉；FeS：股鞘；FI：阔筋膜；FII：髂筋膜；FN：股神经；FV：股静脉；Ip：髂腰肌。标尺=1 cm。

易辨别股动、静脉。股管位于股静脉内侧，管腔细小，约为股动脉直径的1/4，呈等回声结构。股鞘呈稍厚的高回声筋膜带，包绕股动脉、股静脉和股管。股鞘外面、股动脉外侧是股神经。股神经呈不均质等回声结构，与无回声的血管易于辨别。神经血管结构的深方是股三角的底部肌群。髂腰肌位于屏幕左侧。髂筋膜位于髂腰肌表面。向内侧扫查显示耻骨肌和长收肌。阔筋膜位于髂筋膜浅方，延伸至股鞘顶部，呈致密的高回声线。阔筋膜浅方是皮下脂肪层。长轴切面（图7-31B）显示股动脉位于股静脉浅方。股静脉内可见不断开放和关闭、呈细弱条状的静脉瓣回声。多普勒超声可观察血管内血流。屏幕深方显示股深动静脉向下方走行。

大腿前区

检查体位

被检查者仰卧位或面向检查者坐立位时进行超声检查。

探头

采用线阵探头，深度4～8cm。

探头位置

探头置于大腿远端1/3水平位，获得肌肉短轴切面图像（图7-32）。

图像特征

探头水平放置，从外向内滑动探头，可完整观察大腿前区肌群。每块肌肉均被肌筋膜包裹，轮廓清晰。图像底部是股骨前表面。股中间肌包绕股骨前表面。探头移至大腿前外侧（图7-32A），显示股外侧肌，股外侧肌的最内侧部分覆盖股中间肌。向内侧移动探头（图7-32B），显示股直肌位于股中间肌浅方，股直肌呈椭圆形。探头移至大腿前区最内侧（图7-32C），显示股内侧肌部分覆盖股中间肌。探头向膝关节方向移动，显示股四头肌在髌骨上方融合为股四头肌肌腱。探头与肌肉长轴平行显示更清楚（见膝关节）。在大腿前面，从髂前上棘至膝关节内侧追踪缝匠肌走行。缝匠肌形态扁平，位于股四头肌和血管浅层，其远端形成内收肌管的顶部（见大腿内侧）。

膝关节

检查体位

被检查者仰卧位（膝伸展）或面向检查者坐立位时（膝屈曲）进行超声检查。

探头

采用线阵探头，深度2～5cm。

探头位置

长轴切面观察股四头肌肌腱和髌韧带。探头置于髌骨上方显示股四头肌肌腱（图7-33A），或置于髌骨下方显示髌韧带（图7-33C）。膝关节屈曲有助于观察关节囊内结构。探头斜向置于髌骨内侧，探头标记指向屏幕左下方，显示斜行的股内侧肌纤维（图7-33B）。探头置于股骨内上髁与胫骨近端内侧缘的冠状切面上显示内侧副韧带的长轴（图7-34A）。探头置于股骨外上髁和腓骨头的冠状切面上显示外侧副韧带的长轴（图7-34B）。髌骨旁略靠外侧的冠状面上显示外侧半月板（图7-34C）。

图像特征

髌骨上方长轴切面（图7-33A）显示股四头肌肌腱。屏幕上肌腱横行穿过，回声略高于肌肉，筋膜束呈线状排列。肌腱深方显示股骨和髌骨的骨表面。股骨表面的透明软骨呈低回声。股四头肌肌腱向下止于髌骨。髌上滑囊位于股四头肌肌腱与股骨透明软骨之间。股骨与髌骨之间是呈三角形的髌上脂肪垫。图像最浅层是皮下脂肪层。

探头置于髌骨内侧斜切面（图7-33B），显示股内侧肌的斜行纤维，筋膜束向髌骨延伸，与股四头肌肌腱汇合。图像深方是股骨和髌骨表面。股内侧肌下方显示内侧半月板，呈均匀低回声三角形。

探头置于髌骨下方，长轴切面显示髌韧带（图7-33C），呈条纹束状。髌韧带起自髌骨，止于胫骨粗隆。髌韧带深部是呈三角形的髌下脂肪垫。膝关节屈曲时，可观察到髌下脂肪垫深部的前交叉韧带，起自胫骨平台朝股骨深方走行。前交叉韧带斜形走行，与声束之间非垂直方向，表现为回声较低，有时难以清晰显示。前交叉韧带走行至髌骨深方的部分无法显示。超声难以显示后交叉韧带。

探头置于膝关节内侧，冠状切面显示呈带状的内侧副韧带（图7-34A），位于图像浅层。内侧副韧带深方是股骨和胫骨的骨面。与外侧副韧带相

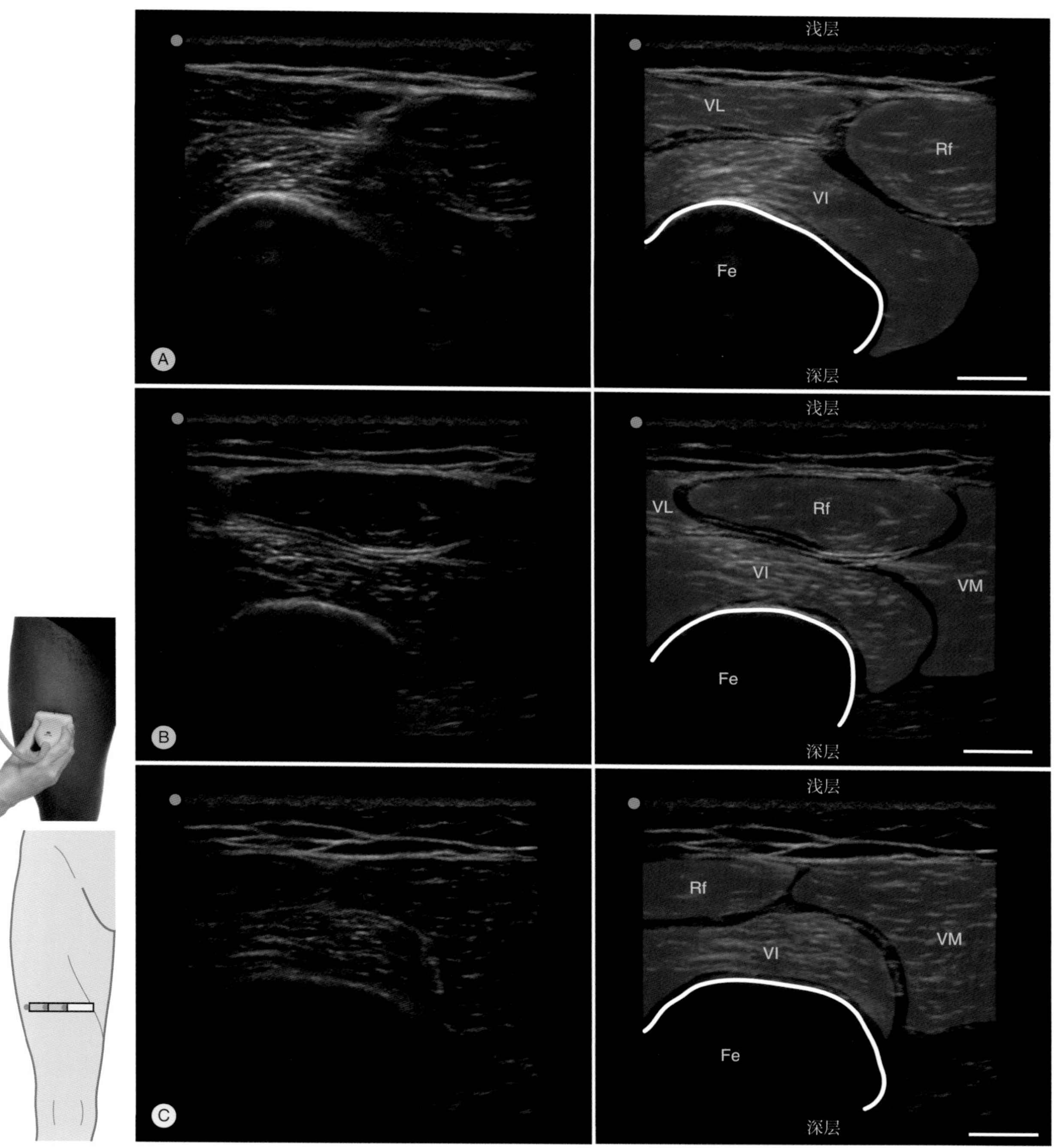

A：外侧；B：中间；C：内侧。

图7-32　右侧大腿前区超声图像

Fe：股骨；Rf：股直肌；VI：股中间肌；VL：股外侧肌；VM：股内侧肌。标尺=1cm。

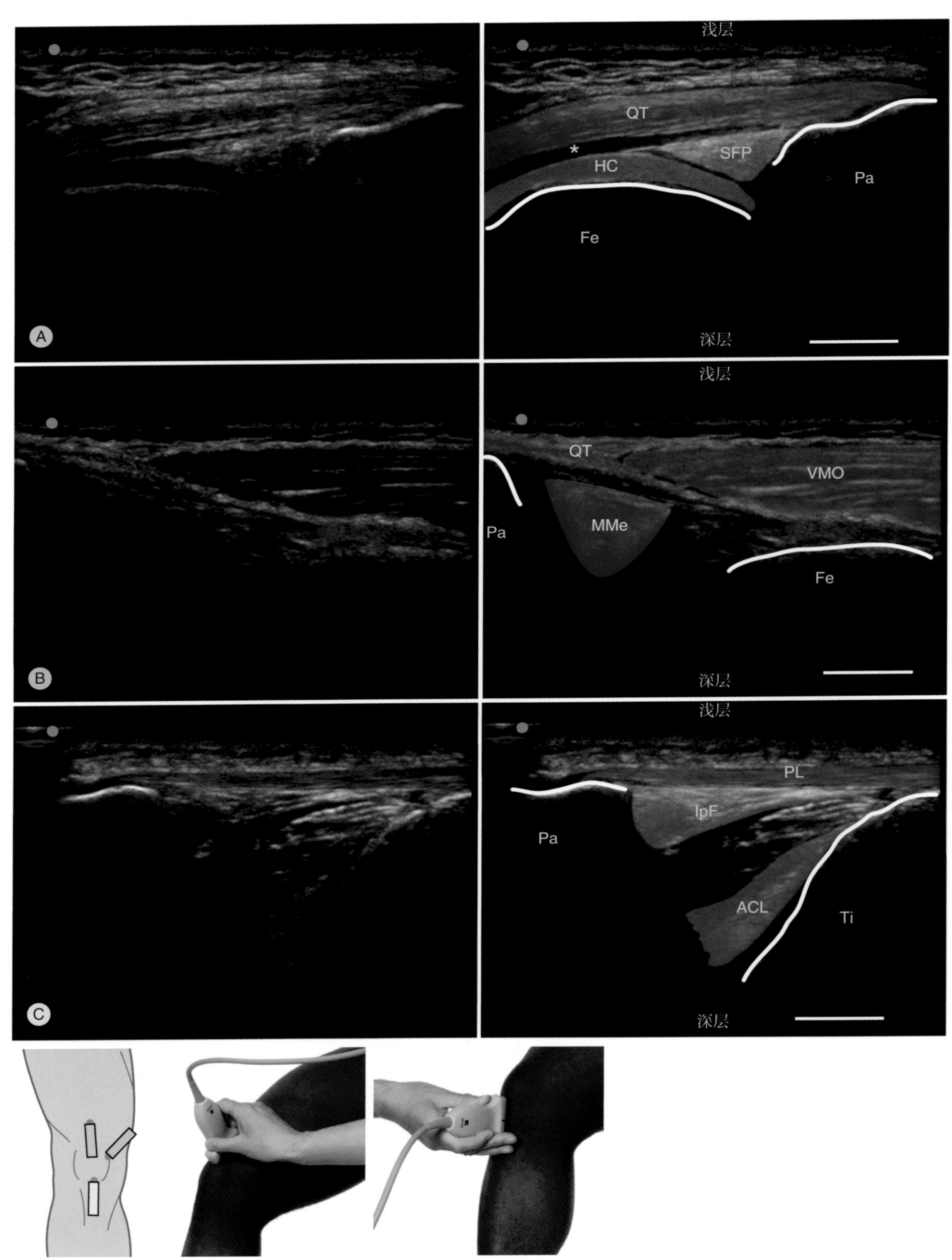

A：股四头肌肌腱；B：股内侧肌的斜行纤维；C：髌韧带。

图7-33　右膝超声图像

*：髌上滑囊；ACL：前交叉韧带；Fe：股骨；HC：透明软骨；IpF：髌下脂肪；MMe：内侧半月板；Pa：髌骨；PL：髌韧带；QT：股四头肌肌腱；SFP：髌上脂肪垫；Ti：胫骨；VMO：斜行的股内侧肌。标尺=1cm。

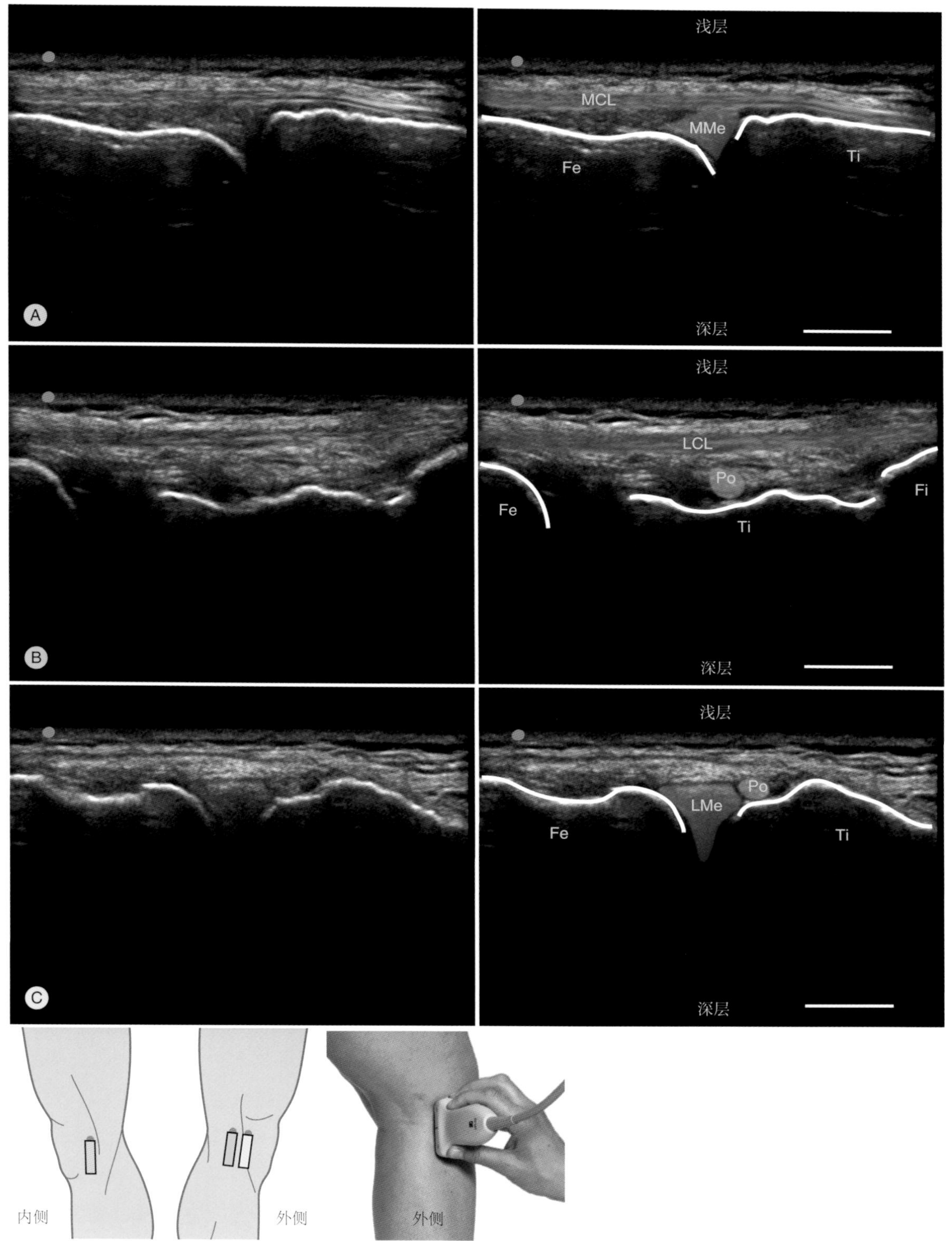

A：内侧副韧带；B：外侧副韧带；C：外侧半月板。

图7-34　右膝超声图像

Fe：股骨；Fi：腓骨；LCL：外侧副韧带；LMe：外侧半月板；MCL：内侧副韧带；MMe：内侧半月板；Po：腘肌；Ti：胫骨。标尺=1cm。

比，内侧副韧带更贴近骨面。内侧半月板位于股骨与胫骨之间的关节囊内。

探头置于膝关节外侧，冠状切面显示呈索状的外侧副韧带（图7-34B），起自股骨外上髁，止于腓骨小头。外侧副韧带与其深方的骨面之间有明显的间隙。腘肌腱位于外侧副韧带和胫骨骨面之间的间隙内。

探头置于髌骨稍外侧（图7-34C），显示位于股骨与胫骨之间的外侧半月板。与内侧半月板相似，均呈三角形。在外侧半月板正下方（屏幕右侧），外侧副韧带与胫骨之间可见腘肌腱穿过。

大腿内侧区和内收肌管

检查体位

被检查者仰卧位或面向检查者坐立位时进行超声检查。

探头

采用线阵探头，深度4～8cm，使股骨干位于图像底部。

探头位置

探头置于大腿前内侧横切面上，约耻骨和膝关节连线的中上1/3水平，扫查大腿内侧短轴切面图像（图7-35）。

图像特征

探头水平放置，从大腿前内侧开始显示内收肌管（图7-35A）。动、静脉呈两个环形结构，动脉位于静脉浅方。显示内收肌管的管壁：窄带状的缝匠肌形成内收肌管顶部。股内侧肌和长收肌分别位于内收肌管外侧、内侧。股内侧肌深方是股骨。短轴切面上，长收肌是位置最表浅的内收肌，起自耻骨结节，呈椭圆形，斜形走行。探头向内侧移动显示位于图像底部、长收肌深面的大收肌（图7-35B）。长收肌与大收肌之间是短收肌。探头继续向大腿内侧移动，显示菲薄的股薄肌（图7-35C）。

大腿后区和腘窝

检查体位

被检查者俯卧位或站立位时进行超声检查。

探头

采用线阵探头，深度2～8cm。

探头位置

探头水平置于大腿后方，坐骨结节与腘窝之间的中点水平，获得短轴切面图像，可从这里向下扫查坐骨神经至腘窝（图7-36）。

图像特征

探头水平置于坐骨结节与腘窝之间的中点水平（图7-36A），坐骨神经位于图像中间。股二头肌长头位于坐骨神经浅方，由内向外跨越坐骨神经。股二头肌短头位于长头深面。大腿后区内侧可见半腱肌位于半膜肌浅方。向腘窝扫查，腘绳肌逐渐变细并移行为肌腱。半腱肌肌腱位于半膜肌肌腱浅方。坐骨神经在腘窝上方分支为胫神经和腓总神经（图7-36B）。胫神经较粗大，位于向外侧下行的腓总神经的内侧。坐骨神经分支点变异很大，甚至可出现在臀部近端。腘动、静脉在半膜肌的深方内侧进入腘窝。探头置于腘窝中部、胫骨平台水平时，腘动、静脉显示最清晰（图7-36C）。血管呈环状，腘动脉位于腘静脉深方。图像两侧分别显示腓肠肌内侧头及外侧头。半膜肌覆盖腓肠肌内侧头。胫骨近端后方骨表面呈水平线状高回声，位于图像底部。腘血管下方和胫骨上方之间显示扁平的腘肌。

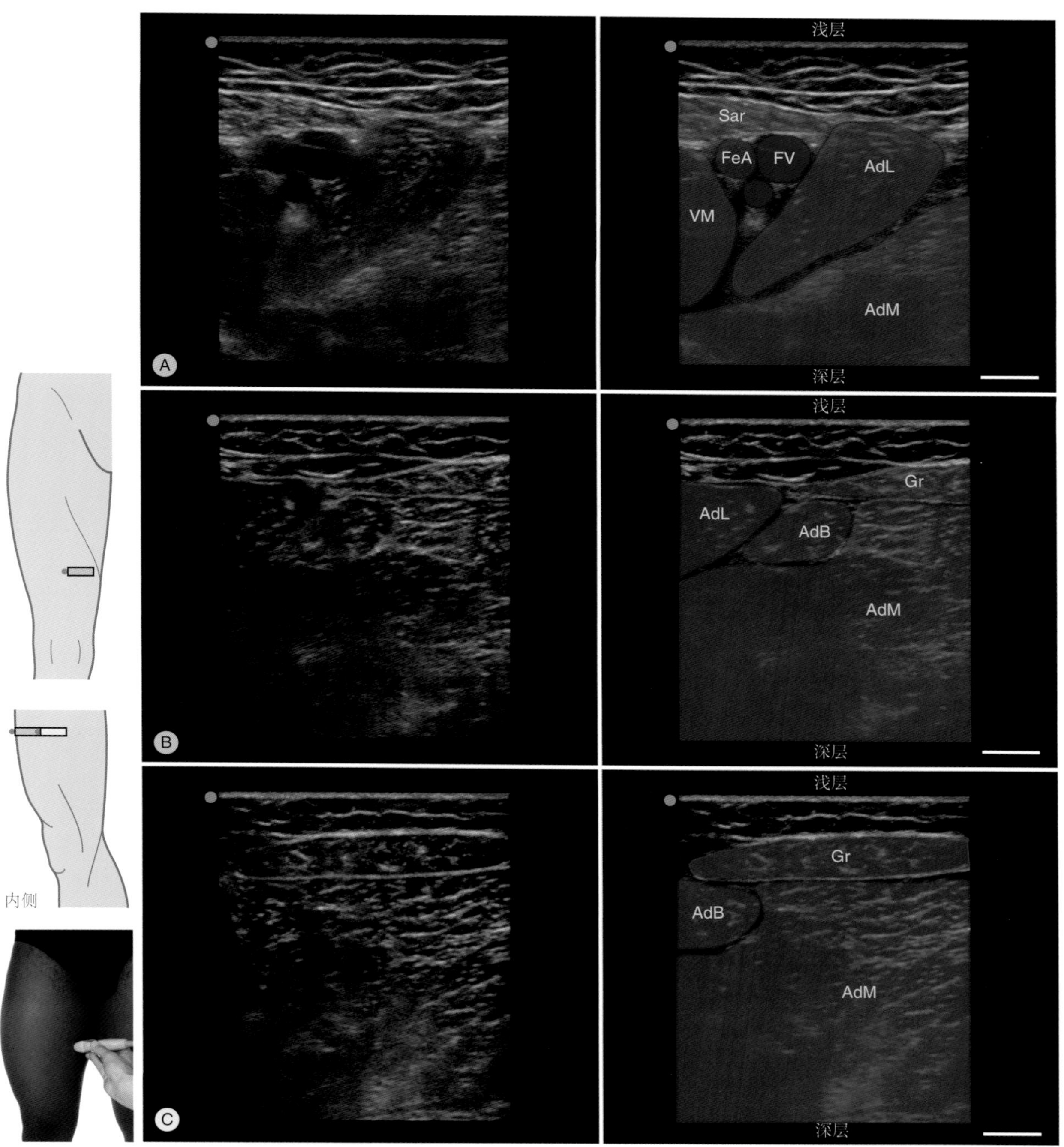

A：收肌管；B：大收肌；C：股薄肌。

图7-35　右侧收肌管和大腿内侧超声图像

AdB：短收肌；AdL：长收肌；AdM：大收肌；FeA：股动脉；FV：股静脉；Gr：股薄肌；Sar：缝匠肌；VM：股内侧肌。标尺=1cm。

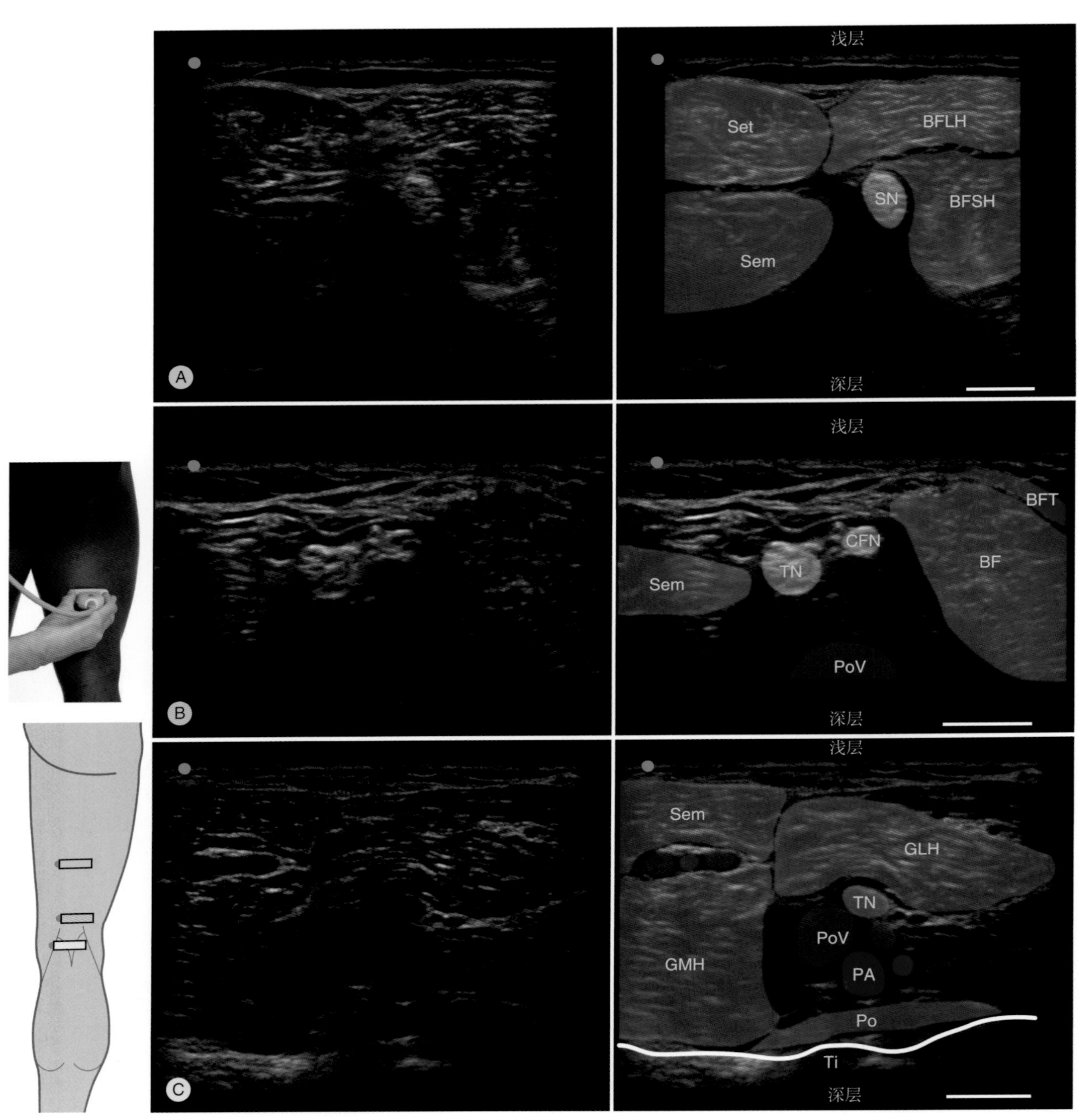

A：大腿中间的坐骨神经；B：坐骨神经分支；C：胫骨平台水平的腘窝。

图7-36　大腿后区超声图像

BF：股二头肌；BFLH：股二头肌长头；BFSH：股二头肌短头；BFT：股二头肌肌腱；CFN：腓总神经；GLH：腓肠肌外侧头；GMH：腓肠肌内侧头；PA：腘动脉；Po：腘肌；PoV：腘静脉；Sem：半膜肌；Set：半腱肌；SN：坐骨神经；Ti：胫骨；TN：胫神经。标尺=1cm。

小腿前区

检查体位

被检查者仰卧位或面向检查者坐立位、站立位时进行超声检查。

探头

采用线阵探头，深度2～8cm。

探头位置

探头水平置于小腿前区，约胫骨粗隆与踝关节之间的中点处，获得短轴切面图像。探头水平放置检查足背（图7–37）。

图像特征

探头水平置于小腿前区（图7–37A），图像底部显示胫骨、腓骨的骨面。胫、腓骨之间的骨间膜呈弧形线样高回声。小腿前区三块肌肉均可显示。胫骨前肌体积最大，位于最内侧，紧贴胫骨。踇长伸肌与趾长伸肌位于胫骨前肌外侧。肌肉的肌腹呈低回声，肌腱部分呈高回声。

探头置于足背短轴切面（图7–37B），跗骨和远端跖骨的骨面呈高回声。浅层依次显示胫骨前肌（内侧）、踇长伸肌（中间）和趾长伸肌（外侧）肌腱。这些肌腱被无回声的滑膜包绕。足背动脉位于踇长伸肌和趾长伸肌肌腱之间。探头尽量不加压，显示足背静脉弓的浅静脉。趾短伸肌位于足背外侧。

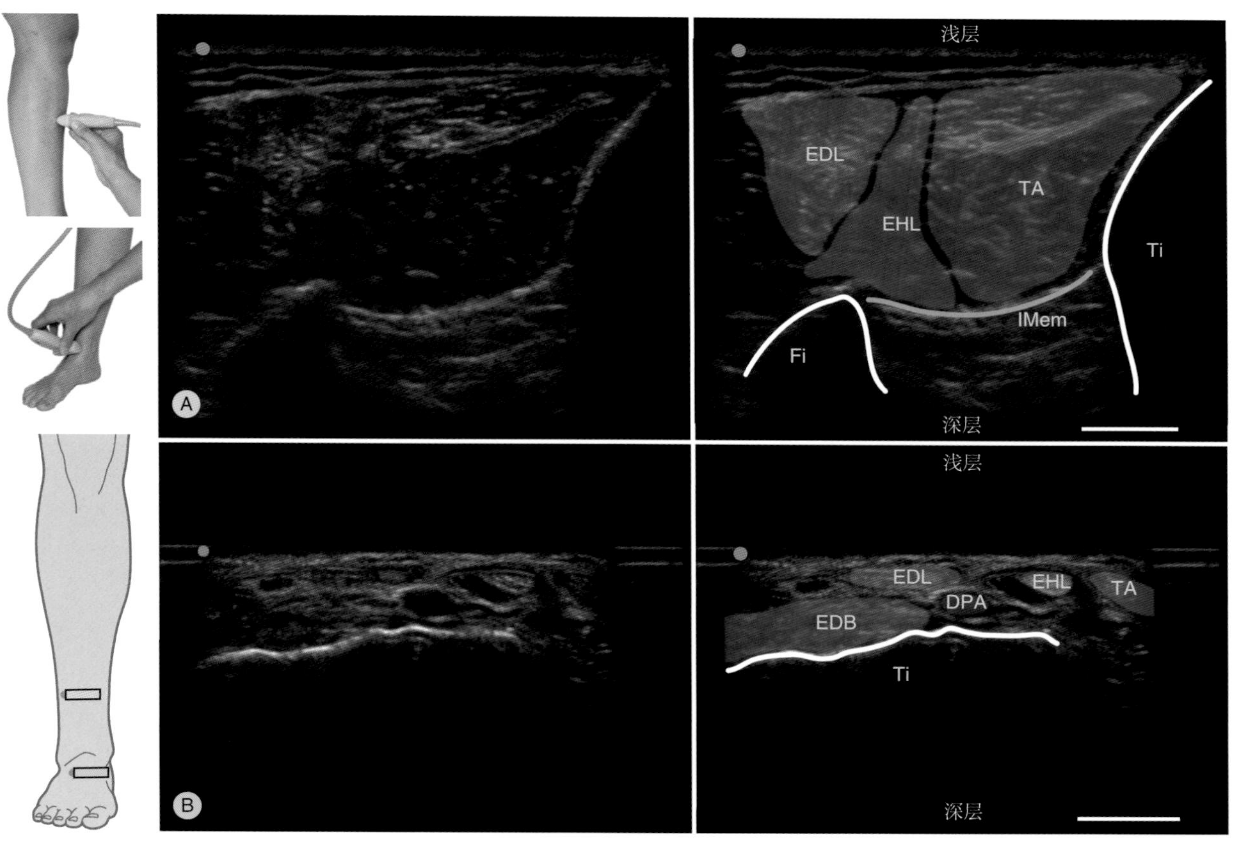

A：小腿前区肌群；B：足背。

图7–37　右侧小腿前区和足背超声图像

DPA：足背动脉；EDB：趾短伸肌；EDL：趾长伸肌；EHL：踇长伸肌；Fi：腓骨；IMem：骨间膜；TA：胫骨前肌；Ti：胫骨。标尺=1cm。

小腿后区

检查体位

被检查者俯卧位或背对检查者站立位时进行超声检查。

探头

采用线阵探头，深度2～6cm。

探头位置

采用短轴切面或长轴切面扫查小腿后区。

探头短轴切面置于小腿后外侧腓骨小头水平，观察走行于小腿外侧的腓总神经（图7–38A）。观察腓肠肌时，将探头放置于腓肠肌外侧头肌肉最厚处（图7–38B）。水平向内侧移动探头（图7–38C）。在膝关节与踝关节中点水平，小腿后内侧横切面上观察小腿后区肌群的深层肌肉（图7–38D）。将探头置于小腿中部矢状面上，向下移动探头至跟骨，观察跟腱长轴（图7–39）。探头置于内踝与跟骨之间的斜冠状面上，观察踝管（图7–40）。

图像特征

探头短轴切面置于小腿后外侧腓骨小头水平（图7–38A），观察腓总神经。腓总神经离表皮很近，紧贴腓骨上突起的骨脊，跨过腓骨表面进入小腿外侧。探头水平放置于腓肠肌外侧头（图7–38B），观察其与深部比目鱼肌之间的关系。屏幕右侧是腓骨。探头向左侧移动，腓肠肌外侧头逐渐缩小形成连接内、外侧头的腱膜（图7–38C）。随着探头向左移动，内侧头在图像上越来越大。将探头水平移向腓肠肌内、外侧头远端，显示深部肌群（图7–38D）。屏幕底部是胫骨（左侧）和腓骨（右侧）。比目鱼肌延伸覆盖深层肌群。小腿后区深层肌群从内到外依次为趾长屈肌、胫骨后肌及踇长屈肌。胫骨后肌位于胫骨和腓骨之间，紧邻位于胫骨、腓骨之间，呈高回声条带状的骨间膜。探头继续向远端踝关节移动，显示趾长屈肌肌腱走行于胫骨后肌浅方。小腿深层肌群与比目鱼肌之间是胫神经、胫后动脉和胫后静脉组成的神经血管束。

探头旋转至长轴切面检查跟腱（图7–39）。跟腱较扁平，位于皮下组织的正下方，横行穿过图像。跟腱深方是比目鱼肌。比目鱼肌的肌纤维斜行汇入跟腱。比目鱼肌深方可见水平走行的肌筋膜平面，将小腿后区肌群分隔为浅层和深层。

探头置于内踝与跟骨之间的斜冠状切面上，观察踝管（图7–40）。屈肌支持带构成踝管顶部，呈连续弧线走行在图像浅方。经过踝管的主要结构在短轴切面上，从前到后依次为胫骨后肌腱、趾长屈肌腱、胫后动脉、胫后静脉、胫神经和踇长屈肌腱。包绕肌腱的无回声滑膜，与等回声肌腱形成对比。胫后动脉管径较胫后静脉管径窄。胫神经与胫后静脉尺寸相似，但神经呈不均质等回声结构，而血管呈无回声。以上结构深方是内踝和跟骨。

小腿外侧区

检查体位

被检查者面向检查者，仰卧位或坐立位、站立位时进行超声检查。

探头

采用线阵探头，深度2～6cm。

探头位置

在水平面（图7–41A）或冠状面（图7–41B）上分别获得小腿外侧肌群及足背的短轴和长轴图像。探头置于小腿外侧，紧邻腓骨小头下方，向小腿下方连续扫查。

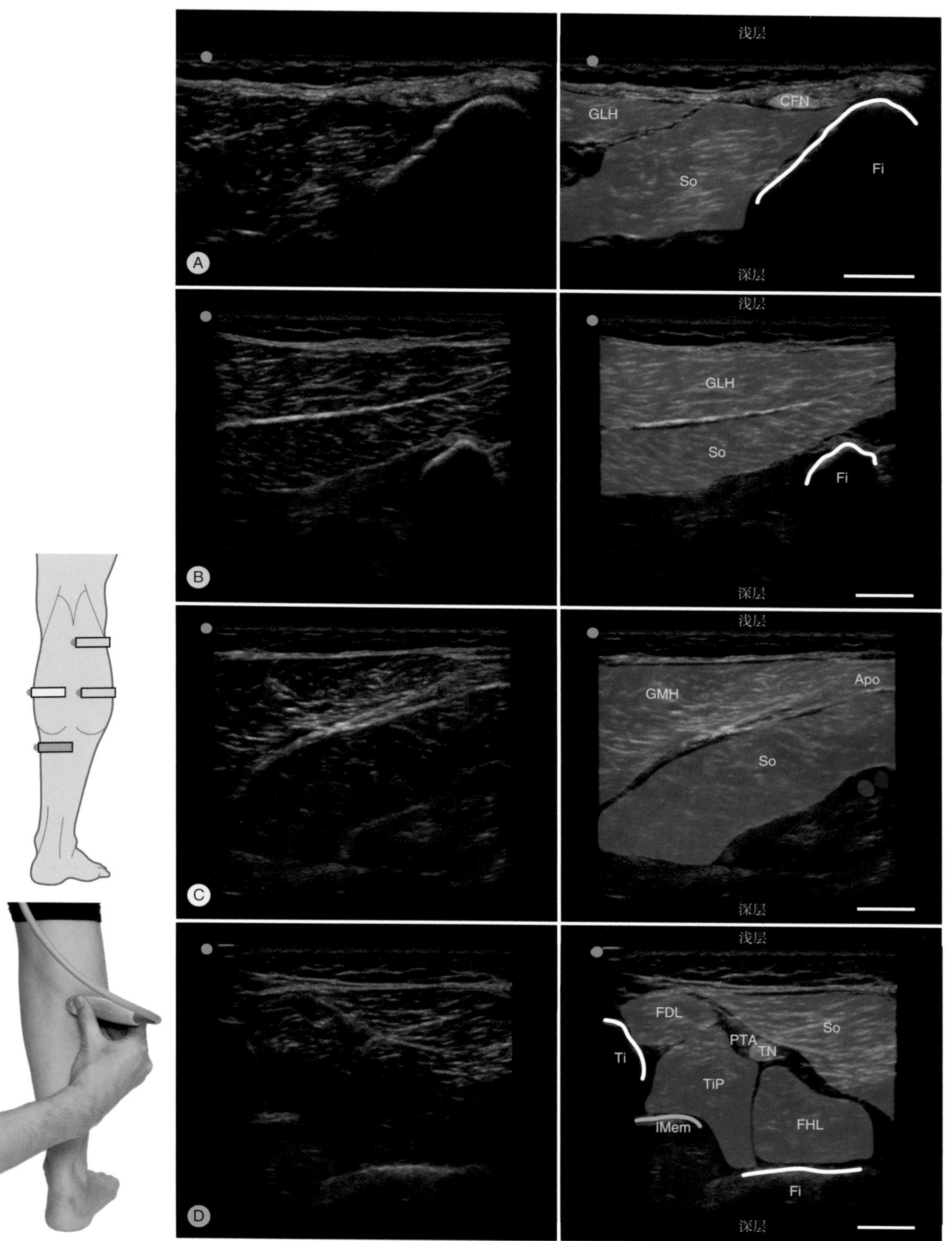

A：腓总神经；B：腓肠肌外侧头；C：腓肠肌内侧头；D：深层肌群。

图7-38　右侧小腿后区超声图像

Apo：腱膜；CFN：腓总神经；FDL：趾长屈肌；FHL：踇长屈肌；Fi：腓骨；GLH：腓肠肌外侧头；GMH：腓肠肌内侧头；IMem：骨间膜；PTA：胫后动脉；So：比目鱼肌；Ti：胫骨；TiP：胫骨后肌；TN：胫神经。标尺=1cm。

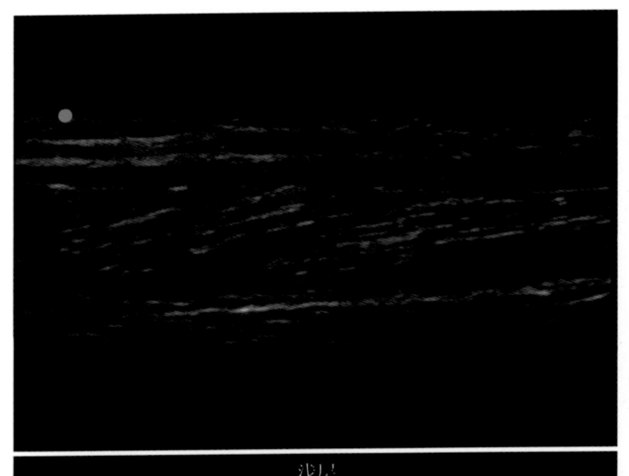

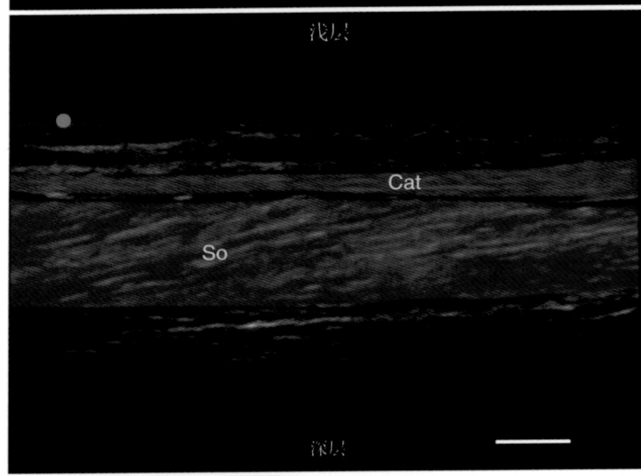

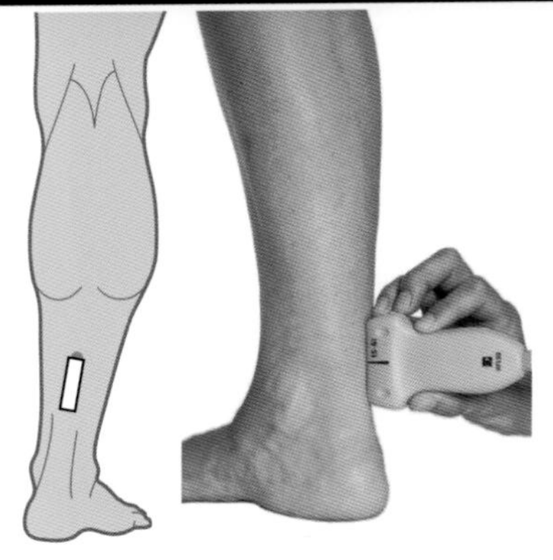

图7-39　跟腱超声图像
Cat：跟腱；So：比目鱼肌。标尺=1cm。

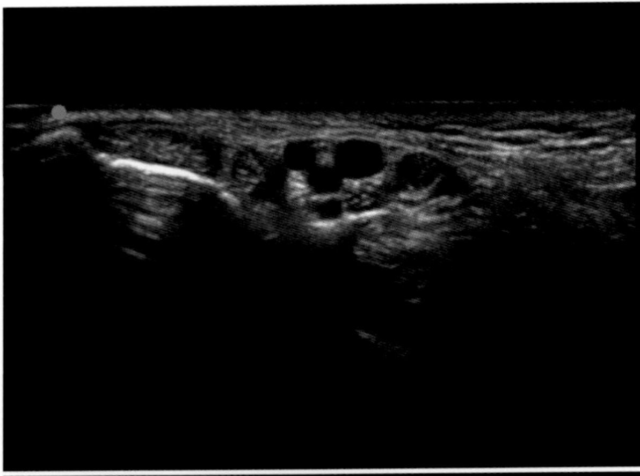

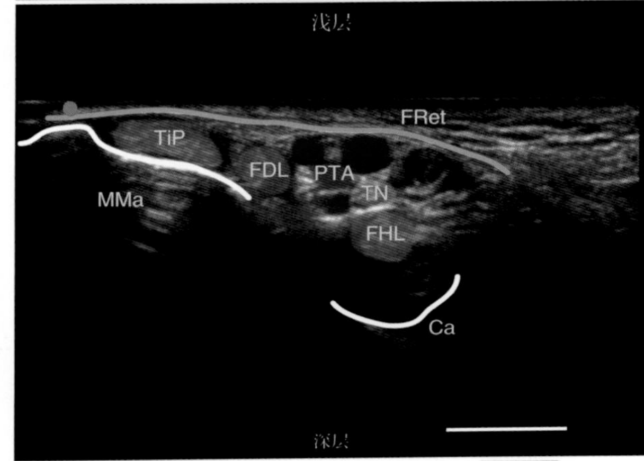

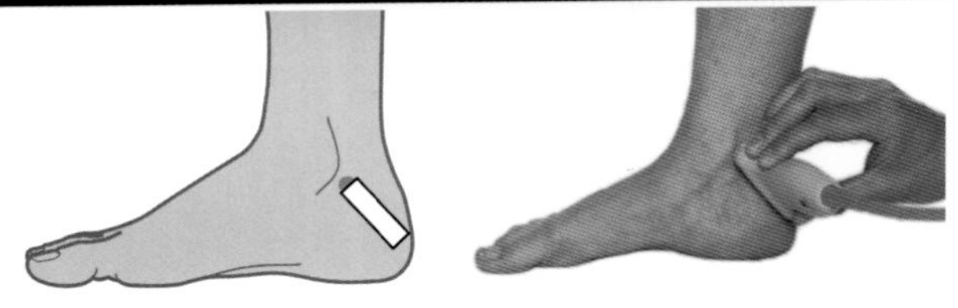

图7-40　踝管超声图像
Ca：跟骨；FDL：趾长屈肌；FHL：踇长屈肌；FReT：屈肌支持带；MMa：内踝；PTA：胫后动脉；TiP：胫骨后肌；TN：胫神经。标尺=1cm。

图像特征

在水平面及冠状面上，高回声腓骨骨面均位于图像底部（图7-41A，图7-41B）。向下扫查出现腓骨长肌、腓骨短肌。腓骨长肌位于腓骨短肌浅方，二者被高回声肌筋膜分隔。通过上下移动探头、确定肌肉起止点，来区分腓骨长肌和腓骨短肌。腓骨长、短肌向踝关节走行时，肌肉逐渐变薄并移行为肌腱，肌腱回声较肌束高，腓骨长肌的肌腱部分长于腓骨短肌肌腱。长轴切面观察肌束结构（图7-41B）。

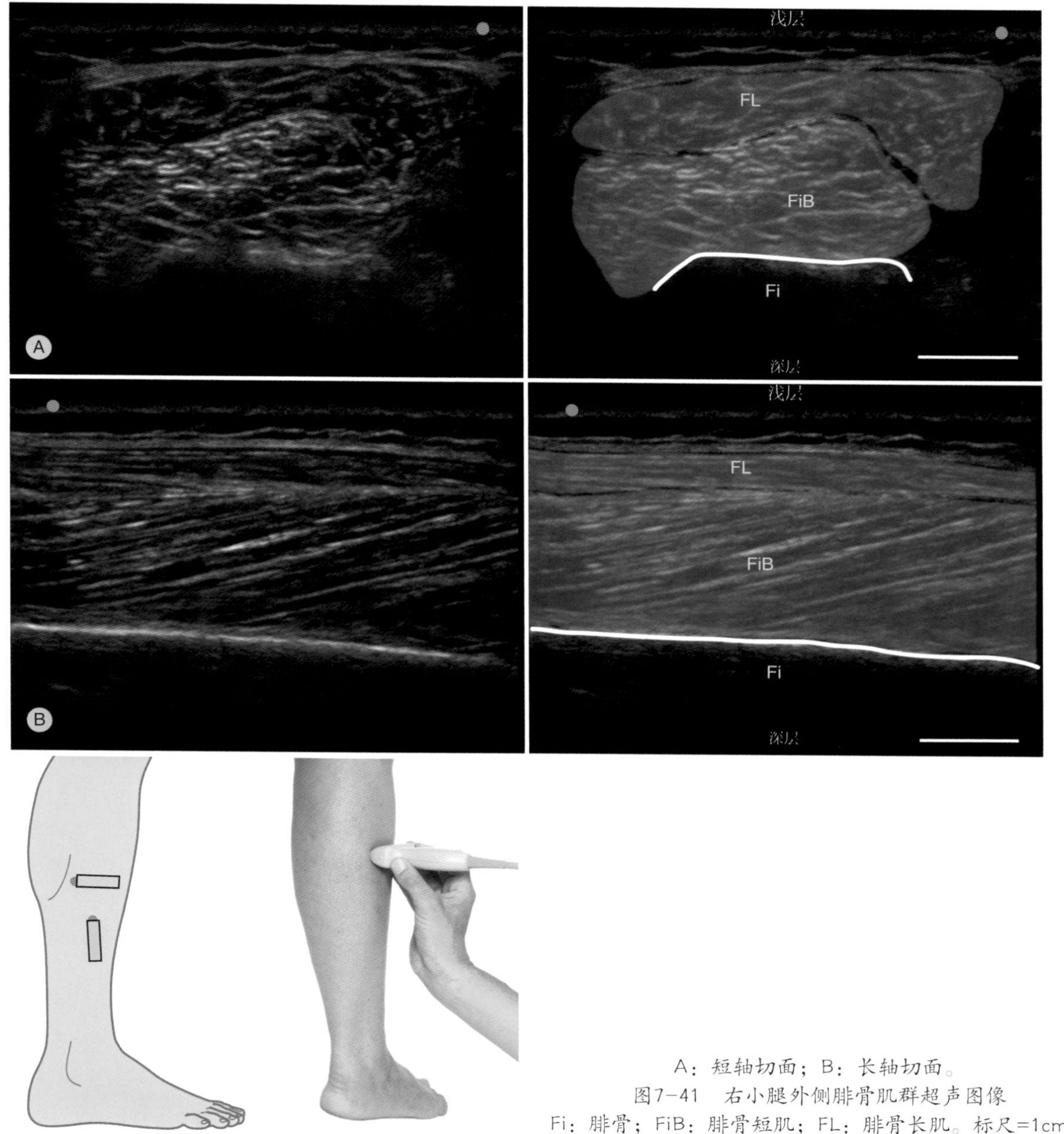

A：短轴切面；B：长轴切面。
图7-41　右小腿外侧腓骨肌群超声图像
Fi：腓骨；FiB：腓骨短肌；FL：腓骨长肌。标尺=1cm。

临床应用

超声在肌肉骨骼临床中的应用概览请参考上肢章节“临床应用”（第125页）。表7-10是超声能诊断或监测的肌肉骨骼病变概览。

表7-10 超声可诊断的肌肉骨骼病变

部位	病变
臀和大腿	大转子、坐骨结节和髂腰肌滑囊炎，发育性髋关节发育不良，髂胫束综合征，肌腱病，撕裂伤，挫裂伤，软组织肿块
膝	膝关节积液，股四头肌肌腱病，髌腱病，髌前滑囊炎，髌下滑囊炎，鹅足腱滑囊炎，腘窝（Baker's）囊肿，腘动脉血栓/腘动脉瘤
小腿和足	踝关节积液，跟腱撕裂，韧带扭伤，神经病变（损伤、肿块、外部卡压），应力性骨折，肌腱半脱位，神经鞘囊肿

汇总清单

- 下肢骨骼体表投影
- 下肢肌肉体表投影
- 腹股沟管体表投影
- 下肢运动
- 臀部超声成像
- 大腿超声成像
- 腘窝超声成像
- 小腿和足超声成像

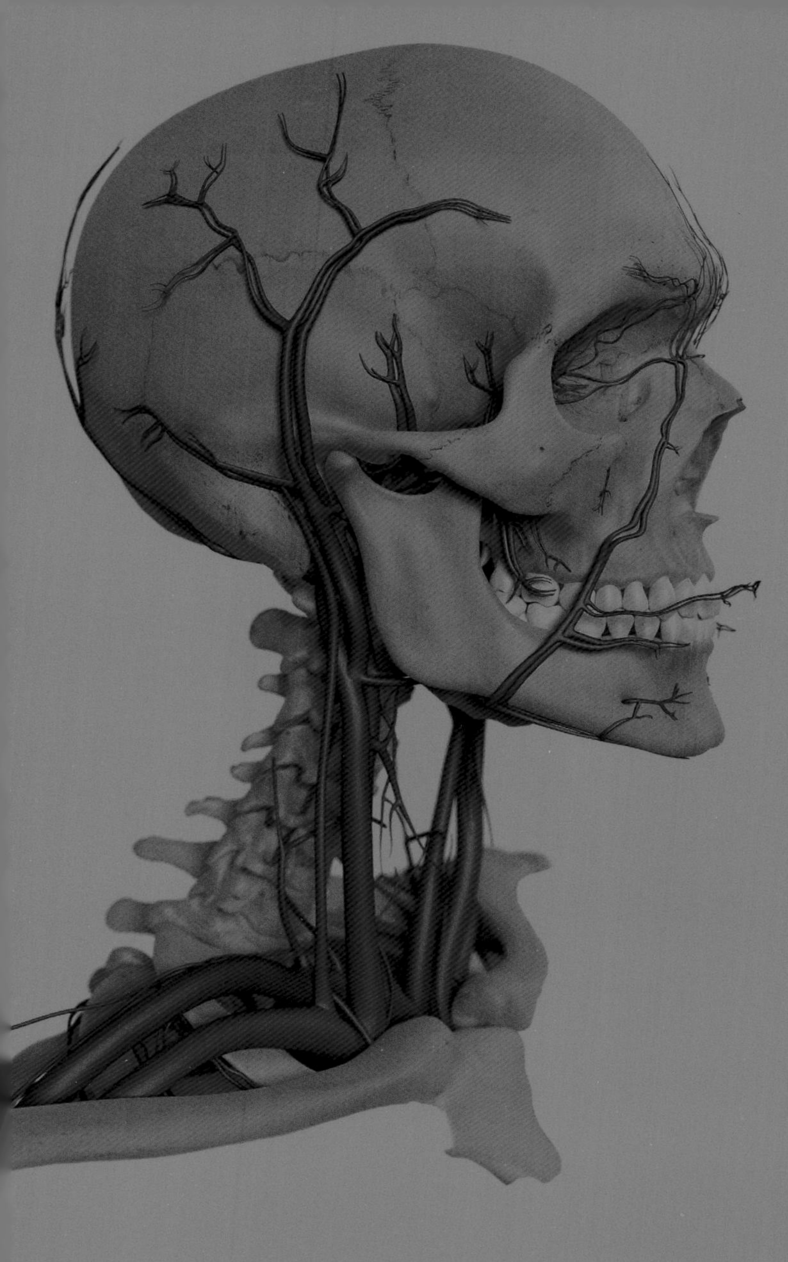

第八章　头颈部

概述

头颈部分为头部和颈部，头部由脑颅和面颅组成，在保护、特殊感觉和运动上具有重要作用。头颈部的组成包括骨骼（颅骨、上颌骨、下颌骨和颈椎）、脏器（脑、颈髓、唾液腺、泪腺、眼和舌）、血管（颈动脉和椎动脉）、神经（脑神经和脊神经）和淋巴（颈部淋巴结）。临床上头颈部是头痛、卒中、消化和呼吸系统感染等疾病体格检查的关键部位。头颈部很容易触诊和进行深入检查，尤其是进行神经系统检查。

浅表解剖

头部

头部分为成对区和非成对区。非成对区是额区、枕区、鼻区、口区和颏区。成对区是顶区、颞区、乳突区、耳郭区、眶区、眶下区、颊区、腮腺区和颧区（图8-1）。

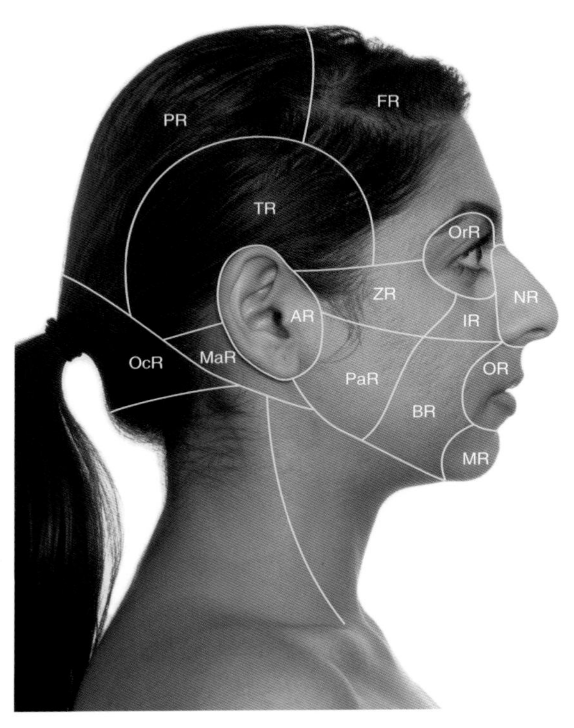

图8-1　头部分区

AR：耳区；BR：颊区；FR：额区；IR：眶下区；MaR：乳突区；MR：颏区；NR：鼻区；OcR：枕区；OR：口区；OrR：眶区；PaR：腮腺区；PR：顶区；TR：颞区；ZR：颧区。

骨骼

脑颅

脑颅是封闭脑组织的外壳，由一系列的扁骨组成（额骨、顶骨、颞骨、枕骨、蝶骨和筛骨，图8-2）。头盖骨是脑颅的顶，覆盖颅骨的头皮很薄，因此每块颅骨都能触诊。前面是额骨，后面是枕骨，侧面是成对的颞骨（下方）和顶骨（上方）。定位枕骨的触诊标志是位于脑后中线处的枕外隆突。枕外隆突向外延续为上项线和下项线。30～40岁时颅骨间的骨缝全部融合，少数人可触摸到骨缝。额骨后界与成对的顶骨在冠状缝处汇合。顶骨与顶骨在矢状缝处汇合。前囟是矢状缝与冠状缝的汇合点。成对的顶骨在后方与枕骨在人字缝处汇合。后囟是矢状缝与人字缝的汇合点。后囟和前囟均是囟门，即软的地方。前囟在18个月左右闭合，后囟在2～3个月时闭合。临床上，囟门用于评估婴幼儿的脱水和颅内压升高。

头骨外侧“H”形区域即翼点，是额骨、顶骨、蝶骨和颞骨的交汇处（图8-2）。翼点位于颧弓中点上方4cm。脑膜中动脉的分支在翼点的深方穿过（图8-3）。脑组织及其相关结构无法触诊。大脑皮层不同区域的命名与覆盖其上的颅骨相对应。

面颅

形成面颅的骨骼由成对的鼻骨、上颌骨、泪骨、颧骨、腭骨和下鼻甲骨，以及非成对的犁骨、下颌骨和舌骨组成（图8-4）。额骨的前面形成前额的大部分和眼眶的上界。额骨中间的微突叫眉间，眉间下方是鼻骨，鼻骨下方与鼻软骨相交接。上颌骨是面部中间的重要部分，是眶下缘的内侧界。上颌骨外侧的颧突与颧骨相交接，形成面颊部颧骨的外观。上颌骨下面是嵌入上牙齿的牙槽突。颧骨外侧

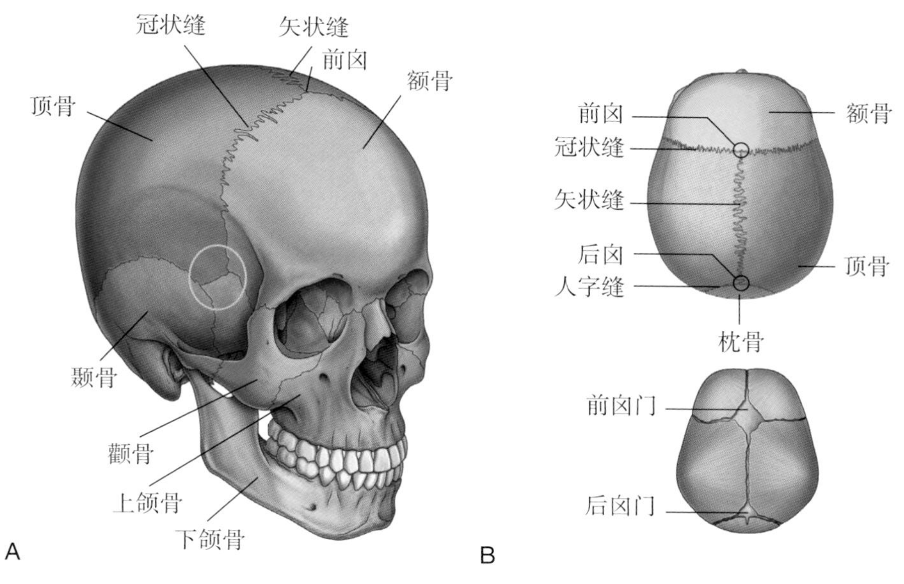

A：成人头骨；B：婴幼儿头骨上面观。

图8-2 头骨

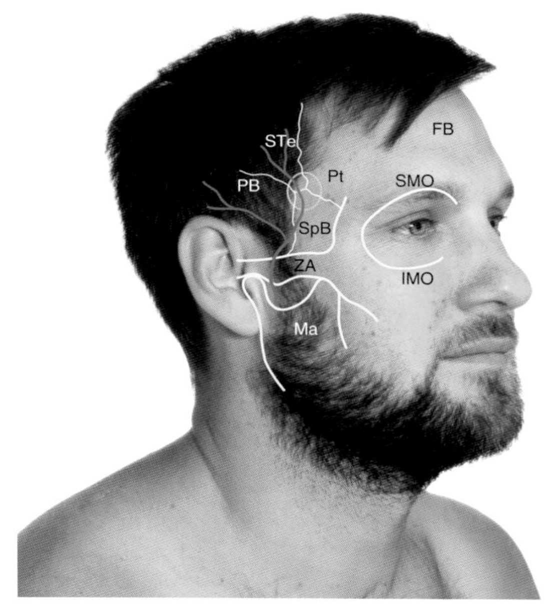

图8-3 翼点体表投影

FB：额骨；IMO：眶下缘；Ma：下颌骨；PB：顶骨；Pt：翼点；SMO：眶上缘；SpB：蝶骨；STe：颞浅动脉；ZA：颧弓。

练习（图8-3）

前面观：

- 触诊额骨、顶骨、颞骨和枕骨。
- 定位面颅中部骨骼后，触诊眼眶（眼窝）、颧骨（面颊）和上颌骨（上牙床）。
- 定位前囟和后囟。额骨中线向后移动触诊前囟；枕骨中线向前移动感觉到矢状缝后触诊后囟。
- 定位翼点所在区域。翼点的精确定位很难，可以从颧弓上方两横指和眶外缘一横指宽度进行定位。
- 触诊枕骨、枕外隆突，上项线和下项线。

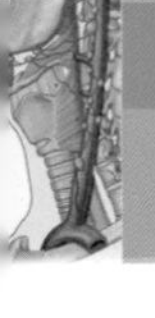

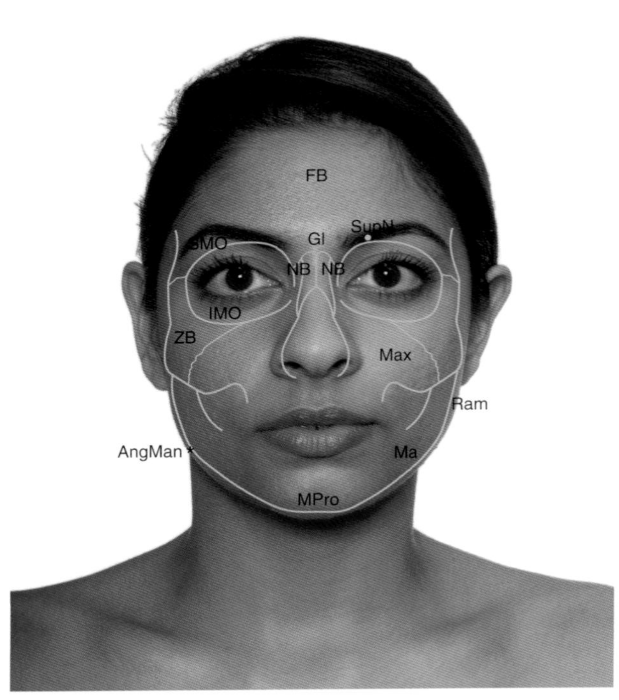

图8-4　面颅浅表解剖
AngMan*：下颌角；FB：额骨；Gl：眉间；IMO：眶下缘；Ma：下颌骨；Max：上颌骨；MPro：颏隆起；NB：鼻骨；Ram：下颌支；SMO：眶上缘；SupN：眶上切迹；ZB：颧骨。

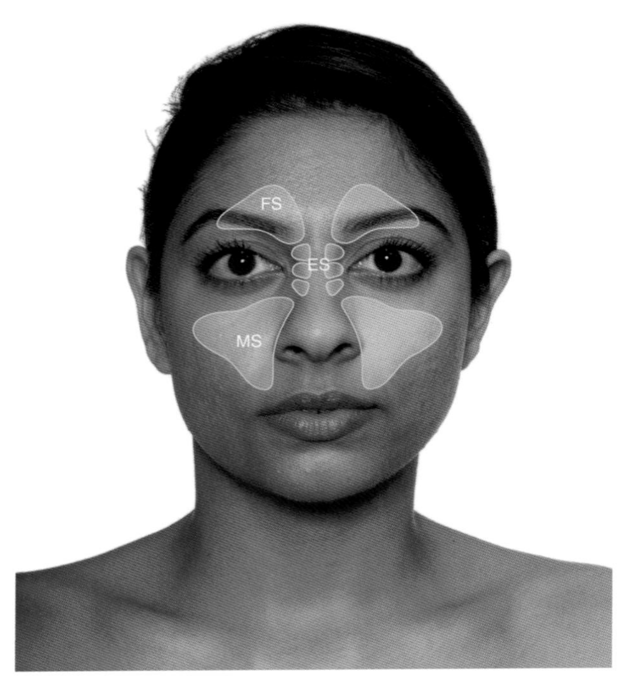

图8-5　鼻旁窦体表投影（蝶窦未显示）
ES：筛窦（前组）；FS：额窦；MS：上颌窦。

练习（图8-4）

• 面颅检查从眉间中线开始，向皮肤外侧移动手指，触诊额骨的眶上切迹。

• 继续向外侧移动，触诊颧突和颧骨。

• 中线处触诊成对鼻骨。鼻骨位于中线处，颧骨稍上方。

与颞骨的颧突相交接。上述体表标志都能触诊。

鼻窦

鼻窦是被覆黏膜的含气腔隙。鼻旁窦位于与它们名字对应的颅骨内：额骨、蝶骨、筛骨和上颌骨（图8-5）。左右额窦位于额骨前部，高1～2cm，宽2～3cm。额窦男性多比女性大，且有明显个体差异。额窦大小不等导致鼻中隔的位置也不同。蝶窦位于蝶骨体深方，并延伸至蝶骨翼。筛窦位于筛骨内，分为前组和后组。上颌窦位于鼻腔外侧上颌骨内。上颌窦引流点在其窦底部上方，是引发上颌窦炎的解剖学基础。鼻旁窦开口于鼻腔不同部位。

下颌骨

下颌骨由下颌体、下颌支、下颌冠状突和下颌髁状突组成（图8-4）。面部中线的颏隆起显而易见。下颌体向后延伸为下颌角，下颌角与下颌支相延续。下颌角和下颌支下部均容易触诊，而下颌支上部因被腮腺覆盖，无法触诊。

颞下颌关节

颞下颌关节是位于颞骨下颌窝和下颌骨髁状突之间的关节（图8-6），可使下颌前伸和后缩、上抬和下降。张嘴的完成需要先有颞下颌关节向前移动，再有颞下颌关节向下移动。咀嚼的完成需要两侧颞下颌关节的运动相互协调共同实现研磨动作。作用于颞下颌关节的咀嚼肌是颞肌、咬肌、翼内肌和翼外肌。颞肌起源于颞骨，呈扇形，能强有力地

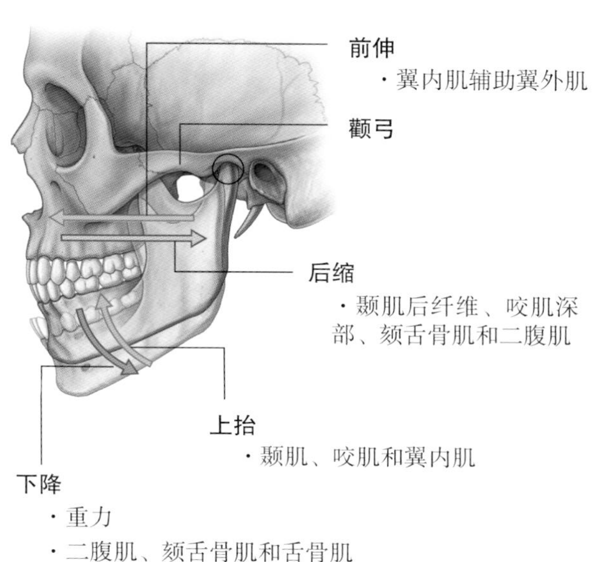

图8-6　颞下颌关节运动

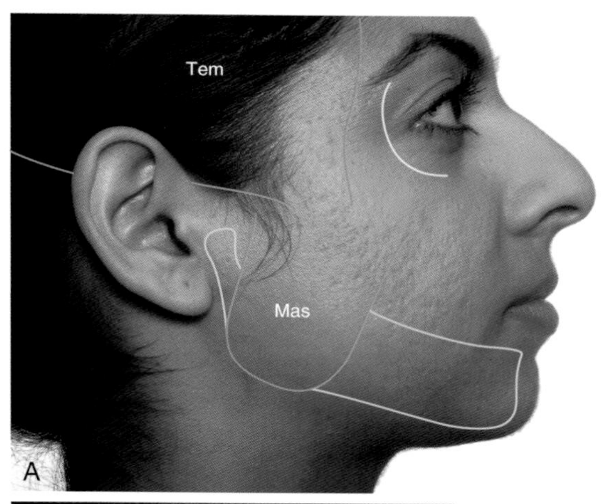

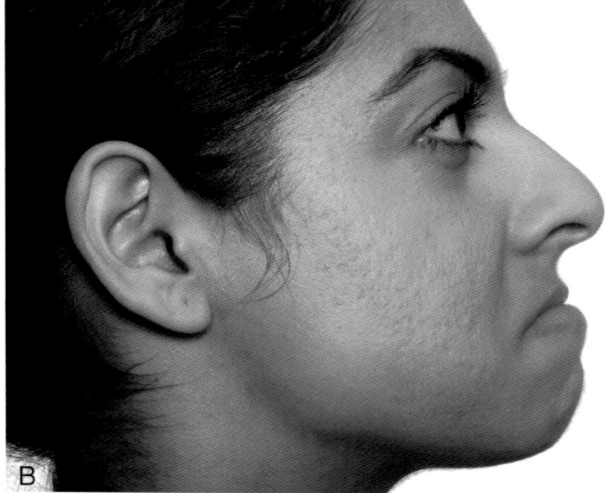

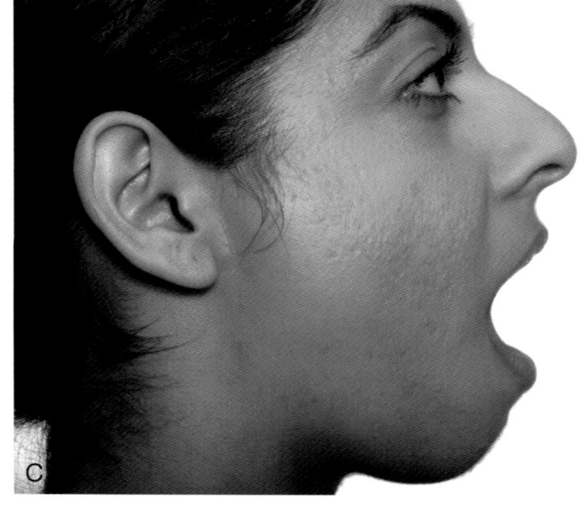

A：静息状态；B：前伸动作；C：下降动作。
图8-7　颞下颌关节运动
Mas：咬肌；Tem：颞肌。

提升下颌骨。当牙齿互相咬合时，在颞骨浅方可触诊颞肌。咬肌也参与下颌的闭合，当牙齿咬合时，在下颌支浅方能感觉到绷紧的咬肌。翼内肌和翼外肌因位置较深，无法触诊（图8-7）。

肌肉

面部肌肉不仅是眼和口腔重要的括约肌，还可以通过面部表情表达情绪。括约肌包括环绕眼眶的眼轮匝肌和环绕口腔的口轮匝肌。参与面部表情的肌肉有枕额肌、皱眉肌、鼻肌、提上唇肌、颧肌、笑肌、降口角肌、降下唇肌和颊肌（表8-1，图8-8）。

练习（图8-7）

- 通过牙齿咬合与否，收缩和松弛下颌骨，触诊颧弓上方颞肌。
- 通过牙齿咬合与否，收缩和松弛下颌骨，触诊下颌支处的咬肌。

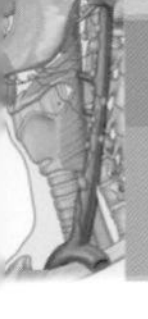

B 皱眉肌

C 眼轮匝肌

D 颊肌、口轮匝肌

E 颧大肌、颧小肌

A

Occ
CS
OOc
ZyMa
ZyMi
B
R
OO
P

F 笑肌

G 口轮匝肌

H 颈阔肌

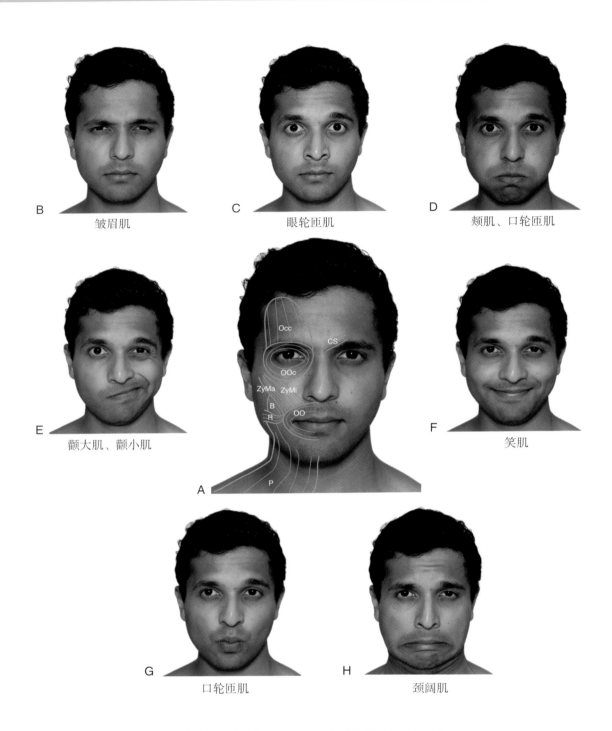

A：面部表情肌体表标志；B–D：与面部表情有关的肌肉。

图8-8 面部表情肌

B：颊肌；CS：皱眉肌；Occ：枕额肌；OO：口轮匝肌；OOc：眼轮匝肌；P：颈阔肌；R：笑肌；ZyMa：颧大肌；ZyMi：颧小肌。

表8-1　面部肌群

肌肉	起点	止点	神经支配	功能	表情
眼轮匝肌	额骨和上颌骨	眼睑和眉毛	面神经	闭眼	睡觉
口轮匝肌	唇筋膜	唇黏膜	面神经	闭唇和噘唇	接吻
枕额肌	枕骨	眉毛	面神经	扬眉、皱额	惊奇或恐怖
皱眉肌	眉毛	鼻根	面神经	眉毛向中线移动	皱眉
鼻肌	上颌骨和鼻软骨	鼻子	面神经	扩张鼻孔	鼻孔张开
提上唇肌	上颌骨和颧骨	口轮匝肌	面神经	提上唇	严肃
颧肌（颧大肌和颧小肌）	颧骨	口轮匝肌	面神经	上提嘴角、上提上唇	大笑或微笑
笑肌	上颌骨浅方筋膜	口轮匝肌	面神经	牵引嘴角向外侧移动	大笑或微笑
降口角肌	下颌骨	口轮匝肌	面神经	下拉嘴角	悲伤
降下唇肌	下颌骨	口轮匝肌	面神经	下拉下唇	怀疑
颊肌	上颌骨和下颌骨	口轮匝肌	面神经	绷紧面颊	鼓起脸颊，如演奏音乐

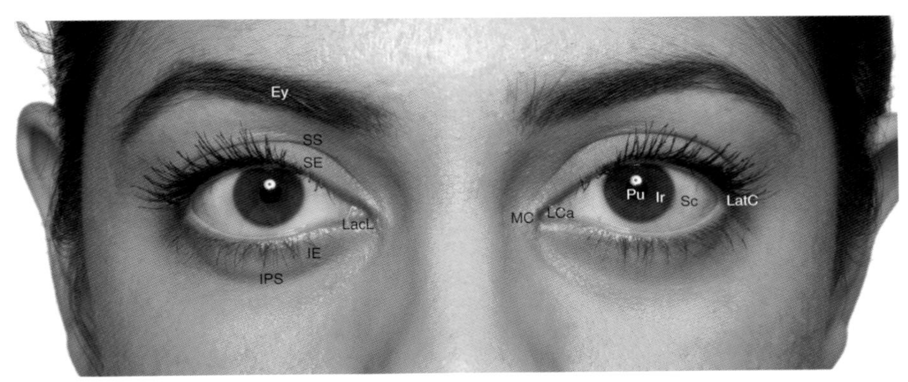

图8-9　眼和眼睑体表投影

Ey：眉毛；IE：下眼睑；IPS：睑下沟；Ir：虹膜；LacL：泪湖；LatC：外侧连合；LCa：泪阜；MC：内侧连合；Pu：瞳孔；Sc：巩膜；SE：上眼睑；SS：睑上沟。

眼

眼球位于骨性眼眶内，前方是上、下眼睑，闭眼时起保护作用。眼睑内部覆盖着薄薄的结膜，眼睑边缘是睫毛。睫毛可以阻挡外界碎屑进入眼睛。上、下眼睑的内侧缘融合形成内侧连合（图8-9），所构成的空间称为泪湖。泪湖内侧的隆起

练习（图8-9）

- 检查上、下眼睑，定位内、外侧连合。
- 辨认泪乳头和泪点。
- 识别巩膜、虹膜和瞳孔。
- 检查九个眼位。

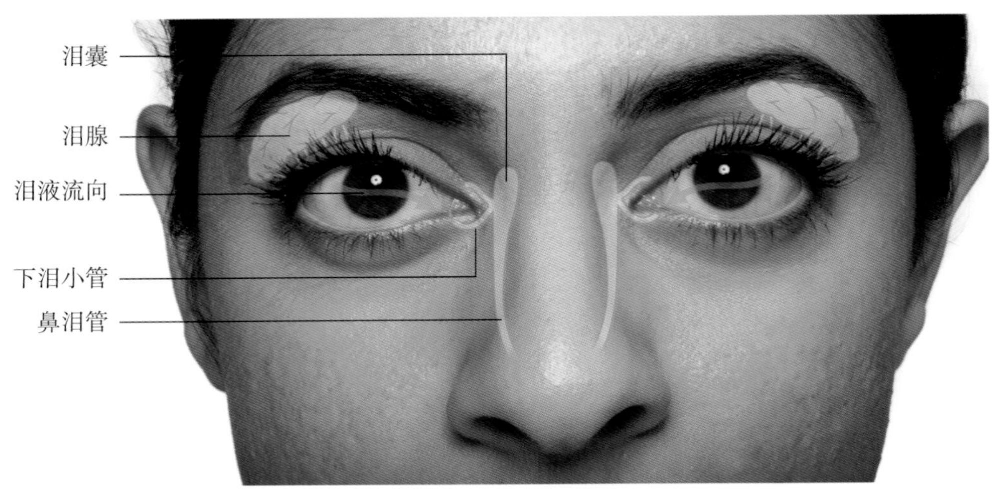

图8-10　眼和泪器

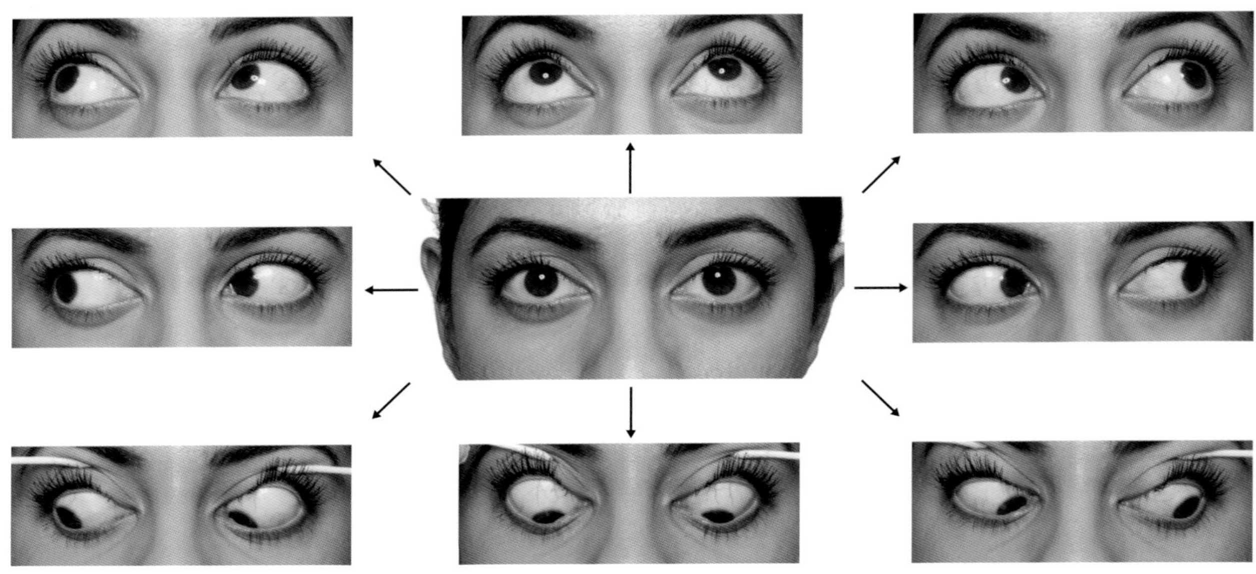

图8-11　九个眼位：仰视、俯视下的右外、左内、左外和右内眼位。

结构是泪阜。泪阜在巩膜边缘形成一个褶皱，称为泪褶。下眼睑内表面内侧是泪乳头和泪点。泪乳头形成隆起的丘。泪点是泪液流入泪囊的开口。位于骨性眼眶外上方的泪腺分泌泪液，通过眨眼动作滋润整个眼球（图8-10）。上下眼睑的外侧缘融合形成外侧连合。眼睛上方的眉毛是短发区，可以阻挡汗液，并协助面部表情交流。

眼球位于眼眶内，呈球形，稍向前突出，直径约2.5cm，其中心开口即瞳孔，瞳孔周围是虹膜。虹膜呈环状，颜色因人而异，内有能控制瞳孔大小的平滑肌。包绕虹膜的巩膜是白色结缔组织，有血管神经穿行（图8-9）。

眼球由眶周脂肪和颅神经支配的6条眼外肌（上直肌、下直肌、内直肌、外直肌、下斜肌和上

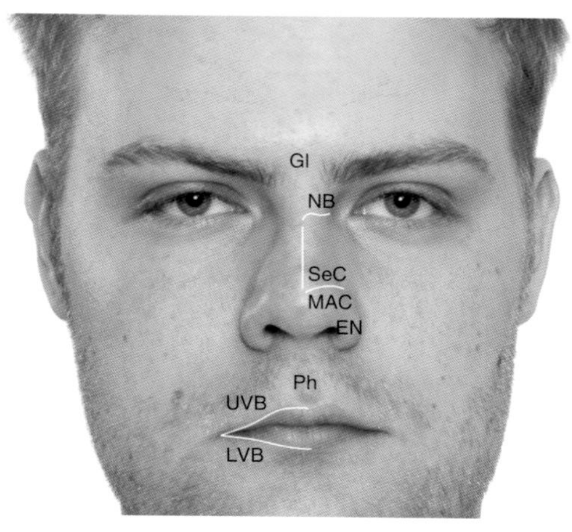

图8-12 外鼻和上唇体表投影
EN：外鼻孔；Gl：眉间；LVB：下唇缘；MAC：鼻翼大软骨；NB：鼻骨；Ph：人中；SeC：鼻中隔软骨；UVB：上唇缘。

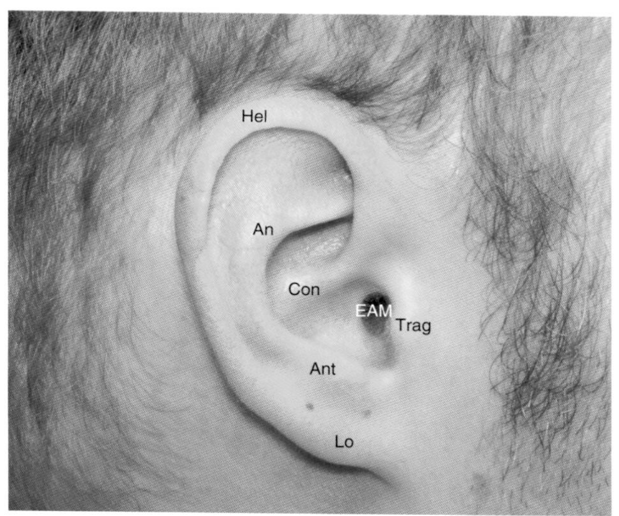

图8-13 耳浅表解剖
An：对耳轮；Ant：对耳屏；Con：耳甲；EAM：外耳道；Hel：耳轮；Lo：耳垂；Trag：耳屏。

练习（图8-12）

- 从眉间中线开始触诊鼻骨。
- 继续向下触诊鼻中隔软骨。
- 向外侧移动，触诊鼻中隔软骨外侧部分。
- 检查外鼻孔和人中。

练习（图8-13）

- 检查耳部各部分。从耳轮开始，向内触诊对耳轮、耳甲和外耳道。
- 触诊耳屏和对耳屏。
- 触诊耳垂。

斜肌）包绕。眼眶开口稍向外。眼外肌协同工作可使两眼注视一个目标，还可以纠正眼眶开口角度，使目视前方。眼外肌相互协调可以形成九个眼位（图8-11）。

外鼻

鼻子由2块鼻骨和相应的软骨组成。位于中线处的鼻中隔（四边形）软骨向下走行，分隔鼻腔内部。鼻中隔软骨有2个外侧突，外侧突上方与鼻骨相连，下方是鼻翼大软骨。鼻外形的其余部分由3或4块鼻翼小软骨组成（图8-12）。外鼻孔是鼻腔通向外部环境的开口。上唇中线能看到和触摸到的垂直沟是人中。

耳

耳由外耳、中耳和内耳组成，仅有部分外耳可不借助仪器检查。外耳位于头部外侧，由耳郭和外耳道两部分组成（图8-13）。耳郭由被覆皮肤的软骨组成，主要作用是收集声波。耳郭“C”形外观是耳轮，对耳轮在其内侧。中间凹陷处是耳甲。耳甲内侧是外耳道。外耳道前后隆起，前隆起是耳屏，后隆起是对耳屏。耳郭下极是耳垂。

外耳道从耳甲一直延伸到鼓膜，长2～4cm，略微倾斜，起初向前，接着转后，鼓膜位置较深，难以观察。向后外上轻提耳郭，可提高鼓膜的显示率。外耳道壁由软骨（外侧1/3）和颞骨内的骨隧道（内侧2/3）组成。

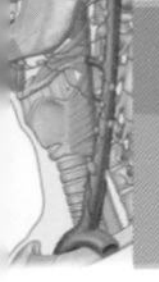

口腔

口腔通过口裂开口于面部。口腔涉及呼吸、消化的第一阶段和控制喉部发声，具有重要临床意义。口腔有顶、壁和底：顶由硬腭和软腭组成；壁由颊部肌肉组成；底由舌和不同肌肉（下颌舌骨肌和颏舌骨肌）组成。口腔后面与咽的一部分相连，此即口咽。

当皮肤逐渐变薄，并与口腔黏膜融合时就形成了嘴唇。嘴唇红色是因为血管靠近体表。上唇中线处是人中形成的凹陷（图8-14），这是胚胎期内侧鼻突融合形成的结构。上下唇内侧面通过中间的唇系带与牙龈相连。唇的外侧缘是唇连合。下唇下方中线处是颏唇沟。

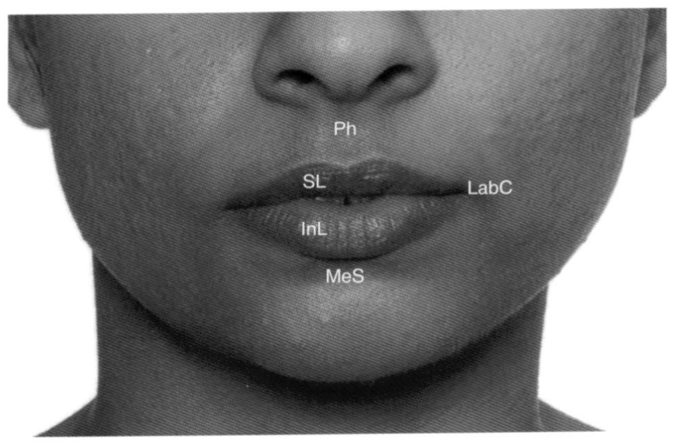

图8-14 口唇浅表解剖
InL：下唇；LabC：唇连合；
MeS：颏唇沟；Ph：人中；SL：上唇。

练习（图8-15）

在口腔中：

- 用舌头感觉口腔上面的硬腭。
- 用舌头感觉位于侧颊部正对第2上磨牙的腮腺管开口。
- 抬起舌头，观察舌系带、舌下肉阜和舌静脉。
- 检查舌乳头。用蘸有蓝色食用染料的棉签刷舌面可改善对舌乳头的观察。

口裂后面的上下牙弓位于呈马蹄形的口腔前庭内。腮腺管开口于第2磨牙水平的口腔前庭。口腔顶的软腭和硬腭表面覆盖着黏膜。悬雍垂从软腭中线伸出。口腔后面与口咽相连。腭舌皱襞位于连接口腔和口咽的咽峡部。腭扁桃体是一团淋巴组织，位于腭舌弓（前）和腭咽弓（后）之间（图8-15A）。

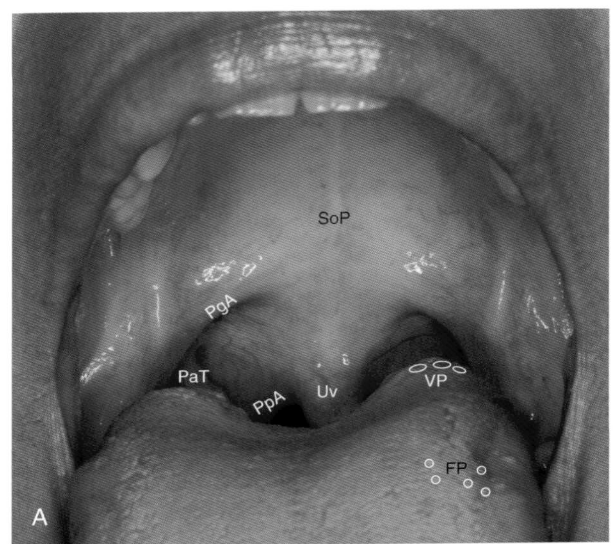

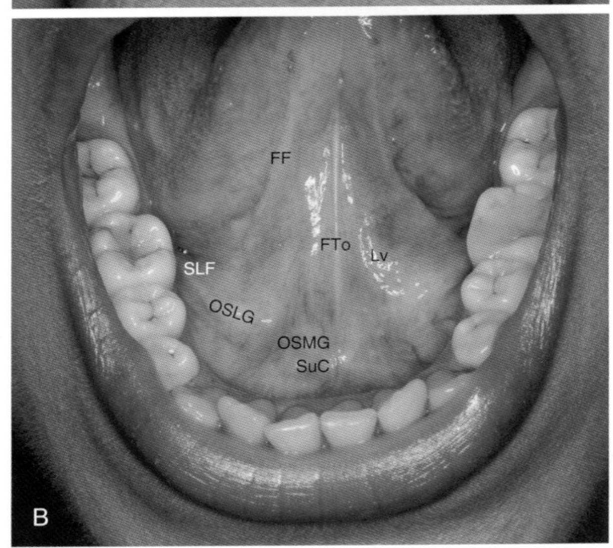

A：口腔；B：口底和舌下观。
图8-15
FF：舌襞；FP：（蕈）菌状乳头；FTo：舌系带；Lv：舌静脉；OSLG：舌下腺开口；OSMG：下颌下腺开口；PaT：腭扁桃体；PgA：腭舌弓；PpA：腭咽弓；SLF：舌下襞；SoP：软腭；SuC：舌下肉阜；Uv：悬雍垂；VP：轮廓乳头。

舌是一个富含血管的肌性器官，由“V”形的界沟分成前2/3和后1/3。前2/3呈三角形，位于口腔，后1/3位于口咽，界沟顶端是舌盲孔。舌面覆盖着3种乳头：丝状乳头、菌状乳头和轮廓乳头。菌状乳头较大，位于最表层，主要分布于舌外侧缘和舌尖部。轮廓乳头位于界沟的正前方（图8-15A）。舌的下表面通过舌系带与口腔底部相连。舌系带外侧是舌下肉阜和下颌下腺的开口。舌下襞外侧是舌下腺的开口。舌深静脉位于舌系带两侧（图8-15B）。

牙齿通过牙槽窝附着于下颌骨和上颌骨。约6岁时乳牙开始被32颗恒牙逐渐取代。恒牙取代乳牙的过程要一直持续到青少年晚期，所有的恒牙才出齐。每侧均有2颗门牙、1颗尖牙、2颗前磨牙和3颗磨牙（图8-16）。每种类型的牙齿都有其明显的特点（表8-2）。

颈部

颈部是下方的锁骨和颅骨之间的细长区域，是呼吸消化系统和重要神经血管结构的通道。

表8-2 成人牙齿特点

牙齿	特点	作用
门牙	单根，凿形冠	切割
尖牙	单根，单尖	撕拉
前磨牙	通常是单根，也可有双根，双尖（颊侧和舌侧）	研磨
磨牙	三根，三到五个尖	研磨

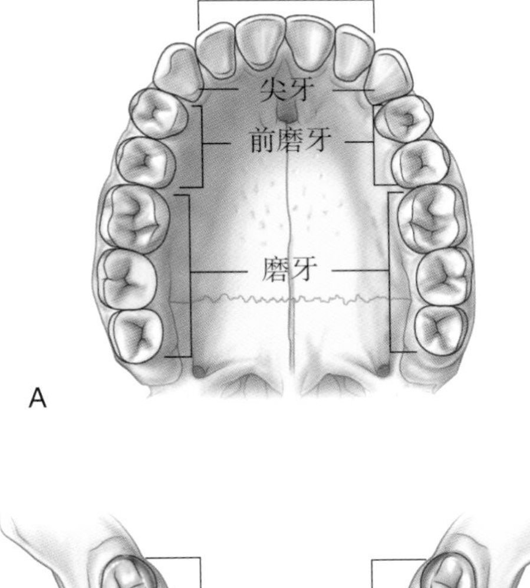

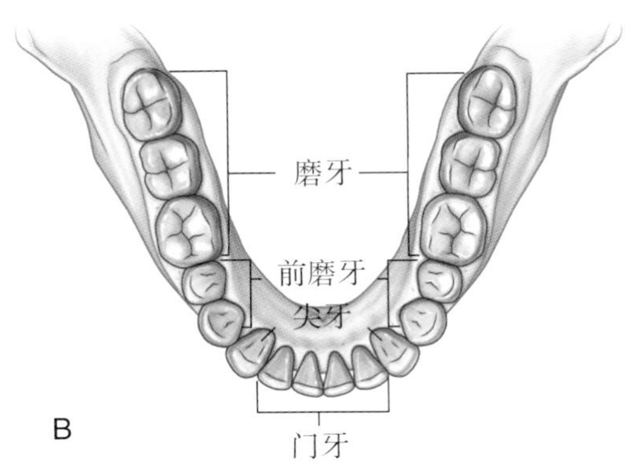

A：上恒牙；B：下恒牙。
图8-16 成人上、下恒牙

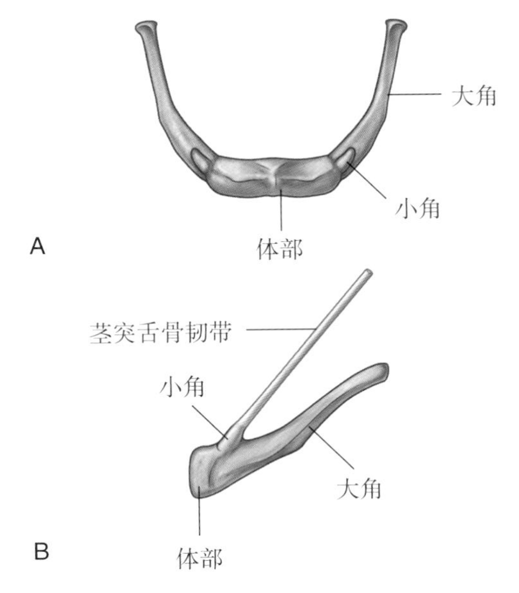

A：前面观；B：侧面观。
图8-17 舌骨

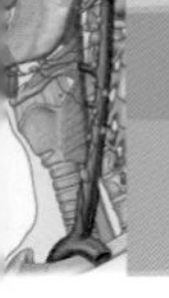

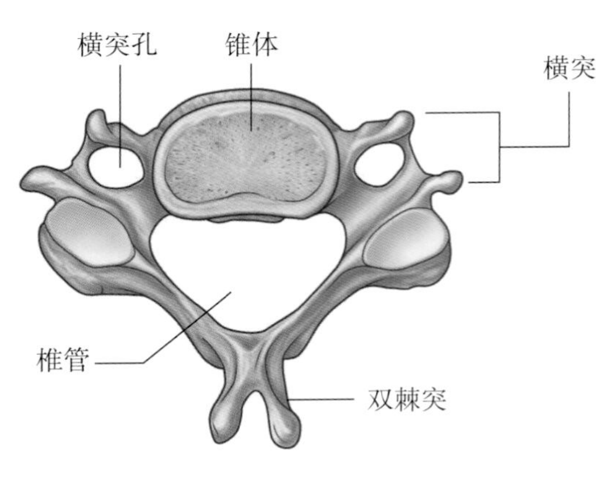

图8-18 典型颈椎

骨骼

舌骨

舌骨呈新月形，在肌肉牵拉下完全悬挂（图8-17）。它是颈部束带肌的重要附着点。颈前下巴与颈部的接触点是触诊舌骨的部位。（触诊舌骨有不适感。）

椎骨

从后面观，颈椎有7块。寰椎位于最顶层，是特有的环状骨。第2颈椎枢椎（C2）通过其骨性突起齿突与C1相交接。其余的颈椎有椎体，棘突分叉和横突孔。椎动脉走行于横突孔内。但是C7可以有横突孔的单侧或双侧缺失。即使C7横突孔存在，在其内走行的多是椎静脉，而非椎动脉（图8-18）。C2和C7的棘突特别突出，可以触诊。中线处的项韧带也能触诊。项韧带是一块扁平的三角形韧带，起于枕外隆突，向下延续至C2～C7棘突，其三角形尖止于C7，可以触诊。项韧带外侧的头夹肌可以触诊（见第5章）。

肌肉

颈阔肌是颈部最浅层的肌肉，像一张薄片覆盖在颈前部。颈阔肌的面积因个体和老年退行性变而差异显著。胸锁乳突肌把颈部分成前后三角。颈前三角内肌肉的命名根据它们与舌骨的位置而定：舌骨上肌群或舌骨下肌群。舌骨上肌群的作用是提升舌骨，例如吞咽动作。舌骨下肌群下拉舌骨，常被称为颈部“束带”肌（表8-3）。颈后三角内的肌肉包括前、中、后斜角肌。臂丛和锁骨下动脉在前斜角肌和中斜角肌之间穿行，这在肌间沟神经阻滞的操作中具有重要的临床意义。

颈三角

颈前后三角的分区以胸锁乳突肌为界（图8-19）。颈前三角由胸锁乳突肌前缘、下颌骨下缘和颈前正中线内侧缘构成。颈后三角由胸锁乳突肌后缘、锁骨和斜方肌构成。胸锁乳突肌起于胸骨柄和锁骨内侧1/3，止于乳突，肌肉宽厚，容易触及。胸锁乳突肌对颈部运动起重要作用。单侧收缩，使头转向对侧；双侧收缩，在寰枕关节水平拉伸颈部，使颈椎屈曲，下巴贴近胸部。

颈前三角进一步细分为四个小三角（图8-19）。

（1）颈动脉三角：以二腹肌后腹、肩胛舌骨肌上腹和胸锁乳突肌前上缘为界。

（2）下颌下三角：以二腹肌前腹、二腹肌后腹和下颌骨下缘为界。

（3）颏下三角：位于颏下，以二腹肌前腹为界，延续至对侧的颏下三角。

（4）肌三角：以肩胛舌骨肌上腹、胸骨舌骨肌和胸锁乳突肌前下缘为界。

颈后三角被肩胛舌骨肌进一步细分为两个三角。

（1）锁骨上三角：以锁骨、胸锁乳突肌后缘和肩胛舌骨肌下腹为界。

（2）枕三角：位于肩胛舌骨肌下腹上方，是最大的三角。以胸锁乳突肌和斜方肌为界。

体型修长者低头转向侧方时可以显示肩胛舌骨肌。值得注意的是，肺上界在锁骨内侧1/3的上方3～4cm，并延续至颈后三角，因此这个区域内的创伤可以导致气胸。

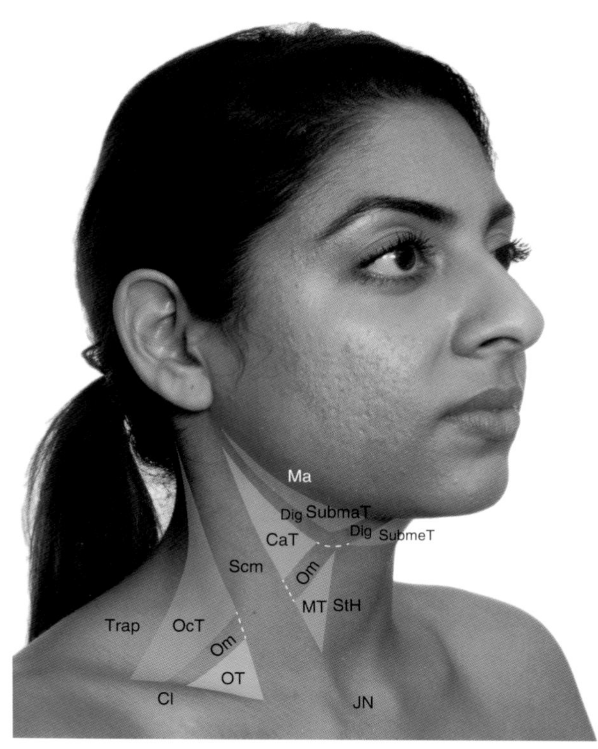

图8-19 颈三角

CaT：颈动脉三角；Cl：锁骨；Dig：二腹肌（前腹）；JN：颈静脉切迹；Ma：下颌骨；MT：肌三角；OcT：枕三角；Om：肩胛舌骨肌；OT：锁骨上三角；Scm：胸锁乳突肌；StH：胸骨舌骨肌；SubmaT：下颌下三角；SubmeT：颏下三角；Trap：斜方肌。

练习（图8-19）

颈前和颈侧：

- 定位胸锁乳突肌。胸锁乳突肌前缘从胸骨柄延续至乳突。沿胸锁乳突肌前缘画线，该线是颈前三角的后界。沿胸锁乳突肌后缘画线，该线是颈后三角的前界。

画颈前三角：

- 定位颈前正中线和下颌骨下缘。
- 在颈前三角，沿肩胛舌骨肌画线，形成颈动脉三角和肌三角。
- 触诊二腹肌，在下颌下三角和颏下三角画线。
- 胸锁乳突肌后缘距起点约1/3处定点。该点（有时称作“神经点”）是颈丛皮支（枕小神经、耳大神经、颈横神经和锁骨上神经）出现的区域。

画颈后三角：

- 定位斜方肌。斜方肌附着于乳突至锁骨中外1/3处。沿斜方肌前缘画线，形成颈后三角的后界。
- 定位锁骨。沿锁骨上缘画线。
- 定位肩胛舌骨肌，将颈后三角进一步细分为枕三角和锁骨上三角。

脏器

颈部脏器包括甲状腺、喉、气管、咽和食管。这些结构分别与内分泌、呼吸和消化系统有关。下颌下腺属于消化系统，占据整个下颌下三角区，触诊时感觉像一个软组织肿块。

甲状腺

甲状腺位于C5和T1椎体水平之间，喉和气管前面，由左右叶和横跨中线，连接左右叶的峡部组成。左右叶向后延续，位于咽和食管外侧（图8-20）。峡部位于第2至第4气管环前面。甲状腺浅方被覆带状的舌骨下肌群（颈部“束带”肌）。甲状腺被两层筋膜包裹。外层较致密，与覆盖喉和气管的气管前筋膜相延续。做临床检查时，当医生把手指放在甲状腺上，要求患者做吞咽动作，此时会感觉到甲状腺随吞咽动作向上移动。肿大的甲状腺（甲状腺肿）可延伸至上纵隔，严重者可压迫气管、食管和静脉，导致呼吸困难和吞咽困难。甲状腺双侧叶均由甲状腺上动脉（颈外动脉的分支）和甲状腺下动脉（锁骨下动脉的分支）供血。甲状腺静脉沿外上方引流至颈内静脉，部分下行至气管前，引流至头臂静脉。豌豆大小的甲状旁腺嵌在甲状腺双侧叶的后表面。

喉

喉是颈前的软骨结构，向下与气管相连，向上借甲状舌骨膜附着于舌骨上。喉负责发声并维持气道开放，由3块未成对的软骨和3块较小的成对软骨组成。非成对的是甲状软骨、环状软骨和会厌软

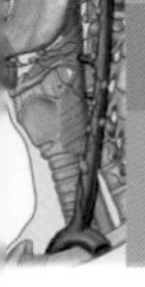

表8-3　颈前三角和颈后三角

肌肉	起点	止点	神经支配	功能
颈前三角（舌骨上肌群和舌骨下肌群）				
茎突舌骨肌	茎突基底部	舌骨体外侧区	面神经[7]	沿后上牵拉舌骨
二腹肌				
——前腹	下颌骨下内侧二腹肌窝	舌骨体的二腹肌中心腱	下颌神经的下颌舌骨肌神经[V3]	降低下颌骨使张嘴；抬高舌骨
——后腹	颞骨乳突内侧乳突切迹	同前腹	面神经[7]	沿后上牵拉舌骨
下颌舌骨肌	下颌骨下颌舌骨线	舌骨体和其对侧的肌纤维	下颌神经的下颌舌骨肌神经[V3]	支撑和上抬口底，上抬舌骨
颏舌骨肌	下颌骨内表面的下颏棘	舌骨体前表面	舌下神经支配[12]	固定下颌骨后，沿前上牵拉舌骨；固定舌骨后，沿内下牵拉下颌骨
胸骨舌骨肌	胸锁关节后方和邻近的胸骨柄	舌骨体上肩胛舌骨肌附着处内侧	颈袢支配	吞咽后下拉舌骨
肩胛舌骨肌	肩胛骨内上缘至肩胛上切迹内侧	舌骨体下缘至胸骨舌骨肌附着点外侧	颈袢支配	下拉和固定舌骨
甲状舌骨肌	甲状软骨板斜线	舌骨大角和舌骨体邻面	颈袢支配	下拉舌骨，当舌骨固定时，抬高喉部
胸骨甲状肌	胸骨柄后表面	甲状软骨板斜线	颈袢支配	下拉喉部（甲状软骨）
颈后三角				
胸锁乳突肌				
——胸骨头	胸骨柄前表面上部	上项线外侧1/2	副神经[11]和C2～C3（C4）前支的分支	单侧收缩：头屈向同侧肩部，面转向对侧；双侧收缩：头前屈
——锁骨头	锁骨内侧1/3上表面	乳突外侧面		
斜方肌	上项线、枕外隆突、项韧带、C7～T12棘突	锁骨外侧1/3、肩峰、肩胛冈	运动：副神经[11]；本体感觉：C3和C4	在肱骨水平以上外展时协助旋转肩胛骨：上束肌肉上抬肩胛骨，中束肌肉内收肩胛骨，下束肌肉下拉肩胛骨
肩胛提肌	C1～C4横突	肩胛骨内侧缘上部	C3、C4；肩胛背神经（C4、C5）	上提肩胛骨
后斜角肌	C4～C6横突后结节	第2肋骨上表面	C5～C7前支	上提第2肋骨
中斜角肌	C2～C7横突后结节	第1肋骨上表面向后至锁骨下动脉沟	C3～C7前支	上提第1肋骨
前斜角肌	C3～C6横突前结节	第1肋上方斜角肌结节	C4～C7前支	上提第1肋骨
肩胛舌骨肌	肩胛骨内上缘至肩胛上切迹内侧	舌骨体下缘	颈袢支配	下拉舌骨

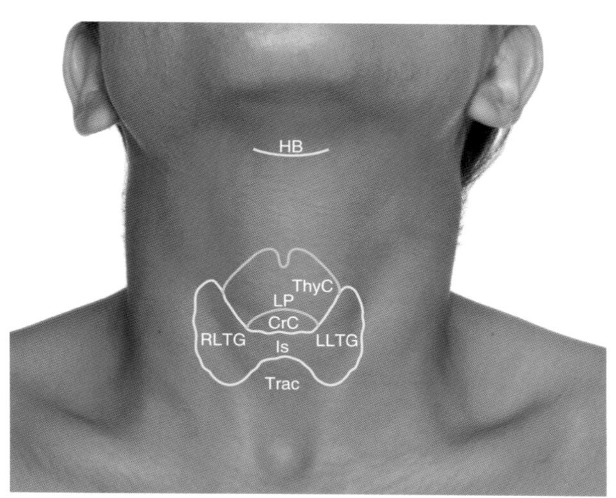

图8-20 甲状腺和喉的浅表解剖
CrC：环状软骨；HB：舌骨；Is：峡部；LLTG：甲状腺左侧叶；LP：喉结；RLTG：甲状腺右侧叶；ThyC：甲状软骨；Trac：气管。

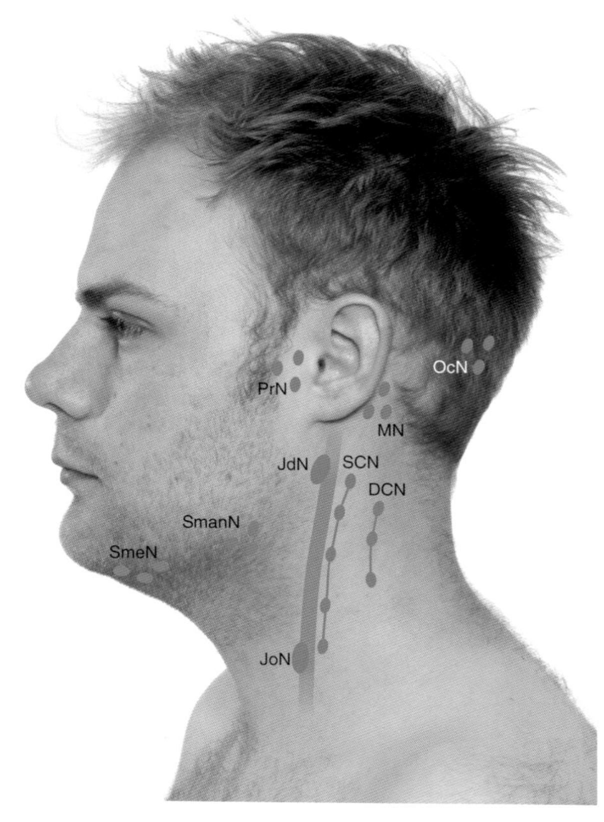

图8-21 淋巴结体表投影
DCN：颈深淋巴结；JdN：颈内静脉二腹肌淋巴结；JoN：颈内静脉肩胛舌骨肌淋巴结；MN：乳突淋巴结；OcN：枕淋巴结；PrN：耳前/腮腺淋巴结；SCN：颈浅淋巴结；SmanN：下颌下淋巴结；SmeN：颏下淋巴结。

练习（图8-20）

颈前：

- 拇指轻放颈前，示指置于旁侧，触诊甲状软骨。
- 手指下移触诊环状软骨。
- 观察吞咽时喉部的运动。

骨；成对的是杓状软骨、小角软骨和楔形软骨。甲状软骨可在中线处触诊（图8-20）。在男性还可以看到位于中央的喉结。甲状软骨下方是环状软骨，轻压可以触诊环状软骨。

淋巴

头颈部淋巴结分为三组：浅层淋巴结、颈浅淋巴结和颈深淋巴结（图8-21）。浅层淋巴结有枕淋巴结、乳突淋巴结、耳前/腮腺淋巴结、下颌下淋巴结和颏下淋巴结，可在相对应的区域触诊。例如，在枕部可触诊枕淋巴结。颈浅淋巴结是沿颈外静脉走行并可在胸锁乳突肌表面触诊的一组淋巴结。颈深淋巴结是沿颈内静脉走行的一组淋巴结。颈深淋巴结中颈内静脉二腹肌淋巴结和颈内静脉肩胛舌骨肌淋巴结肿大具有临床意义。颈内静脉二腹肌淋巴结位于颈内静脉与二腹肌后腹交叉处，该淋巴结接收来自腭扁桃体的淋巴液，扁桃体炎时可肿大。颈内静脉肩胛舌骨肌淋巴结位于肩胛舌骨肌的中心腱处（图8-21），该淋巴结接收来自舌的淋巴液，舌癌时可肿大。临床上将颈部淋巴结分为6或7个分区，用于描述肿瘤的严重程度和扩散范围。

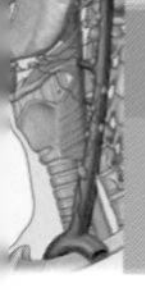

神经血管

神经

支配头部的皮神经由颅神经和颈神经组成。三叉神经（V）支配耳前区的面部，分为眼支（V_1）、上颌支（V_2）和下颌支（V_3）三个分支（图8-22）。临床上通过轻触皮肤可以检测以上区域的神经支配。枕额肌及其腱膜是头皮的一部分，由面神经支配（C7）。支配耳后头皮的神经是耳大神经（C2、C3）、枕小神经（C2）、枕大神经（C2）和第3枕神经（C3，图8-22）。

支配颈前外侧的皮神经来自颈丛（C1～C4），尤其是颈横神经（C2、C3）和锁骨上神经（C3、C4）。颈后皮肤由C4～C8后支的皮支支配。

颈丛皮支位于胸锁乳突肌后缘，肌支的位置则较深。来自C1～C3的颈袢是一个支配颈前、后三角肌的环路。来自C3、C4和C5的膈神经支配膈肌，在前斜角肌前表面向下经过颈后三角。

臂丛神经根由C5～T1组成，位于前、中斜角肌之间，以神经干的形式经过颈后三角，并发出若干分支。

颈前三角包含舌咽神经、迷走神经和舌下神经。迷走神经进入纤维性结构的颈动脉鞘内，鞘内有颈总动脉和颈内静脉走行。舌下神经经过颈内静脉内侧，绕过枕动脉后继续走行至二腹肌后腹，从其深方向内穿过。副神经主要分布在颈后三角，支配胸锁乳突肌和斜方肌。

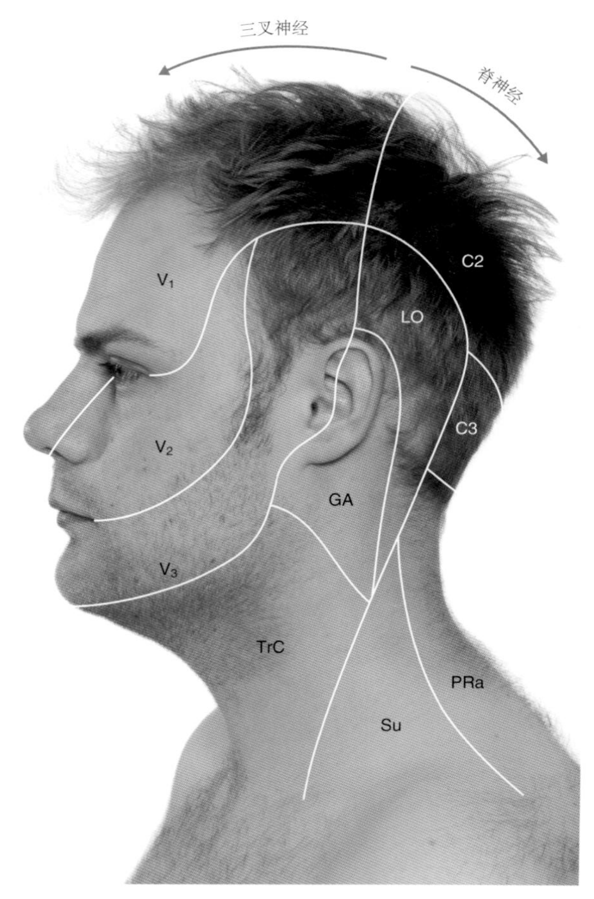

图8-22　头颈部皮神经支配区
C2：枕大神经；C3：第3枕神经；GA：耳大神经；LO：枕小神经；PRa：C4-C8后支；Su：锁骨上神经；TrC：颈横神经；V_1：眼神经；V_2：上颌神经；V_3：下颌神经。

血管

头颈部的动脉血供来自颈总动脉和椎动脉。右颈总动脉是头臂干的分支，左颈总动脉是主动脉弓的分支。颈总动脉走行在颈动脉鞘中沿颈部上行至C4椎体水平，颈总动脉分为颈内和颈外动脉。颈内动脉在颈部没有分支，上升进入颅内，供应大脑和脊髓。椎动脉起源于锁骨下动脉，沿颈椎横突孔上升，供应颈脊髓、椎体和大脑。头、颈和面部主要由颈外动脉供血，上行经过面部外侧。颈外动脉沿着下颌角走行，在耳屏前延续为颞浅动脉，并发出前支继续上行。颈外动脉发出的分支有甲状腺上动脉、咽升动脉、舌动脉、面动脉、枕动脉、耳后动脉、上颌动脉和颞浅动脉（图8-23）。眼动脉是颈内动脉的一个分支，眼眶上方的一小块区域由眼动脉供血，是颈外和颈内动脉分支间的交通。头颈部有四个主要的脉搏搏动点：颞浅动脉、颞浅动脉额支、颈动脉和面动脉（图8-24）。

头颈部静脉引流至颈内和颈外静脉。颈内静脉始于颈静脉孔，在颈动脉鞘内下行，然后与锁骨下静脉汇合形成左右头臂静脉。颈外静脉由耳后静脉和位于下颌角处的下颌后静脉汇合而成。颈外静脉向下经胸锁乳突肌表面至锁骨后，与锁骨下静脉汇合（图8-25）。临床上，静脉引流路径的重要性在于与感染的扩散有关，感染可以通过眼眶和鼻周围的血管交通从面部扩散至颅内。成对的颈前静脉在颈前下行进入锁骨下静脉，两支颈前静脉在胸骨上切迹水平通过颈静脉弓互相连接。

锁骨下静脉位于前斜角肌前方，常用于建立血管通路。

练习（图8-23）

画出面部和头皮的动脉血供。

- 画一条从胸锁关节到下颌角的连线。该线表示颈总动脉。颈总动脉线的终点是颈外和颈内动脉分叉处，通常位于甲状软骨板上缘约1.5cm处。
- 按压下颌骨下缘定位面动脉搏动点，按压后该处可出现红点。
- 从颈动脉搏动点至下颌角水平继续向上画线即为面动脉的前支。前支搏动点位于唇外角水平。
- 主线向上延续为颞浅动脉。

图8-23　颈外动脉体表投影
ASTA：颞浅动脉额支；CCA：颈总动脉；ECA：颈外动脉；FaA：面动脉；ICA：颈内动脉；LinA：舌动脉；MA：上颌动脉；OA：枕动脉；PAA：耳后动脉；STA：颞浅动脉；SThA：甲状腺上动脉。

临床应用

熟悉锁骨下静脉和颈内静脉的位置非常重要，因为它们常用于建立中心静脉通路。由于胸膜延伸至颈部，气胸是穿刺操作中潜在的并发症。为了避免此类并发症的发生，超声常用于引导中心静脉置管。感染扩散和头颈部肿瘤的转移是沿淋巴管引流至相应淋巴结。扁桃体炎时颈深上淋巴结或颈静脉二腹肌淋巴结常肿大。

钝性眼外伤可导致眼眶底部爆裂性骨折，引起下直肌和眼眶筋膜卡压，出现向上凝视和复视受限（双重视觉）。

三叉神经上颌支（V_2）的分支——眶下神经损伤会导致面颊麻木。

超声

眼

检查体位

被检查者坐立位时进行超声检查。

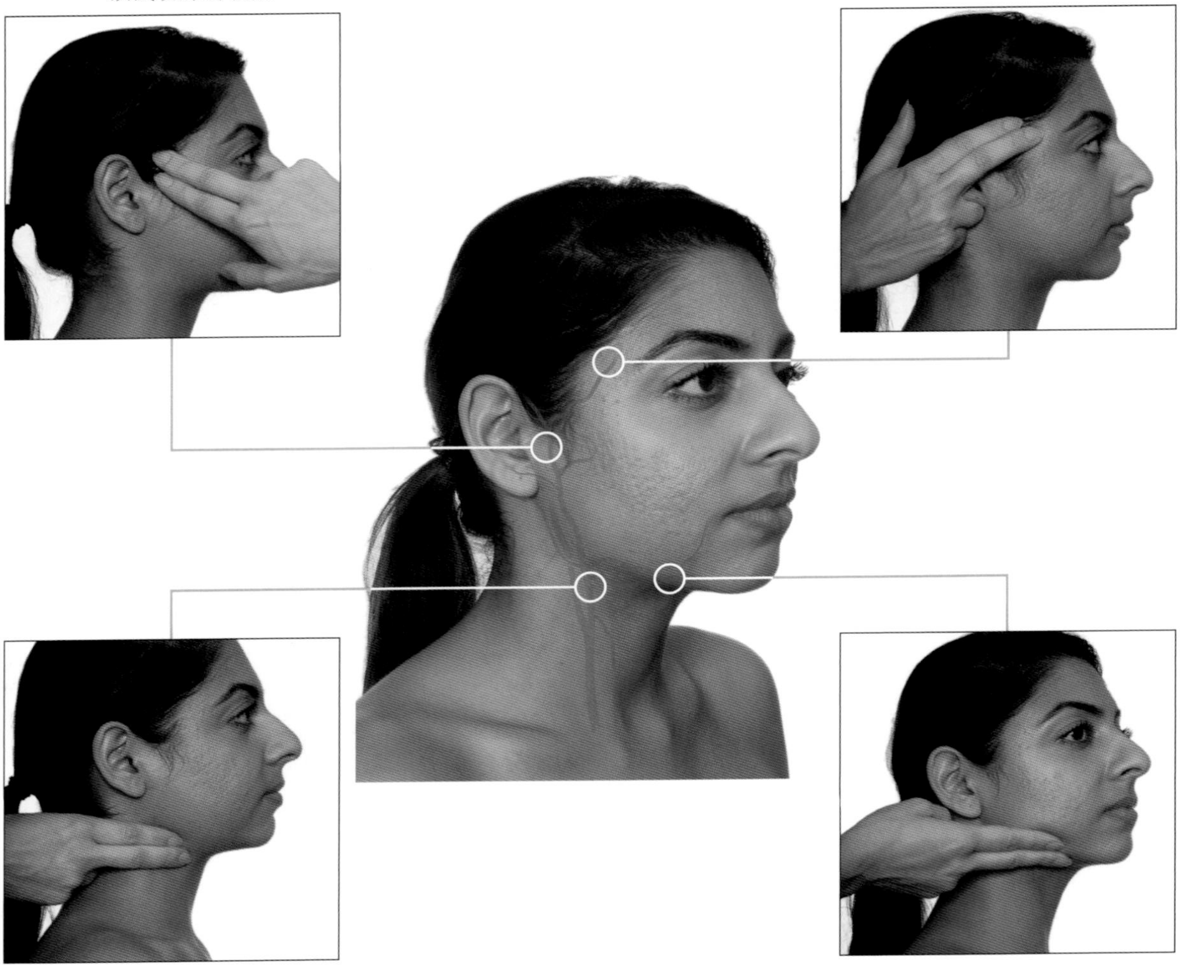

图8-24　头颈部动脉血供和搏动点的体表投影

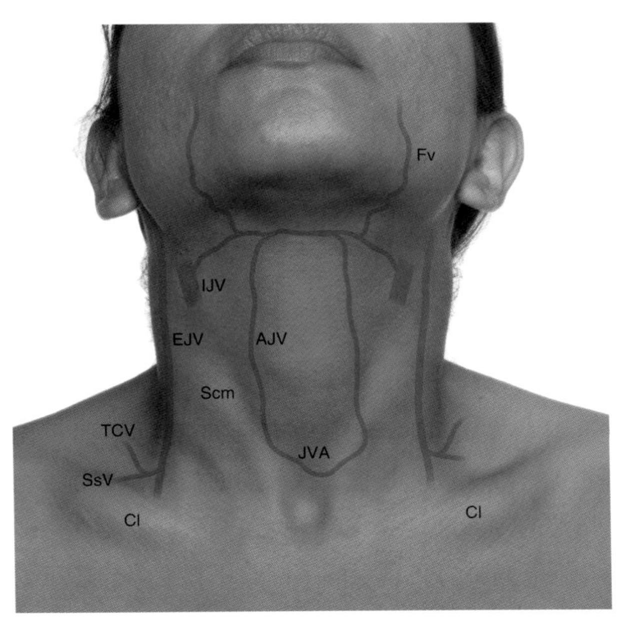

图8-25　头颈部静脉引流的体表投影
AJV：颈前静脉；Cl：锁骨；EJV：颈外静脉；Fv：面静脉；IJV：颈内静脉；JVA：颈静脉弓；Scm：胸锁乳突肌；SsV：肩胛上静脉；TCV：颈横静脉。

探头

采用线阵探头，深度2～5cm。

探头位置

嘱被检查者检查过程中保持闭眼。使用无菌超声凝胶，在探头上涂抹足量，采用横切面，将探头轻放于眼睑上（图8-26），且稍向下倾斜，避免对眼球施压。检查完成后仔细擦除多余的凝胶，并用无菌生理盐水冲洗。

图像特征

眼球是一个无回声的球体（图8-26）。包含玻璃体液的后房（玻璃体）占据眼球的大部分空间。后房前面是前房。眼球前方的角膜表现为沿前房弧度的高回声细线。虹膜和晶状体位于前房和后房之间。虹膜表现为两条明亮的短线。圆锥形晶状体位于虹膜后面，其前后表面的高回声反射带呈现出晶状体自身的轮廓。角膜在虹膜处与眼球外壁相延续成为巩膜。等回声睫状体位于晶状体两侧。眼球壁由内至外分三层：内层视网膜呈等回声，中层脉络膜呈低回声，外层巩膜结构致密，呈增厚的高回

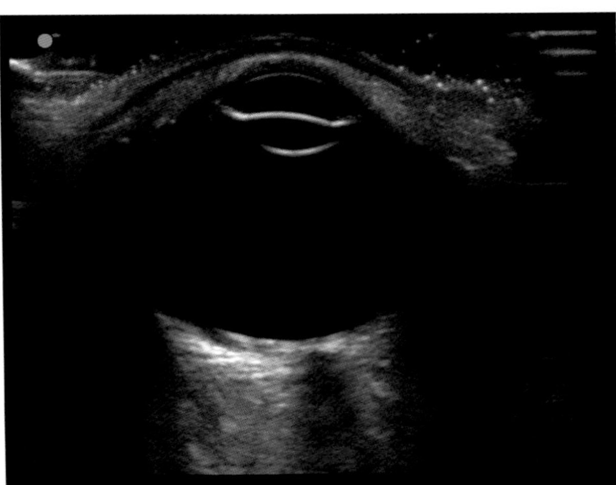

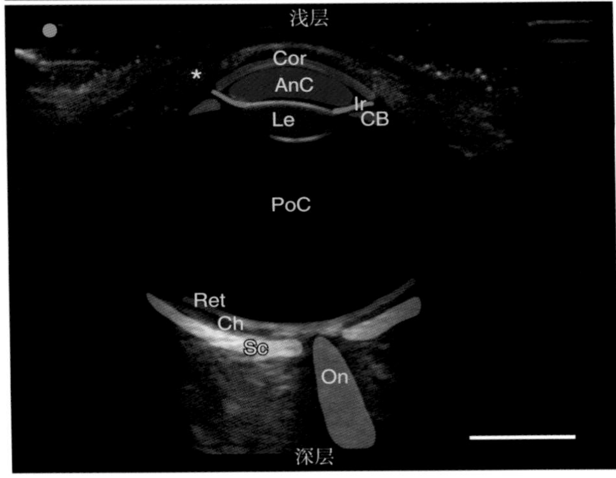

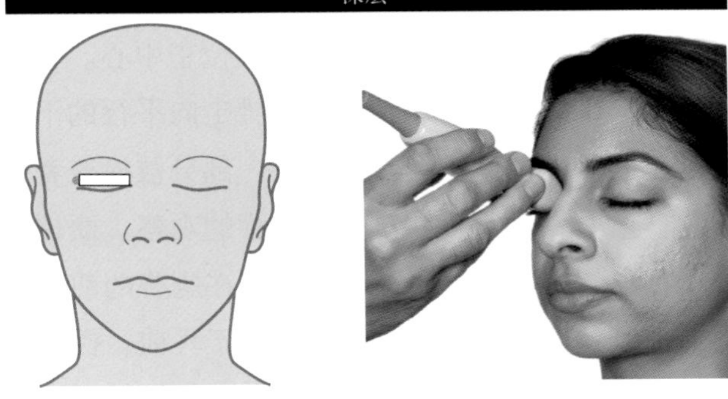

图8-26　右眼超声图像
*：眼睑；Cor：角膜；AnC：前房；Le：晶状体；Ir：虹膜；CB：睫状体；PoC：后房；Ret：视网膜；Ch：脉络膜；Sc：巩膜；On：视神经。标尺=1 cm。

声。眼球后壁是检查三层结构的理想位置，其后方的视神经表现为条状低回声。

腮腺

检查体位

被检查者坐立位时进行超声检查。

探头

采用线阵探头，深度2～5cm。

探头位置

采用横切面，探头方位标记在屏幕左侧，从紧邻耳下、下颌支后方开始，向下扫查直至下颌角。

图像特征

图像右侧可见下颌支高回声反射界面（图8-27）。咬肌位于下颌骨表面。下颌骨浅方的腮腺呈等回声，其内部回声均匀。腮腺后方是胸锁乳突肌。向下扫查腮腺的过程中可见腮腺内淋巴结（图8-27A），淋巴结形态呈卵圆形，直径3～5mm，低回声皮质位于周边，高回声髓质位于中心。在横切面上，下颌支附近显示与下颌骨走向平行的下颌后静脉和颈外动脉（静脉深方）。部分被检查者受腮腺内脂肪干扰，影响对以上血管的观察。面神经经过腮腺到达咬肌表面，因此可以在腮腺的前部检查面神经。检查面神经时，探头置于耳前，探头方位标记指向头侧。该切面显示面神经的短轴，直径1～2mm，有明显的高回声边界。

颌下腺

检查体位

被检查者坐立位时进行超声检查，头向后倾。

探头

采用线阵探头，深度2～5cm。

探头位置

采用横切面，探头置于下颌角前（图8-28），沿下颌体向前扫查，探头外侧缘紧邻下颌体。

图像特征

图像左侧可见下颌角高回声反射界面（图8-28）。沿下颌体长轴，从后向前扫查，下颌下腺呈均匀的等回声结构，形态为三角形。需要注意的是在下颌角处可见腮腺的下部，不要误当作位于腮腺前方的下颌下腺。下颌下腺内侧是面动脉，面动脉深方是下颌下腺导管。采用横切面可观察到以上两个结构。多普勒超声用于区分动脉和导管。与动脉相比，导管内没有多普勒信号。扫查至下颌下腺前面，呈低回声带状的下颌舌骨肌在图像上斜形穿过，从下颌骨连至舌骨。下颌下腺的浅部和深部分别位于下颌舌骨肌的两侧。面动脉在下颌下腺表面朝下颌支走行，因此向前扫查时，可以观察到面动脉的走向（图8-28B，图8-28C）。下颌下腺前面是舌下腺。

口底

检查体位

被检查者坐立位时进行超声检查，头最好向后倾。

探头

采用线阵探头，深度2～5cm。

探头位置

采用横切面，探头置于颏后（图8-29），向舌骨后方扫查。

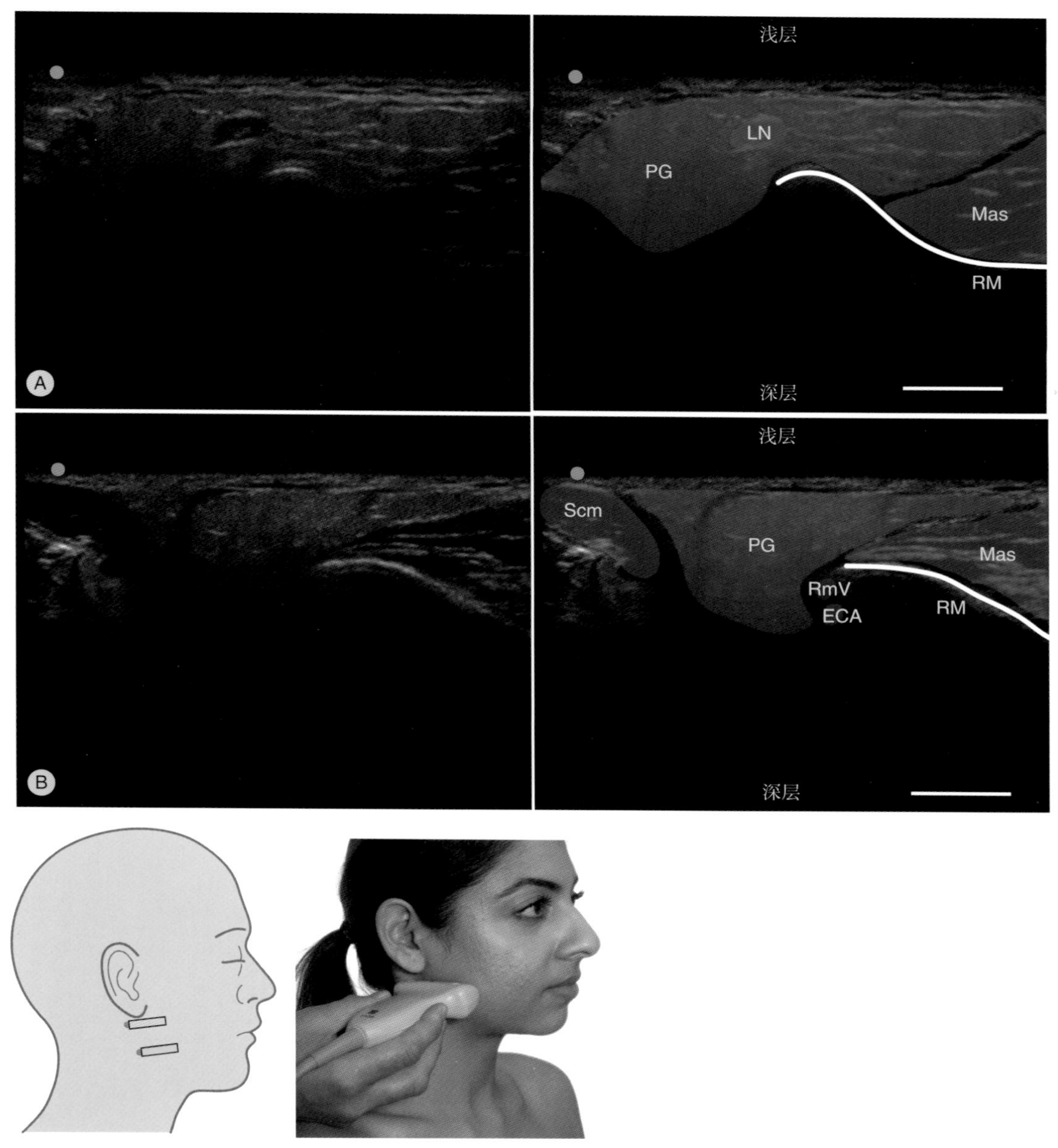

A：紧邻耳下切面；B：下一水平切面。

图8-27 右侧腮腺超声图像

ECA：颈外动脉；LN：淋巴结；Mas：咬肌；PG：腮腺；RM：下颌支；RmV：下颌后静脉；Scm：胸锁乳突肌。标尺=1 cm。

图像特征

图像两侧可见下颌体形成的声影（图8-29）。该部位的短轴切面可见位于口腔底的舌骨上肌群。表层可见左、右二腹肌前腹。在二腹肌深面，两条下颌舌骨肌形成一条横跨图像的细窄弯弧。颏舌骨肌位于下颌舌骨肌下方。颏舌肌位于颏舌骨肌深面。吞咽会使这些肌肉收缩。舌下腺位于颏舌肌两侧，回声比邻近肌肉稍高，呈均匀的稍高回声结构。两个舌下腺内侧均可见舌下血管和下颌下腺导管。

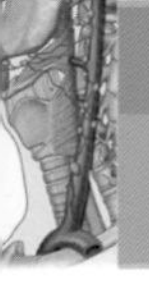

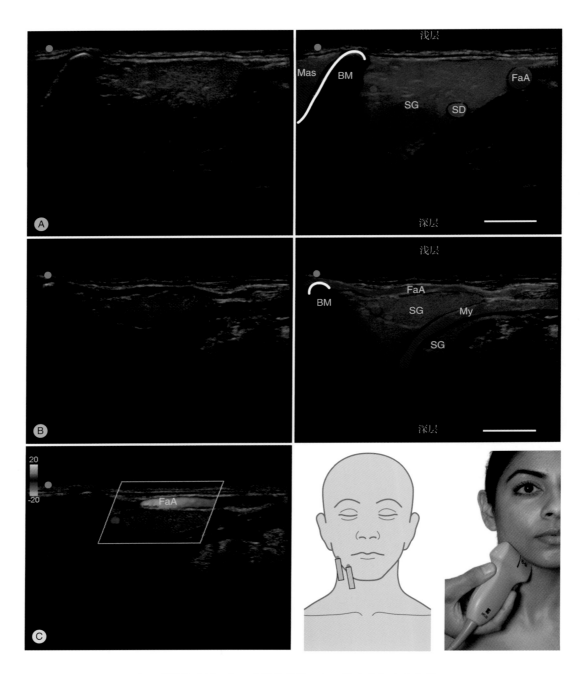

A：下颌骨后缘；B：下颌骨前缘；C：面动脉血流多普勒。

图8-28　右侧下颌下腺超声图像

Mas：咬肌；BM：下颌体；SG：下颌下腺；SD：下颌下导管；FaA：面动脉；My：下颌舌骨肌。标尺=1 cm。

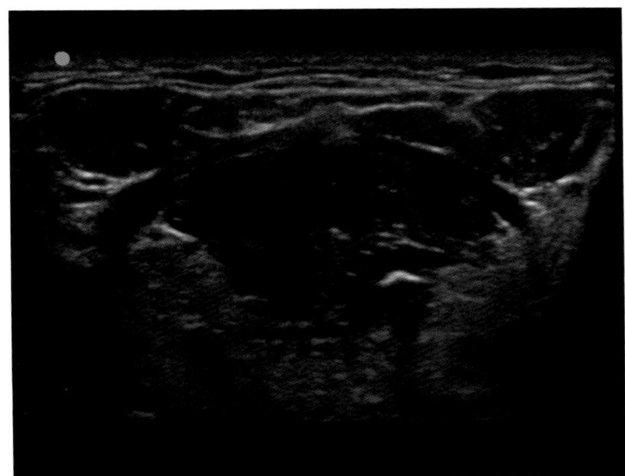

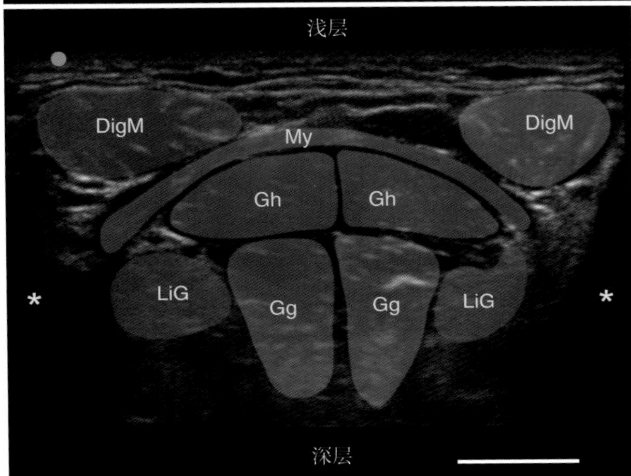

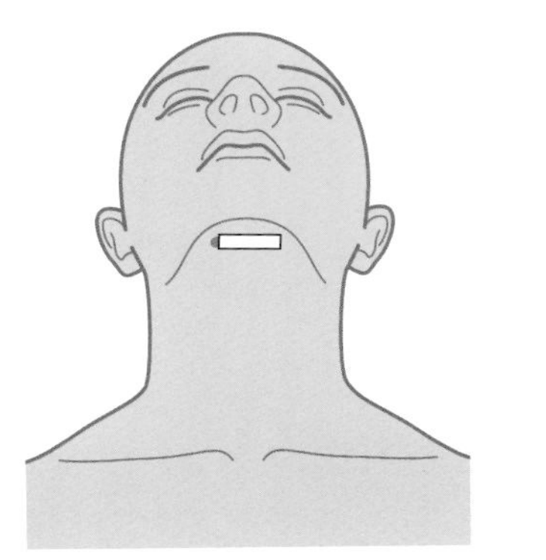

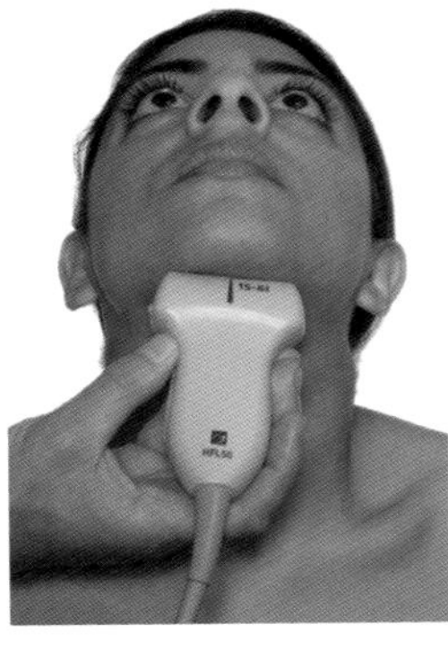

图8-29　口底超声图像
*：下颌体形成的声影；DigM：二腹肌；My：下颌舌骨肌；Gh：颏舌骨肌；Gg：颏舌肌；LiG：舌下腺。标尺=1 cm。

颈动脉系统

检查体位

被检查者坐立位时进行超声检查，头转向一侧。

探头

采用线阵探头，深度2～5 cm。

探头位置

采用横切面，探头置于颈前锁骨上方，分别在前正中线的左右侧沿胸锁乳突肌向上扫查（图8-30）。

图像特征

从颈部下方向上扫查，可见胸锁乳突肌的短轴切面（图8-30）。在图像上胸锁乳突肌位置表浅，外观扁平。薄层的颈阔肌位于皮下和胸锁乳突肌之间。颈总动脉和颈内静脉位于胸锁乳突肌深方。动脉位于静脉的内侧和深方，动脉呈圆形，静脉则扁平。可用多普勒超声检测血管内的血流信号。迷走神经位于动、静脉之间。迷走神经、颈总动脉和颈内静脉都包绕在高回声的颈动脉鞘内。该神经血管束的外侧（屏幕左侧）是前斜角肌。膈神经位于前斜角肌的前壁，当它在前斜角肌表面下行时可以被观察到。在颈下部前斜角肌后外侧（图8-30A），可见臂丛神经干的短轴切面。臂丛神经干表现为三个低回声圆环。颈长肌位于颈总动脉深方。中线附近胸锁乳突肌内侧是胸骨甲状肌（下方）和胸骨舌骨肌（上方）。甲状腺位于胸骨甲状肌深方（见下文）。

向上扫查颈总动脉和颈内静脉的走行。肩胛舌骨肌上腹紧邻甲状软骨下方，并延伸至胸锁乳突肌下方（图8-30B）。胸骨舌骨肌和胸骨甲状肌位于颈中线附近，肩胛舌骨肌深方。

在甲状软骨水平（C4椎体水平）上方，颈总动脉分为颈内动脉和颈外动脉。但是颈总动脉分叉的位置变异很大。甲状软骨呈无回声，超声不易观察。起初，颈内动脉走行在颈外动脉外侧，颈动脉

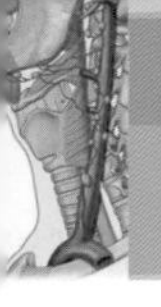

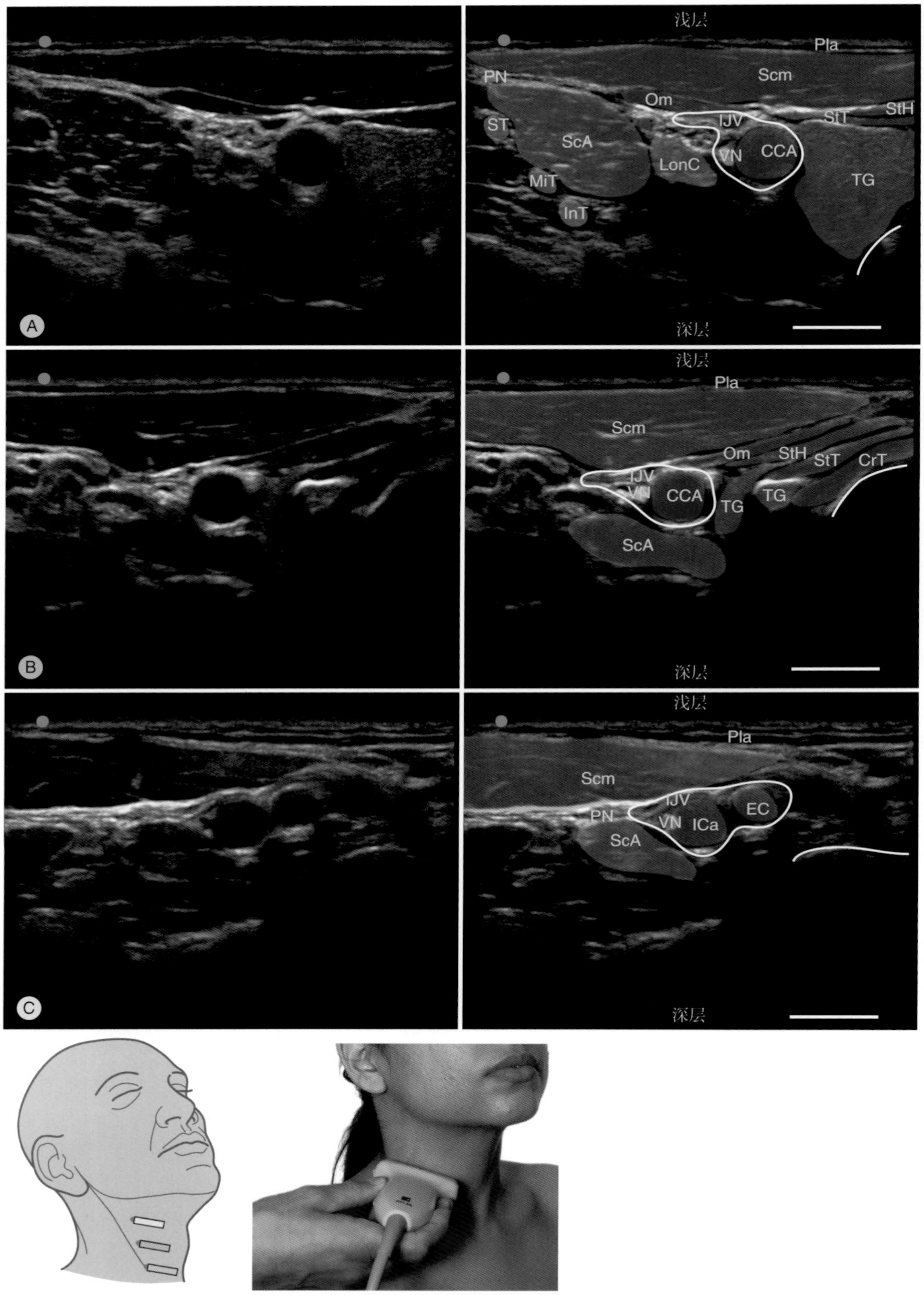

A：颈下切面；B：颈中切面；C：颈上切面。

图8-30　右侧颈动脉系统超声图像

Pla：颈阔肌；Scm：胸锁乳突肌；PN：膈神经；Om：肩胛舌骨肌；StT：胸骨甲状肌；StH：胸骨舌骨肌；ScA：前斜角肌；ST：臂丛上干；MiT：臂丛中干；InT：臂丛下干；LonC：颈长肌；IJV：颈内静脉；VN：迷走神经；CCA：颈总动脉；TG：甲状腺；CrT：环甲肌；EC：颈外动脉；ICa：颈内动脉。标尺=1 cm。

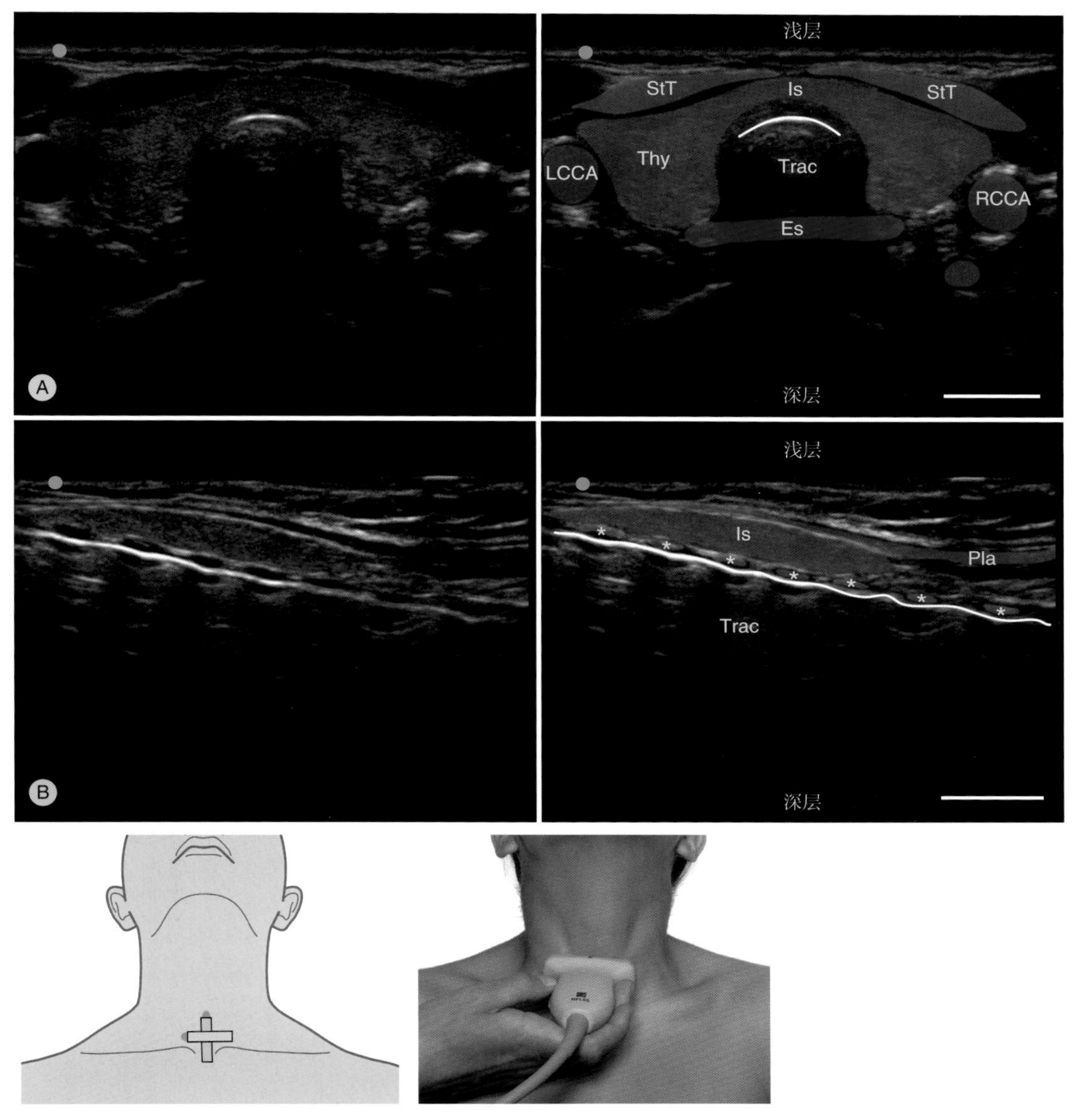

A：短轴切面；B：长轴切面（图中的白线代表气体-黏膜界面）。
图8-31　甲状腺超声图像
StT：胸骨甲状肌；Thy：甲状腺；Is：甲状腺峡部；RCCA：右颈总动脉；LCCA：左颈总动脉；Trac：气管；Es：食管；Pla：颈阔肌；★：气管软骨环。标尺=1 cm。

窦（颈内动脉壁的扩张）位于颈总动脉分叉处，扁平的颈内静脉位于颈动脉前方，胸锁乳突肌位于该神经血管束的浅方。

甲状腺

检查体位

被检查者坐立位时进行超声检查。

探头

采用线阵探头，深度2～5cm。

探头位置

探头置于甲状软骨下方颈前正中线上，横切面显示甲状腺短轴图像，旁纵切面显示甲状腺长轴图像（图8-31）。

图像特征

甲状腺同所有腺体一样，呈均匀的等回声结构。在横切面上，甲状腺左右叶占据图像的大部分区域（图8-31A），并由中间的峡部相连。气管环的前表面沿中线呈高回声弧形，气管腔则是无回声。食管位于气管后方，其位于气管后方的部分无法显示，超出气管声影遮挡的外侧部分可表现为高回声弧形。颈总动脉位于甲状腺外侧。

纵切面显示甲状腺峡部（图8-31B）。气管软骨环位于峡部深方。气管软骨环下方可见气体-黏膜界面在气管前壁上形成的高回声波浪线。在气体-黏膜界面深方的气管内可见混响伪像。

颈后三角

探头置于胸锁乳突肌外侧，与锁骨平行，可以显示锁骨下动脉、锁骨下静脉和臂丛（见第六章）。

临床应用

在头颈部结构的检查中，超声是一种有效的诊断工具。其中B超用于检查颈部腺体和可触诊的肿块，包括颈部淋巴结。超声可辨别转移的恶性淋巴结和淋巴结肿大。涎腺是超声的常规检查项目。涎腺的肿大常与炎症、结石梗阻（涎腺结石）、囊肿或肿瘤有关。在甲状腺中，超声不仅能检查甲状腺结节，还能在超声引导下对以上结节进行细针抽吸。先天性病变，如儿童淋巴管瘤，使用超声能轻松诊断。B超也用于颈部创伤的评估，如喉或气管损伤。在颈部评估中，多普勒超声，尤其是能量多普勒超声通过显示局部肿块和腺体的血管分布提供辅助诊断信息。多普勒超声也用于检查颈动脉内血流（颈动脉多普勒），尤其是颈动脉狭窄或闭塞的筛查和评估。表8-4是超声能诊断或监测的头颈部病变的概览。

表8-4　超声能诊断或监测的头颈部病变

结构	病变
眼	玻璃体积血、白内障、视网膜脱离、晶状体植入、视网膜母细胞瘤、黑色素瘤
涎腺	脓肿形成、涎腺结石、涎腺炎、囊肿、肿瘤
甲状腺	甲状腺结节、腺瘤、甲状腺恶性肿瘤
淋巴结	淋巴结肿大、恶性淋巴结、淋巴瘤（粗针活检）
颈动脉	颈动脉狭窄

汇总清单

- 头骨体表投影
- 眼、耳、鼻和口腔体表投影
- 头颈部神经血管体表投影
- 颈部血管超声成像
- 眼超声成像
- 颈部腺体超声成像